vandenBerg / Hanson

Frühgeborene pflegen – Eltern beraten und begleiten

Hogrefe Verlag

Programmbereich Pflege

hogrefe

Kathleen A. vandenBerg
Marci J. Hanson

Frühgeborene pflegen – Eltern beraten und begleiten

Praxishandbuch zur Elternberatung und Entlassungsplanung von Früh- und Neugeborenen

Aus dem Amerikanischen von Michael Herrmann

Deutschsprachige Ausgabe bearbeitet von Detlef Kraut

Deutschsprachige Ausgabe herausgegeben von Natascha Schütz-Hämmerli

Hogrefe Verlag

Kathleen A. vandenBerg, Ph. D.
E-Mail: vandenbergk@peds.ucsf.edu

Marci J. Hanson, Ph. D.
E-Mail: mjhanson@sfsu.edu

Natascha Schütz-Hämmerli (dt. Hrsg.). RN, MScN, APN, Bern

Lektorat: Jürgen Georg, Michael Barbrock
Bearbeitung: Detlef Kraut
Herstellung: Daniel Berger
Titelfoto: Jürgen Georg
Umschlaggestaltung: MetaDesign, Berlin; Claude Borer, Basel
Satz: punktgenau GmbH, Bühl
Druck und buchbinderische Verarbeitung: Findir, s.r.o., Český Těšín
Printed in Czech Republic

Bibliografische Information der Deutschen Nationalbibliothek
Die Deutsche Nationalbibliothek verzeichnet diese Publikation in der Deutschen Nationalbibliografie; detaillierte bibliografische Angaben sind im Internet über http://dnb.d-nb.de abrufbar.

Anregungen und Zuschriften bitte an:
Hogrefe Verlag
Lektorat: Pflege
z.Hd.: Jürgen Georg
Länggass-Strasse 76
CH-3000 Bern 9
Tel: 0041 (0)31 300 45 00
Fax: 0041 (0)31 300 45 93
E-Mail: juergen.georg@hogrefe.ch
Internet: http://www.hogrefe.ch

Das vorliegende Buch ist eine Übersetzung aus dem Amerikanischen. Der Originaltitel lautet «Coming Home from the NICU – A Guide for Supporting Families in Early Infant Care and Development» von Kathleen A. vandenBerg und Marci J. Hanson.

1. Auflage 2015. Hogrefe AG, Bern

(E-Book-ISBN [PDF] 978-3-456-95515-5)
(E-Book-ISBN [EPUB] 978-3-456-75515-1)
ISBN 978-3-456-85515-8

Inhaltsverzeichnis

Anhänge

Hinweis für die Leserinnen und Leser

Dieses Buch entstand aus zwei bereits erschienenen Broschüren: Eine richtete sich an Fachkräfte, die andere an Eltern von Frühgeborenen im Übergang von der Klinik nach Hause. In dieser neuen und aktualisierten Version haben wir versucht, die familiäre und die professionelle Perspektive zu verschmelzen. Allerdings werden manche Themen für die einen Leserinnen und Leser interessanter sein als für die anderen. Manchmal sprechen wir die Familienangehörigen und Betreuungspersonen direkt an, dann wiederum werden die Informationen primär als Hintergrund für die professionellen Dienstleister angeboten. Dieses Material dient zur Stärkung der essenziellen Partnerschaft zwischen professionellen Dienstleistern und Familienangehörigen, wenn Babys nach einer Neugeborenen-Intensivversorgung in die häusliche Versorgung durch ihre Familie übergehen.

Danksagung

Wir danken folgenden Personen, die uns inspiriert und bei unserer Arbeit unterstützt haben: Heidelise Als, Ph. D., Joy V. Browne, Ph. D., PCNS-BC, und T. Berry Brazelton, M. D.

Wir danken den vielen Menschen bei Paul H. Brookes Publishing Co. für ihre professionelle Expertise und Unterstützung bei der Umsetzung dieser Veröffentlichung. Besonderer Dank geht an Johanna Cantler für ihre umsichtige Beratung und Ausdauer sowie an Susan Hills für ihre Assistenz und sorgfältige Begleitung der Produktion.

Wir möchten auch den Familien danken, mit denen wir zusammengearbeitet haben. Vor allem möchten wir jenen danken, die mit ihren Erfahrungen, Fotos und Zitaten zu diesem Buch beigetragen haben.

Kapitel 1
Einführung

- Der Übergang von der Neugeborenen-Intensivstation nach Hause
- Hintergrund und Schwerpunkt dieses Buches

Sophia kam nach nur 26 Schwangerschaftswochen zur Welt. Ihre ersten zwei Monate verbrachte sie in einem Kunststoffinkubator in einer Klinik, angeschlossen an viele Schläuche, ohne die sie nicht überlebt hätte. Für ihre Eltern, Vanessa und Doug, war das Erleben ihrer Geburt eine Achterbahnfahrt – von den ersten Minuten und Stunden, als Vanessas Wehen vorzeitig einsetzten, bis zu den in der Klinik verbrachten endlosen Tagen, an denen sie ihr kleines, fragiles Kind beim Ringen ums Überleben beobachteten. Vanessa hat einen verlängerten Mutterschaftsurlaub genommen, um möglichst viel Zeit auf der Neugeborenen-Intensivstation zu verbringen und auf ihre kleine Tochter aufzupassen. Obwohl Doug nach 2 Wochen wieder arbeiten musste, hat auch er jede freie Minute in der Klinik verbracht. Beide Elternteile fühlen sich erschöpft durch das intensive Auf und Ab, während Sophia wächst und sich außerhalb des schützenden Mutterleibes entwickelt.

Nun ist der große Tag gekommen und Sophias Ärzte haben ihre Entlassung nach Hause genehmigt. Oft hatten Vanessa und Doug den Eindruck, dieser Tag käme nie, und jetzt sind beide voller Freude und überwältigt von der Aussicht, dass ihr kleines Mädchen endlich nach Hause kommt!

Die Geburt eines Kindes bringt für jeden Elternteil eine große Umstellung mit sich. Während der Schwangerschaft entwickeln Eltern Hoffnungen und Träume für ihr Kind. Sie denken darüber nach, wie es wohl aussehen mag, ob es ein Mädchen oder ein Junge wird, wie sie selbst als Eltern sein werden, wie ihre Verwandten und Freunde reagieren und was sie tun müssen, um sich auf das in ihrer Familie und ihrem Zuhause neu hinzukommende Baby vorzubereiten. Nur wenige Eltern denken daran, ein frühgeborenes oder krankes Baby zu haben. Kommt es dann zu einer Frühgeburt oder wird das Baby krank geboren, können sich diese Erwartungen und Hoffnungen zerschlagen.

Neue Herausforderungen entstehen durch die anschließende Hospitalisierung und die hochtechnisierte Versorgung, die erforderlich ist, um das Leben des Babys zu retten. Statt kurz nach der Entbindung gemeinsam heimzukommen, geraten Babys und ihre Familien in ein komplexes Geflecht von Fachkräften, deren Ziel es ist, auf der Neugeborenen-Intensivstation medizinische Dienstleistungen zu erbringen, um das Überleben des Babys zu verbessern und sein Wohlbefinden zu erhöhen. Infolgedessen werden Familien in eine ganz neue Kultur von Dienstleistungen eingeführt, die intensiv, teuer, komplex und oft beängstigend, aber auch absolut notwendig sind. Ist das Baby schließlich imstande, diese Situation zu verlassen, geht der «Stab der Versorgung» an die Eltern über und es taucht eine ganze Reihe neuer Herausforderungen auf.

Heimkehr

> Ich dachte, ich wäre bereit, und wollte ihn zu Hause haben, bis dann schließlich der Tag der Entlassung kam und ich entsetzliche Angst hatte.

> Ich war aufgeregt, dass sie nach Hause kommt. Ich wünschte mir so sehr, dass sie zu Hause ist, aber auf das, was wirklich geschah, war ich nicht vorbereitet.

> Ich fühle mich, als würde ich ein adoptiertes Baby mit nach Hause nehmen.

Keine Familie kann eine Frühgeburt oder die Geburt eines kranken Kindes vorhersehen oder sich auf dieses Ereignis vorbereiten. Wenn es an der Zeit ist, ihr Baby von der Neugeborenen-Intensivstation mit nach Hause zu nehmen, erleben die meisten Eltern eine Flut von Emotionen, die von Freude und Erleichterung bis hin zu Furcht und Angst vor der Zukunft des Babys und der Größe der Aufgabe reichen, für ein Baby zu sorgen, dass solch einer fachlich hochqualifizierten professionellen Versorgung in der Klinik bedurfte. Manche Eltern haben gar den Eindruck, als habe ihr Baby nicht nur ihnen, sondern auch den Ärzten und Pflegenden gehört, die während des Klinikaufenthalts des Babys eine vorherrschende Rolle spielten. Jetzt, bei der Entlassung, gehört das Baby allein ihnen.

Der Übergang und die Annahme des Babys als das Eigene gehen leichter vonstatten, wenn Eltern auf den Übergang des Babys von der Überwachung und Versorgung in der Klinik in das Zuhause der Familie unterstützt und darauf vorbereitet werden. Wenn Eltern in der Lage sind, die ganz eigenen Reaktionsweisen ihres Babys auf der Neugeborenen-Intensivstation zu erkennen und zu beobachten, haben sie mehr Vertrauen, Schritt für Schritt die volle Verantwortung für das Wohlbefinden ihres Babys zu übernehmen. Wenn sie Gelegenheit hatten und ermutigt wurden, ihr Baby zu nähren, es zu baden und zu versorgen, bevor sie es mit nach Hause nehmen, wird die Umstellung wahrscheinlich weniger Angst in ihnen auslösen.

Der Übergang nach Hause ist nicht nur eine Zeit der Anpassung, sondern auch eine Zeit des Sich-Einrichtens und einer Gelegenheit für Eltern und Kinder, sich besser kennenzulernen (**Abb. 1-1**, S. 18).

Die Eltern können beginnen anzuerkennen, dass sie die wichtigsten Betreuungspersonen für ihr Baby sind. Es ist für beide Elternteile und das Baby eine Zeit, sich nach dem Verlassen der Neugeborenen-Station zu erholen und zu genesen.

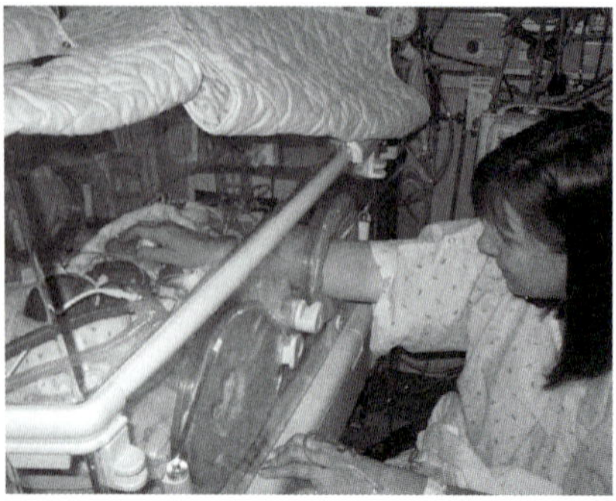

Abbildung 1-1: Eine Mutter lernt ihr Kind kennen

Familien mit Frühgeburten oder dem Trauma einer Krankheit oder Frühhospitalisierung brauchen Unterstützung und Dienstleistungen durch speziell ausgebildete Fachkräfte. Sie müssen auch lernen, wie sie für ihr Baby sorgen und es pflegen müssen, um die besten Entwicklungsergebnisse zu erzielen.

Ziel dieses Buches

Schwerpunkt dieses Buches ist das erste Jahr nach der Entlassung des Babys aus der Neugeborenen-Intensivstation. Besonders hervorgehoben werden die frühen Monate und die Anpassung des Babys und der Familie beim Übergang von den Herausforderungen der Hospitalisierung zu Strategien für die Anpassung der Betreuungspersonen und der häuslichen Umgebung, um die Entwicklung des Babys bestmöglich zu unterstützen. Zu diesem Zweck werden die folgenden Themen angesprochen:

1. Die Erfahrungen der Familie und des Babys während der Hospitalisierung auf der Neugeborenen-Intensivstation
2. Der Übergang von der Klinik nach Hause, einschließlich einer Beschreibung der Verhaltensmerkmale des Babys
3. Die Bedeutung der emotionalen Bedürfnisse der Eltern während dieser Erfahrung und die Unterstützung dieser Bedürfnisse
4. Verhalten und Entwicklung des Kindes
5. Interventionsstrategien zur Unterstützung der frühen Entwicklung des Kindes
6. kommunale Ressourcen, um auf die speziellen Bedarfe dieser Babys und ihrer Familien einzugehen und Familien zu helfen, mit anderen Menschen in Verbindung zu treten, die diese Erfahrungen durchgemacht haben.

Nach dem Verlassen der Neugeborenen- bzw. neonatalen Intensivstation brauchen Babys normalerweise in manchen Bereichen eine spezielle Versorgung. Ihre Bedingungen und Zustände erfordern sorgfältige Überwachung durch ihre Eltern und die mit der Familie arbeitenden Fachkräfte. Eltern müssen neue Fertigkeiten erlernen, darunter auch unterstützende und konstruktive Wege der Stärkung ihrer Beziehung zu ihrem Kind. In diesem Buch haben wir entscheidende Informationen über Säuglingsentwicklung zusammengetragen, die auf die meisten aus der Neugeborenen-Intensivstation kommenden Babys zutrifft. Ziel ist es, Familien beim Übergang mit ihrem neuen Baby nach Hause zu unterstützen und Fachkräften bei der Arbeit mit Familien in dieser wichtigen Phase zu helfen. Das Material in diesem Buch erschien ursprünglich in zwei kleinen Büchern – einem für die Eltern und einem mit dem Schwerpunkt auf Fachkräften. In dieser überarbeiteten und aktualisierten Ausgabe haben wir Informationen zusammengeführt für Familien und Fachkräfte der Frühintervention, die eine Partnerschaft eingehen, um Babys, die aus der Neugeborenen-Intensivstation heimkehren, eine optimale Versorgung und Entwicklung sicherzustellen.

Beim Übergang von Familien von der Klinik nach Hause und bei der Versorgung ihrer Kinder in den frühen Monaten können Familien und Fachkräfte auf die Materialien in diesem Buch als Leitfaden dafür zurückgreifen, was zu erwarten und zu beobachten ist, wie man das Baby unterstützt und wann und wie nach zusätzlichen Ressourcen gesucht werden sollte. Dieses Material kann indessen nicht die wichtigen Informationen ersetzen, die Eltern durch ihre ganz spezielle Beziehung zu ihrem Kind und ihr ganz eigenes Verstehen ihres Kindes bekommen. Wir hoffen, das Bewusstsein für die einzigartigen Qualitäten der Eltern-Kind-Beziehung zu fördern, um Eltern zu ermutigen, zu erkennen, wie wichtig sie für Ihr Kind sind und wie sehr sie sein Wachstum und seine Entwicklung beeinflussen.

Manche Babys und Familien, die aus der Neugeborenen-Intensivstation kommen, werden zur Nachsorge an eine Ambulanz überwiesen. Das heißt, sie werden mit Fachkräften der Gesundheitsversorgung in Kontakt stehen, welche die Entwicklung ihres Babys in regelmäßigen Abständen untersuchen. Bei manchen Familien umfassen die Nachsorgedienstleistungen fortlaufende häufige medizinische Dienstleistungen und Termine mit therapeutischer Unterstützung, wie etwa pädiatrischen Ergotherapeuten, Physiotherapeuten und Sprech- und Sprachtherapeuten bzw. Kommunikationsfachleuten. Bei anderen Familien beinhaltet die Nachsorge eine Zeit lang Hausbesuche von Fachkräften der Gesundheitsversorgung, des Erziehungswesens oder der Sozialdienste, bei anderen bedeutet sie regelmäßiges Aufsuchen einer Sprechstunde für Frühgeborenenuntersuchungen, Entwicklungstest und zur Beobachtung. Dieses Buch ist kein Ersatz für die engen Bande zwischen Familien und Fachkräften, deren Expertise in der Arbeit mit Babys liegt, die auf der neonatalen Intensivstation versorgt werden. Vielmehr können die Materialien in diesem Buch zusammen mit den Dienstleistungen dieser Fachkräfte genutzt werden, deren Rolle darin besteht, Familien beim Übergang von der Hospitalisierung ihres Babys auf der Neugeborenen-Intensivstation nach Hause in die Familie zu unterstützen. Fachkräfte können zusammenarbeiten, um Eltern zu helfen, die neuen Fertigkeiten zu festigen, die sie brauchen, um ihr Baby zu unterstützen und von der Erfahrung der Fachkräfte mit Expertise in der Arbeit mit Babys, die in der neonatalen Intensivstation versorgt werden, zu profitieren.

Eine Botschaft des Babys

Betrachten Sie nachstehenden «Brief», die Botschaft eines imaginären Babys, das auf der Neugeborenen-Intensivstation versorgt wurde, an seine Eltern, als diese die neonatale Intensivstation verlassen und nach Hause fahren. Es kann als Leitlinie für Eltern dienen, die während des Übergangs nach Hause ein wenig Ermutigung brauchen.

An meine Eltern und Betreuungspersonen!
Ich habe gespürt, wie Ihr mich geliebt und über mir gewacht habt, als ich im Krankenhaus war. Ich weiß, dass ich nicht immer klar kommuniziert habe, aber ich wusste, dass Ihr da wart. Ich kenne Eure Berührung, Euren Geruch, Eure Stimme und Eure fürsorglichen Weisen. Ich weiß auch, dass Ihr Euch vorbereitet, mich mit nach Hause zu nehmen, damit wir als Familie zusammen sein können. Es fühlt sich gut an, in dieser Familie zu sein.
Ich habe hart gearbeitet, um nach Hause kommen zu können. Ich habe gelernt, bei der richtigen Temperatur zu bleiben und allmählich meine Bewegungen zu kontrollieren. Ich kann einschlafen, durchschlafen sowie aufwachen, meine Augen öffnen und ein wenig umherschauen. Meine neueste Aktivität ist, zu lernen, wie man an der Brust oder aus einem Fläschchen Milch saugt. Es fällt mir noch schwer, gleichzeitig zu saugen und zu schlucken, aber ich lerne!

Ich weiß, dass Ihr noch eine Menge zu erledigen habt, bis Ihr mich nach Hause bringt. Ihr müsst etwas über die besondere Ausrüstung lernen, die die Klinik für mich nach Hause schickt. Ihr müsst einen sicheren und ruhigen Ort für mich schaffen, wo ich schlafen und ausruhen kann. Auch wird mir all die Kleidung, die man Euch vor meiner Geburt gab, viel zu groß sein. Ich brauche ein paar kleinere Kleidungsstücke, aber ich werde wachsen. Und das Wichtigste von allem: Bitte wisst, dass ich weiß, dass dies der Anfang unserer gemeinsamen Zeit ist.

Ich habe ein paar Ideen, um mir zu helfen, mich an das Zuhausesein zu gewöhnen. Vor allem brauche ich nur zwei oder drei liebende Menschen zu meiner Versorgung. Zu viele Menschen um mich herum würden mich nur überlasten. Bittet daher jedes Familienmitglied und jeden Besucher, ruhig und sanft mit mir umzugehen und sich die Hände zu waschen, bevor sie mich auf den Arm nehmen! Auch mag ich einen Raum, in dem es still und ruhig ist und wo es weder Lärm noch helles Licht gibt. Ich brauche meine Ruhe, um weiter wachsen zu können! Das ist für mich eine große Aufgabe!

Ich weiß, dass Ihr sehr darauf aus seid, mich nach Hause zu bringen, dass Ihr aber auch ziemlich müde und ein wenig verängstigt seid.

Wir können das gemeinsam tun. Während Ihr Euch um mich kümmert, mich badet und anzieht, kann ich Euch sagen, wie ich mich fühle. Es gibt Wege, Euch wissen zu lassen, dass ich mich unwohl fühle oder entspannt bin. Ich werde versuchen, Euch zu sagen, langsamer zu machen oder mich eine Pause machen oder ausruhen zu lassen. Manchmal werde ich unter Umständen sehr müde und/oder gestresst. Während wir lernen, uns einander anzupassen, werdet Ihr sehen, dass ich euch mit meinem Körper «sagen» kann, was ich brauche. Zu anderen Zeiten kann ich ruhig sein und es mögen, im Arm gehalten zu werden. Während ich in Euren Armen entspanne, kann die Bereitschaft zu einer sehr sanften Pflege und Zeit nur mit Euch entstehen. Ich werde es Euch wissen lassen, da ich bereit bin, jeden kleinen Schritt zu tun.

Ich kann es nicht erwarten, nach Hause zu kommen! Ich liebe Euch!

Euer Baby

Kapitel 2
Auswirkungen des Erlebens von Neugeborenen-Intensivversorgung

- Wie ist es auf der Neugeborenen-Intensivstation?
- Geschichtlicher Hintergrund der klinischen Neugeborenen-Versorgung
- Die Erfahrung des Babys beim Übergang nach der Geburt vom Mutterleib in die Klinik

Die Neugeborenen-Intensivstation flößte mir Ehrfurcht ein. Es schien mir so ein hell erleuchteter, emsiger Ort. Als ich sie zum ersten Mal betrat, hatte ich wirklich Angst. Eine Menge Leute rannte umher und da waren viele große Maschinen, die piepten und klingelten. Ich wollte mir die anderen Babys anschauen und Hoffnung suchen. Ich erinnere mich daran, dankbar gewesen zu sein, dass ich nicht allein war; um uns herum gab es noch 20 weitere Familien mit kranken Babys.

Mein Gefühl der Erleichterung darüber, dass unsere Tochter medizinisch versorgt wurde, war verbunden mit einem Gefühl großer Trauer … Trauer um diese Babys in der Neugeborenen-Intensivstation und die anderen Familien, die diese seltsame Erfahrung durchmachten.

Die Realität und Aktivität auf der Neugeborenen-Intensivstation sind nichts weniger als dramatisch. Mag sein, dass Besucher oder Neuankömmlinge auf der Neugeborenen-Intensivstation durch das Tempo der Tätigkeiten, die langen und intensiven Arbeitsstunden des Personals sowie die hochgradig technische Natur der medizinischen Gerätschaften betroffen sind. Sie könnten feststellen, dass die Babys von Reifgeborenen bis hin zu Babys reichen, die ungewöhnlich klein sind und unter Umständen nur knapp 500 Gramm wiegen **(Abb. 2-1)**.

Bald wird deutlich, dass das Ringen vieler dieser Kinder um Leben oder Tod ein regulärer Bestandteil der täglichen Routine auf der Neugeborenen-Intensivstation ist. Die Umgebung dort schüchtert Eltern von Neugeborenen oft ein und der erste Anblick ihres Babys kann starke Gefühlsreaktionen mit sich bringen. Manche Eltern mögen den Eindruck haben, ihr Baby sehe nicht aus, wie sie erwartet haben, und scheine unberührbar.

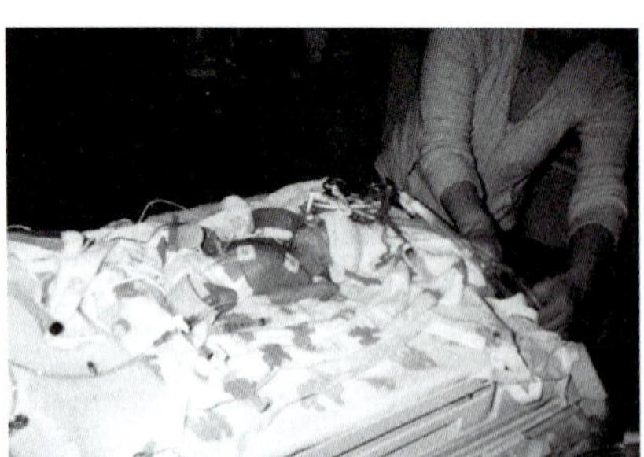

Abbildung 2-1: Benjamin, krank auf der Neugeborenenstation

Das Team der Neugeborenen-Intensivstation

Für die Eltern werden die Fachkräfte der Neugeborenen-Intensivstation zu einer schwirrenden Vielfalt an Gesichtern und Namen, mit täglich neuen Gesichtern und Namen, die man sich merken muss. Die Rotation dieser Fachkräfte kann für Eltern verwirrend sein und sie überfordern. Am vertrautesten sind unter Umständen noch die Pflegenden, welche die meiste Zeit am Bett des Babys verbringen und engagiert pflegen, wie das folgende Beispiel zeigt:

> Ich begab mich auf das Gebiet der Pflege, um für Menschen zu sorgen. Ich beschloss, dass ich in der neonatalen Intensivstation besondere Pflege leisten könnte. Ich weiß, dass Eltern auf der Neugeborenen-Intensivstation eine schwere Zeit durchmachen. Ich habe gelernt, dass das Beste, was ich tun kann, darin besteht, ihnen verstehen zu helfen, was wir tun, um ihrem Baby überleben zu helfen, und dies unter größter mir möglicher Beruhigung.

Während all der Zeit auf der neonatalen Intensivstation treffen Eltern auf hoch ausgebildete Gesundheitsfachpersonen. Zu diesen Professionellen gehört eine Vielzahl an Fach- und Hilfskräften – allesamt Spezialisten in Neugeborenen-Versorgung. Das medizinische Team besteht unter Umständen aus Spezialisten auf höchster Ebene der Intensivversorgung, wie etwa Neonatologen, das heißt Ärzten, die auf Diagnostik und Therapie bei kranken Neugeborenen spezialisiert sind, oder Fachpflegenden der Neonatologie, die in Neugeborenen-Pflege spezialisiert sind und rund um die Uhr in 8- bis 12-Stunden-Schichten pflegen. Auch viele andere Fachkräfte können dem Neonatologieteam angehören, darunter Kardiologen, Neurologen, Pneumologen und andere Fachärzte. Zu den weiteren Fachkräften auf der Neugeborenen-Intensivstation gehören Sozialarbeiter, Stillberaterinnen, Physio- und Ergotherapeuten, Atemtherapeuten, Röntgen- und Labortechnische AssistentInnen, Infant Development Specialists[1] und Child Life Specialists[2]. Es gibt ein speziell benanntes Team, das täglich oder wöchentlich rotieren kann und sich um jedes Baby kümmert, und die Anzahl der Fachkräfte am Bett des Babys kann jederzeit vier bis zehn Personen umfassen.

---

1 Fachkräfte für frühkindliche Entwicklung mit beratender Funktion [A.d.Ü.]

2 Fachkräfte, die Kindern und ihren Familien in schwierigen medizinischen Situationen (z.B. stationäre Aufenthalte, Behinderungen) und bei kritischen Lebensereignissen beistehen (z.B. durch altersgerechte Vorbereitung auf med. Prozeduren, Schmerzmanagement, Coping-Strategien). [A.d.Ü.]

Zur Bedeutung der Neonatalversorgung

Seit den 70er-Jahren des 20. Jahrhunderts haben Fortschritte in der medizinischen Versorgung Neugeborener in spezialisierten Neugeborenen-Intensivstationsumfeldern zum Überleben einer neuen Population Neugeborener geführt, darunter solchen mit niedrigem Geburtsgewicht, vorgeburtlich erkrankte und kranke, reifgeborene. In den USA kommen jedes Jahr 4 Millionen Kinder zur Welt, und über 523 000 sind Frühgeborene mit einem Gestationsalter von weniger als 37 abgeschlossenen Wochen (reif bedeutet normalerweise 40 Schwangerschaftswochen mit einer Schwankungsbreite von 38 bis 42 Wochen; March of Dimes Foundation, 2010). In einer durchschnittlichen Woche kommen 10 058 oder 12,18 % der Babys als Frühgeborene zur Welt (Kochanek, Kirmeyer, Martin, Strobino & Guyer, 2012). Davon sind 2 % sehr früh Geborene mit weniger als 32 abgeschlossenen Schwangerschaftswochen, 8,2 % werden mit niedrigem Geburtsgewicht (< 2500 g) geboren und 1,5 % haben ein sehr niedriges Geburtsgewicht (< 1500 g). Eine andere Art, diese Babys zu beschreiben, ist das Gestationsalter (Anzahl der Wochen im Mutterleib) und die Höhe des Geburtsgewichts. Die drei Bereiche umfassen:

- *hypotroph* (SGA, «small for gestational age»; Frühgeborene): Geburtsgewicht unterhalb der 10. Perzentile der populationsspezifischen intrauterinen Wachstumskurven
- *eutroph* (AGA, «appropriate for gestational age»; Reifgeborene): Geburtsgewicht in der 10. bis 90. Perzentile
- *hypertroph* (LGA, «large for gestational age»; Übertragene): Geburtsgewicht oberhalb der 90. Perzentile.

Frühgeburten kommen in allen Gruppen vor, ihre Häufigkeit schwankt jedoch nach Bevölkerung und ethnischer Zugehörigkeit:

- Schwarze/Afroamerikaner: 18,1 %
- Amerikanische Ureinwohner: 14,1 %
- Hispanics/Latinos: 12,2 %
- Weiße: 11,4 %
- Asiaten: 10,8 % (March of Dimes Foundation, 2010).

Bei Mehrlingsgeburten ist die Gefahr einer Frühgeburt oder eines niedrigen Geburtsgewichts höher als bei Einzelgeburten und beträgt etwa das Sechsfache (60,4 %) (March of Dimes Foundation, 2010).

Bei manchen Müttern wird schon frühzeitig erkannt, dass die Gefahr einer Frühgeburt oder eines Kindes mit niedrigem Geburtsgewicht besteht. Eine Hochrisikoschwangerschaft wird als solche identifiziert, wenn bei der Mutter medizinische, soziale oder demographische Faktoren vorliegen, die als Hochrisikofaktoren eingeschätzt werden (McGrath, Kenner & Amspacher, 2004). Schon früh in der Schwangerschaft können spezialisierte Pläne implementiert werden, um potenzielle medizinische Komplikationen für Mutter und Kind auf ein Minimum zu reduzieren. Während der ersten Schwangerschaftsvorsorgeuntersuchung bei ihrem Arzt kann man den Eltern Informationen geben. Falls der Arzt für Mutter und Kind eine besondere Behandlung und Überwachung im Laufe der Schwangerschaft ansetzen muss, wird die Mutter vor der Entbindung in eine Klinik mit kombinierter geburtshilflicher und neonatologischer Intensivversorgung verlegt, vor allem, wenn es möglicherweise zur Geburt eines Kindes vor der 34. Schwangerschaftswoche kommt oder wenn erwartet wird, dass das Neugeborene weniger als 2000 g wiegt.

Seit den 60er-Jahren des 20. Jahrhunderts war die Regionalisierung neonataler Intensivstationen integraler Bestandteil der Neugeborenen-Intensivversorgung – ein Prozess der Ressourcenallokation oder Dienstleistung auf der Grundlage geographischer Grenzen (Bagwell/Armstrong, 1998). Die American Medical Association regte die American Academy of Pediatrics, das American College of Obstretricians and Gynecologists sowie March of Dimes dazu an, ein spezialisiertes Komitee zur perinatalen Gesundheit einzuberufen. Diese Maßnahme führte zur Entwicklung von Programmen für die Intensivversorgung von Babys, die für Perinatalzentren und Ausbildungsstandards für eine effektive Gesundheitsversorgung hochgefährdeter Neugeborener sorgten. Ein nationales Programm von 200 regionalen Neonatalzentren wurde geschaffen. Der Erfolg dieses Regionalisierungsprogramms hilft, die Säuglingssterblichkeit zu senken. Es wurden drei Ebenen der Perinatalversorgung konzipiert:

- Einrichtung der Ebene I
  - medizinische Grundversorgung
  - unkomplizierte, nichtakute Neonatalversorgung
  - Notfallmanagement
  - Früherkennung hochgefährdeter Babys
  - Sozialdienste
- Einrichtung der Ebene II
  - komplette Entbindungsstation/Neonatalversorgung hochgefährdeter Babys
  - Kurzzeitbeatmung Neugeborener (**Abb. 2-2**, S. 28)

  - Spezialeinrichtung für komplizierte Fälle (nicht intensiv)
  - Wachstum und Entwicklung von Babys aus Einrichtungen der Ebene III
- Einrichtung der Ebene III
  - Intensivversorgung hochgefährdeter Neugeborener
  - koordiniertes Transportsystem
  - koordinierte Schulung für die Region.

Wenn ein Neugeborenes in einem Gemeindekrankenhaus (Ebene I) zur Welt kommt, das für die Behandlung von Frühgeborenen, kranken Babys und Babys mit niedrigem Geburtsgewicht nicht ausgerüstet ist, wird aus der Klinik mit einer neonatalen Intensivstation (Ebene III) in der Region sofort ein Transportteam zu der kommunalen Klinik gesandt, um sich um das hochgefährdete Kind und seine Mutter zu kümmern (Pettett, Sewell & Merenstein, 2002).

Die Erfahrung, ein Frühgeborenes mit niedrigem Geburtsgewicht zur Welt zu bringen, ist für Eltern und Kind hochgradig belastend (Browne/Talmi, 2005; Fenwick, Barclay & Schmied, 2001). Ein schwerkrankes oder hochgefährdetes Baby wird unter Umständen in eine andere Klinik gebracht. Zu den häufigsten Indikationen für den Transport eines Babys in eine andere Klinik gehören Atemnot, Frühreife, kongenitale Anomalien und der Verdacht auf ein Herzleiden. Die abrupte Trennung nach der Geburt, zu einer Zeit, da die Mutter bestrebt und bereit ist, ersten Kontakt mit ihrem Kind aufzunehmen, kann ein traumatisches Ereignis sein (Holditch-Davis/Miles, 2000). Sie wurde beschrieben als diejenige Quelle für akuten Stress, der vor allem anderen zu dem sehr hohen Stress einiger Eltern mit Babys in der Neugeborenen-Intensivstation beiträgt (DeMier et al., 2000). Ein Vater erklärte:

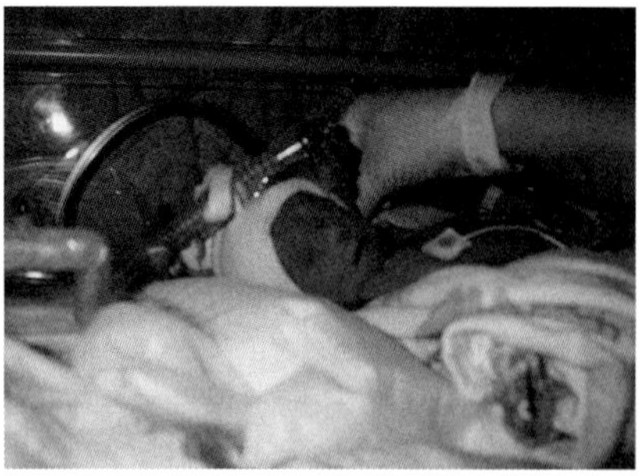

Abbildung 2-2: Benjamin, vom Beatmungsgerät abgekoppelt

Es war äußerst schmerzlich, meine Frau nach der Geburt unseres Sohnes zu verlassen und zur Neugeborenen-Intensivstation zu gehen. Ich erinnere mich daran, wie ich mit dem Team aus Ärzten und Pflegenden am Inkubator entlang ging und diesen sehr seltsamen Ort betrat, der für unsere Familie in den kommenden Monaten ein zweites Zuhause werden sollte. Ich war verwirrt. Was würde mit unserem Sohn geschehen? Ich fühlte mich auf der Neugeborenen-Intensivstation wie ein Außenseiter. Ich fühlte mich hilflos. Dies war so ganz anders als unsere Erfahrungen mit der Geburt unserer beiden anderen Kinder.

Nach dem Transport auf die Neugeborenen-Intensivstation bleibt das Baby unter Umständen für ein paar Tage bis zu mehreren Monaten stationär. *Frühreife* bedeutet, dass das Baby unreif und anfällig für Komplikationen ist, die wichtige Organsysteme treffen (Allen, 2008). Vor dem erwarteten Datum geborene Kinder variieren hinsichtlich ihres Reifegrades, der Ursachen für die Frühgeburt sowie der langfristigen Gesundheits- und Entwicklungsergebnisse (Allen, 2008). Ist ein Frühgeborenes zugleich krank, bedarf es intensivmedizinischer Bemühungen in einer Klinik, in der Technik auf dem neuesten Stand verfügbar ist, um eine hochspezialisierte Versorgung zu leisten.

Wir waren sehr überwältigt von all der Technologie rund um das Baby. Es wirkte, als seien wir auf einen anderen Planeten geraten. Einerseits war da ein Gefühl von Intensität in der Versorgung, die, wie uns klar wurde, genau das war, was unser Baby brauchte, und zugleich waren wir besorgt und verängstigt, dass es so krank war, dass dieses Niveau medizinischer Versorgung nötig war.

Historische Perspektiven der Neugeborenen-Versorgung

Die erste institutionelle Versorgung Frühgeborener lässt sich bis ins Jahr 1880 in Frankreich zurückverfolgen (Allen, 2008; Cone, 1985). Der früheste Inkubator für Babys wurde nach den Inkubatoren für das Ausbrüten von Hühnereiern entworfen und bestand aus einem Blechkasten, angeschlossen an Rohre, die warmes Wasser an der Außenseite des Inkubators vorbeiführten, um das Neugeborene im Inneren warm zu halten. Im Jahre 1880 stellten die französischen Pädiater Pierre Budin und Stephane Tournier Inkubatoren in der Pariser Maternité auf; 13 Jahre später richteten sie die erste klinische Station für Frühgeborene ein (Gottfried/Gaiter, 1985). Diese beiden Pädiater dokumentierten eine signifikante Verbesserung des Überlebens Frühgeborener (Cone, 1985).

Die medizinische Behandlung der frühen 90er-Jahre des 20. Jahrhunderts konzentrierte sich auf die Körpertemperatur, Infektionskontrolle und die Aufgabe, Neugeborene zu ernähren. Diese Neugeborenen mit niedrigem Geburtsgewicht waren etwa vier bis fünf Wochen frühreif, aber gesund; die sehr kranken Babys dieser Epoche überlebten nicht. Die Ziele der klinischen Versorgung bestanden darin, durch minimales Handling Infektionen zu verhindern und jedem Baby lernen zu helfen, unabhängig zu saugen und an Gewicht zuzunehmen. Dr. Julian Hess begann in den 20er-Jahren des 20. Jahrhunderts am Sarah Morris Hospital in Chicago mit der ersten Neugeborenen-Station, die auf die Versorgung Frühgeborener spezialisiert war. Diese Einrichtung schuf auch die Vorläufer strikter Regeln und Regularien für Infektionen und Besuche (Sammons/Lewis, 1985). Je spezialisierter Ausrüstung und Personal wurden, desto weniger erhielten Eltern eine Rolle in der Fürsorge für ihr Frühgeborenes. Es wurde gängige Praxis, dass Eltern an der Versorgung des Kindes bis zu dessen Entlassung aus der Klinik nach Hause nicht beteiligt waren.

Zwischen den 60er- und 70er-Jahren des 20. Jahrhunderts entwickelte sich innerhalb des medizinischen Gebiets der Pädiatrie das Fachgebiet der Neugeborenen-Medizin, genannt *Neonatologie*. In Kliniken entstanden spezielle Versorgungseinrichtungen, die als *Neugeborenen-Intensivstationen* bezeichnet wurden. Neue medizinische Technologien wurden geschaffen, darunter auch spezielle Beatmungsgeräte für die unmittelbaren Bedürfnisse von unreifen Lungen Frühgeborener und zur Behandlung der daraus resultierenden Lungenerkrankungen. Landesweit entstanden medizinische Teams, die in der Lage waren, das Baby oder die Mutter zu Lande oder in der Luft in eine Klinik zu transportieren, wo eine hochtechnische Versorgung geleistet werden konnte. Diese Fähigkeit zum Transport hatte bedeutende Auswirkungen auf die Unterstützung des Überlebens Frühgeborener mit niedrigem Geburtsgewicht. Eindrucksvolle 90 % Überlebensraten sind in den USA und anderen entwickelten Ländern die Norm und gelten als Ergebnis der gegenwärtigen hochentwickelten, aggressiven, fortgeschrittenen Versorgung, die in modernen Neugeborenen-Intensivstationen geleistet wird (Bennett, 2002; Rushing/Ment, 2004). Mit der Fähigkeit, mehr Neugeborene zu retten, kam auch ein Bewusstsein für die Verantwortung auf, die Lebensqualität nach der Neugeborenen-Intensivversorgung zu verbessern.

Das Erleben des Babys vom Mutterleib auf die Neugeborenen-Intensivstation

Vor der Geburt managt das System der Mutter alle Bedürfnisse des sich entwickelnden Babys, einschließlich des sensorischen und kinästhetischen Input, des Sauerstoffaustauschs und der Temperaturkontrolle. Der Mutterleib sorgt für eine sanft oszillierende Umgebung mit gedämpften, abgeschwächten Geräuschen (Als/Butler, 2005). Mit zunehmendem Wachstum erlebt der Fötus die täglichen Körperrhythmen der Mutter, die das Baby auf das Erleben von Wachen und Schlafen vorbereiten. Der wachsende Fötus wird im Uterus gut durch die Systeme der Mutter unterstützt (Als, 1982, 1999). Die sensorische Neonatalentwicklung erfolgt in einer bestimmten Abfolge im Laufe des Fetallebens von acht Wochen in utero bis zur Reife mit 38–42 Schwangerschaftswochen. In der neueren Literatur (Haan/Gunnar, 2009) wurde der Einfluss der 9 Schwangerschaftsmonate hervorgehoben. Manche Wissenschaftler glauben, es sei die folgenreichste Phase in unserem Leben, welche die Verbindungen des Gehirns und das Funktionieren unserer Organe dauerhaft beeinflusst.

Der Tastsinn, das Gehör sowie der Geruchs- und Geschmackssinn entwickeln sich während der frühen Wochen im Mutterleib; jedes Sinnessystem folgt einem bestimmten Entwicklungsablauf oder -prozess. Geräusche werden gedämpft und erreichen das Innenohr über die Amnionflüssigkeit, die das Eintreffen eines Geräuschstimulus im Innenohr abfedert. Auch das visuelle System des Föten beginnt sich zwischen der 24. und 40. Woche im Mutterleib zu entwickeln und entwickelt sich noch mehrere Monate nach der Geburt weiter. Wichtige Stadien der Entwicklung des Sehens treten in den ersten vier Monaten nach der Geburt ein, wenn das Baby dem Licht der Umgebung ausgesetzt wird (Glass, 1999; Graven, 2004).

Mit Einsetzen des Tastsinns, des Gehörs sowie des Geruchs- und Geschmackssinns wächst das Gehirn und durchläuft wesentliche Stadien der Formung (McLennan, Gilles & Neff, 1983). Diese Prozesse fördern die frühen Entwicklungsschritte sozialer, motorischer, sensorischer und kognitiver Systeme. Die Grundstrukturen sensorischer Systeme, wie etwa der Augen und Ohren, entwickeln sich früh zu Beginn der Schwangerschaft, während die Fähigkeiten, zu berühren, zu hören, zu riechen und zu schmecken in den letzten 16–20 Wochen im Mutterleib entstehen (Graven/Browne, 2008 a). Die an der Förderung der frühen Hirnentwicklung beteiligten Prozesse können negative Auswirkungen haben, wenn das Gehirn den falschen Stimuli ausgesetzt wird oder der Intensitätsgrad der Stimuli ungeeignet ist. Kommt ein Baby zu früh zur Welt, muss das Umfeld angepasst werden, um den Bedürfnissen der frühen Hirnentwicklung zu entsprechen (Graven/Browne, 2008 b).

Beim abrupten, oft traumatischen Übergang zum extrauterinen Leben, der bei der Geburt eintritt, wird das Frühgeborene im Kreißsaal auf eine flache Matratze in einer Umgebung mit mitunter kühler Luft gelegt. Kreißsäle in Kliniken sind normalerweise sehr hell erleuchtet, voller Menschen und laut. Allein der starke Anstieg des Geräuschpegels ist eine massive Umstellung für das Neugeborene, das viele Monate lang zusammengerollt im Mutterleib war – eine Haltung, die dazu dient, eine Hockerlage einzunehmen. Wenn das Baby den Mutterleib verlässt und auf eine flache, eher kühle Unterlage gelegt wird, ist die Unterstützung für das Eingerolltsein und die Hockerstellung fort. Dies nimmt dem Baby die umgebende Stützung, von der es anhängig geworden ist (Als, 1999).

Die Neugeborenen-Intensivstation ist eine verwirrende und hektische Umgebung, auf die das Baby nicht vorbereitet ist, von der es jedoch um seines Überlebens willen abhängt. Angesichts anstrengender und überfordernder Stimuli und einer entsprechenden Aktivität muss das Neugeborene auf der Neugeborenen-Intensivstation darum ringen, ein zuvor gleichmäßiges Funktionsmuster aufrechtzuerhalten (Als/Butler, 2005). Diese neue Welt kann auch unangenehme und häufige medizinische Prozeduren beinhalten. Zu den von einer Frühgeburt hauptsächlich betroffenen Systemen können die Lunge, der Magen und das Verdauungssystem, Gehirn und Nervensystem, das metabolische System sowie die Augen und das Immunsystem gehören. Es gibt auf der Neugeborenen-Intensivstation auch Babys mit bestimmten Herzerkrankungen, Geburtsschäden und chirurgischen Problemen.

Zwei Überlegungen unmittelbar nach der Geburt bestehen darin, festzustellen, wie lange das Baby im Mutterleib bzw. wie lang die Schwangerschaft war, und das Geburtsgewicht zu bestimmen. Die Zeit, die das Baby im Mutterleib verbracht hat, sagt dem medizinischen Personal, ob es zu früh oder zum Termin zur Welt kam oder ob es übertragen wurde. Diese Information hilft dem medizinischen Personal und den Eltern, sich über den Reifegrad, die Wachstumserwartungen und die entwicklungsbezogenen Bedürfnisse klarzuwerden. Die Messung des Geburtsgewichts, der Länge und des Kopfumfangs hilft den Mitarbeitern, festzustellen, ob das Baby hypotroph, eutroph oder hypertroph ist. Babys, die kleiner als erwartet zur Welt kommen, können reifer oder weniger reif aussehen, als ihre Größe zeigt. Einige Größenschwankungen sind typisch, andere sind das Ergebnis pathologischer Vorgänge. Da es für diese Wachstumsschwankungen viele Gründe gibt, lässt sich auf der Grundlage von Wachstumsschwankungen unmöglich auf potenzielle Komplikationen spekulieren.

Die Hauptaufgabe bei Neugeborenen auf der Neugeborenen-Intensivstation besteht darin, interne Körpersysteme zu stabilisieren, die plötzlich ohne mütterliche Unterstützung außerhalb des Mutterleibes funktionieren müssen. Das Neugeborene muss das biorhythmische Gleichgewicht wiederherstellen und dabei auch die Funktion der Schlaf-Wach-Zyklen, die Atem- und Herzfunktion, die Spiegel der Blutwerte, Stoffwechselprozesse sowie das Essverhalten stabilisieren (Gardner/Goldson, 2006). Reif geborene Babys erfahren bedeutsame Stadien des Wachstums und der Formierung des Gehirns, eine ausgewogene Temperaturkontrolle sowie Ernährung und Systemregulation unter dem bedeutsamen Schutz der uterinen Umgebung. Frühgeborene erleben die Entwicklung dieser Funktionen und Systeme ohne den Schutz des Mutterleibes. Bei den Frühgeborenen müssen sich diese Funktionen und Systeme mittels Stimuli entwickeln, und zwar nicht aus dem Mutterleib, sondern aus dem Umfeld in der Neugeborenen-Intensivstation, die in deutlichem Gegensatz zu den Wachstumsanforderungen des Babys steht (Lawhon/Als, 2010).

Manche Frühgeborene, besonders die sehr unreifen, stehen bei ihrem Wachstum mehr Herausforderungen gegenüber, vor allem, wenn sie neben ihren Wachstums- und Entwicklungsanforderungen auch noch mit Krankheit zurechtkommen müssen. Zu dem Spektrum medizinischer Probleme, die bei Frühgeborenen anfallen können, gehören Störungen von Herz und Lunge, Magen und Darm sowie Störungen der Hautentwicklung und des Managements der Temperaturkontrolle und der Verdauung. Weitere Punkte, um die sich das medizinische Team kümmern muss, liegen darin, dem Baby beim Bekämpfen von Infektionen, beim Management von Problemen in Zusammenhang mit dem Blut sowie beim Management von Stoffwechselstörungen zu helfen und das Zentralnervensystem zu unterstützen. Babys auf der neonatalen Intensivstation haben unter Umständen mindestens eines dieser Probleme.

Nach dem Durchlaufen einer anfänglichen Krankheitsperiode beginnen die meisten Babys auf der Neugeborenen-Intensivstation wieder zu genesen. Rückschläge sind jedoch häufig. In manchen Fällen mögen die Eltern allmählich glauben, ihr Baby nähere sich der Entlassung, obwohl das Klinikpersonal noch kein Datum festgelegt hat. Das Baby mag zugenommen und gelernt haben, an der Brust oder aus dem Fläschchen zu trinken, und bekommt unter Umständen mehr Routinepflege, wie etwa regelmäßige Bäder oder Windelwechsel. Die Eltern können sehen, dass ihr Baby allmählich mehr dem gleicht, das sie bei der Geburt erwartet haben. Dann tritt bei dem Baby plötzlich eine medizinische Komplikation, etwa ein Atemwegsinfekt, auf und die Entlassungspläne werden verschoben, bis es wieder gesund ist. Solch eine Erfahrung ist für die Eltern beängstigend und entmutigend. Wie ein Elternteil sagte:

> Ich wusste nicht recht, wie ich mich fühlen sollte; das war eine Achterbahnfahrt! Wir kamen der Heimkehr näher denn je, und diese Hoffnung wurde zerschlagen. Was kommt als Nächstes?

Tritt die Genesung dann ein, bestimmt der Arzt des Babys, ob sie das Stadium erreicht hat, um die Entlassung nach Hause zu planen **(Abb. 2-3)**.

Manche Eltern bezweifeln so lange, dass der Tag der Entlassung nahe ist, bis die Mitarbeiter sagen, der Arzt habe die Entlassungsanweisung geschrieben, und die Pflegende zu packen beginnt. Selbst dann noch und bis zum letzten Augenblick kann sich der Zustand des Babys ändern. Manche Babys schneiden gut ab, während sie weiter wachsen und sich von einer akuten Krankheit erholen, aber manche Babys haben schwere Erkrankungen, die innerhalb des ersten Lebensjahres eine Rückkehr in die Klinik erfordern könnten.

Babys auf der Neugeborenen-Intensivstation sind ganz anderen Umwelterfahrungen ausgesetzt als reife Babys, die kurz nach der Geburt mit nach Hause genommen werden. Die Neugeborenen-Intensivstation setzt Babys, Eltern und Personal einen ständigen Bombardement unterschiedlicher und intensiver Reize aus, darunter Lärm, helles Licht sowie eine Betreuung, die auf die Verhaltenssignale des Babys und seine Bereitschaft zu Aktivitäten weder zeitlich abgestimmt ist noch in Einklang damit steht (Graven, 2004). Da ein Frühgeborenes

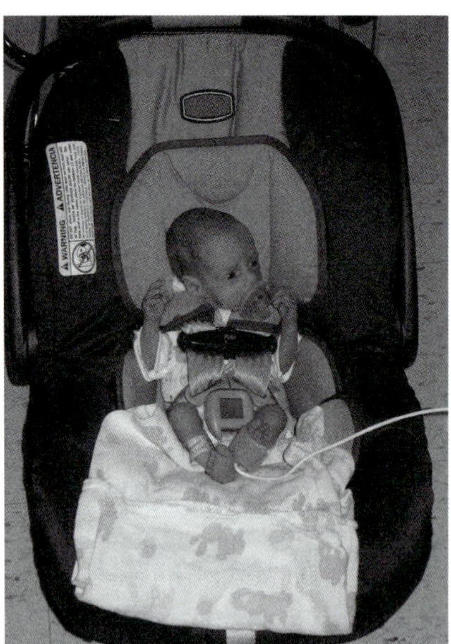

Abbildung 2-3: Benjamin auf dem Weg nach Hause

während der Neonatalphase eine intensive, komplexe Entwicklung durchläuft, ist sein Zentralnervensystem in hohem Maße empfänglich für sensorische Reize. Die Forschung spricht dafür, dass überfordernde sensorische Erfahrungen auf der neonatalen Intensivstation Struktur und Funktion des Zentralnervensystems verändern und der Entwicklung des Kindes schaden. Babys, die auf der Neugeborenen-Intensivstation schmerzhaften, zudringlichen Prozeduren ausgesetzt sind, können gar eine Berührungsaversion – die Assoziation menschlicher Berührung mit Schmerz – entwickeln. Es ist eines der Hauptziele der Pflege, schmerzhafte medizinische Eingriffe auf ein Mindestmaß zu reduzieren und tröstende Maßnahmen zu treffen, um für ein schützendes Eingrenzen des Körpers (Swaddling, Nesting) und adäquate Schmerzlinderung zu sorgen. Für das Umfeld in einer Neugeborenen-Intensivstation bedeutet dies, die allmähliche Entwicklung des Gehirns des Neugeborenen durch geeignete Pflege- und Versorgungstechniken und angemessene sensorische Erfahrungen zu unterstützen (Feldman, Eidelman, Sirota & Weller, 2002; Graven, 2006; Graven/Browne, 2008 b; Lawhon/Als, 2010).

Licht auf der Neugeborenen-Intensivstation und das visuelle System

Die Entwicklung des visuellen Systems erfolgt schon früh im Fetalleben und schreitet in Reaktion auf genetische Prozesse und die Hirnaktivität fort. Neue Belege zeigen, dass es von seiner Entwicklung her erst bei einer reifen Geburt für externe optische Stimuli bereit ist. In Leitlinien wird empfohlen, Frühgeborene auf der Neugeborenen-Intensivstation vor direkter Lichtexposition zu schützen, für eine schwache Umgebungsbeleuchtung zu sorgen und Schlafzyklen zu schützen (Graven, 2011). Nach einer termingerechten Geburt, etwa nach 40 Schwangerschaftswochen, braucht das visuelle System des Babys externe optische Stimuli. Dazu gehören die Exposition gegenüber indirektem Licht und Gelegenheiten zu interaktiven visuellen Erfahrungen einschließlich des Fokussierens, des Dabeiseins und des Erlebens von Neuem und von Veränderung, um seine Entwicklung nach der Geburt abzuschließen. Auf der neonatalen Intensivstation ist das visuelle System des Frühgeborenen jedoch noch in einem sehr frühen Entwicklungsstadium. Ein direkter, exzessiver oder intensiver Lichteinfall in die Augen sollte auf der Neugeborenen-Intensivstation vermieden werden (Graven, 2011). Dies ist auch beim Transfer des Babys nach Hause wichtig. Direktes, helles Licht gilt als abnorme optische Exposition, welche die Entwicklung einer korrekten sensorischen Systemfunktion stören kann (Graven, 2004; Graven/Browne, 2008 b). Wird es geschützt, wird eine übermäßige Exposition gegenüber optischen Stimuli vermieden und werden Schlafzyklen geschützt, so wird sich das menschliche visuelle System richtig entwickeln. Eine sorgfältige Lagerung und niedrige Leuchtstärken auf der Neugeborenen-Intensivstation helfen Babys nach dem termingerechten Alter (wenn ein Kind den eigentlichen Geburtstermin überschreitet), die Gesichter ihrer Eltern zu erkennen.

Historisch war ein erhöhtes Maß an Neonlicht die primäre Lichtquelle auf Station und setzte Mitarbeiter und Babys intensiven Leuchtstärken aus. Dies warf Bedenken auf, dass eine konstante Exposition gegenüber Neonlicht den Tag-Nacht-Zyklus eines Babys beeinträchtigen könnte. Neuere Forschungsarbeiten sprechen dafür, dass sogar minimale Leuchtstärken für Frühgeborene überfordern können (Graven, 2004; Graven/Browne, 2008 b).

Mit zunehmender Verbreitung der Informationen über die Sensibilität der sensorischen Fähigkeiten Frühgeborener bieten neuere und umgestaltete Neugeborenen-Intensivstationen mehr Möglichkeiten, Licht am Krankenbett zu managen. Mit zunehmenden Einzelzimmern für Eltern und Kind auf Neugeborenen-Intensivstationen werden Wahlmöglichkeiten für verschiedene Leuchtstärken verfügbar, darunter auch eine Beleuchtung für medizinische Prozeduren mit regelbaren Dimmern für die Eltern und das Personal. Viele neonatale Intensivstationen haben jetzt speziell zugeschnittene Geräusch- und Beleuchtungssysteme. Einige Stationen gleichen nun mehr einem Zuhause, mit Möbeln, Beleuchtung und Bodenbelägen, die die Auswirkungen einer überstimulierenden institutionellen Umgebung auf Babys, Eltern und Personal verringern. Stationen haben zusätzlich für Bilder, Tapeten und bequeme Schaukelstühle gesorgt, um Babys und Familien sensorischen Erfahrungen auszusetzen, die stärker denen bei sich zu Hause gleichen.

Geräusche auf der Neugeborenen-Intensivstation und das akustische System

Geräuschkontrolle ist auf der Neugeborenen-Intensivstation ebenso wichtig wie die Kontrolle des Lichts. Laute Geräusche wirken sich negativ auf den Fötus aus, indem sie die Verarbeitung von Geräuschen, Tönen und Klängen stören und fortlaufende, desorganisierte Erregungszustände des Kindes erhöhen (Graven/Browne, 2008 c). Im Mutterleib kann der Fötus anhaltenden und regelmäßigen Geräuschen von bis zu 80 Dezibel (z.B. eine laute Maschine) ausgesetzt sein, ist jedoch vor der Exposition gegenüber starkem akustischem Input geschützt, weil dieses im Mutterleib infolge der Passage durch die

Amnionflüssigkeit gedämpft wird. Das frühe akustische Erleben des Babys umfasst die Klänge von Stimmen, vor allem den der mütterlichen Stimme, das heißt, Bindung und Kommunikation entwickeln sich infolge des fetalen akustischen Erlebens schon lange vor der Geburt (Moon, 2011). Die neurosensorische Entwicklung des akustischen Systems erfolgt nach den ersten 20 Schwangerschaftswochen im Mutterleib, und mit 25 Wochen ist das akustische System voll funktionsfähig.

Die Cochlea des Mittelohrs und das Temporallappensegment des akustischen Kortex sind entscheidend für die Entwicklung des Hörsystems und werden von dem Umfeld einer Neugeborenen-Intensivstation am stärksten betroffen. Zwischen dem Gestationsalter von 25 Wochen und 6 Monaten nach der Geburt durchlaufen bestimmte Teile des Hörnerven und des akustischen Kortex eine entscheidende Entwicklung. Wenn Hintergrundgeräusche 60 Dezibel überschreiten, wird das Frühgeborene bedeutungsvolle Geräusche, Klänge und Töne weder erkennen noch unterscheiden (Graven/Browne, 2008 c, 2008 d). Bei intensivem Hintergrundlärm in der Umgebung wird die Geräuschfrequenz (ein wichtiger Bestandteil der Wahrnehmung von Geräuschen, Klängen und Tönen) beeinträchtigt. Eine gesunde Entwicklung des akustischen Systems erfordert die Kontrolle externer Geräusche für das Baby, die Exposition gegenüber bedeutungshaltigen Sprachklängen, den Schutz von Schlafzyklen und REM-Schlaf (Graven, 2004; Graven/Browne, 2008 c).

Anders als das Ambiente im Uterus sind Lärmreize auf der Neugeborenen-Intensivstation tendenziell erhöht und unregelmäßig, einige Zeit laut, um dann für kürzere Zeiträume abzuebben. Einige Neugeborenen-Intensivstationen berichten über kontinuierlich hohe Lärmpegel (> 70 dB). Geräuschpegel können sich steigern und bisweilen bis zu sechs Stunden am Stück Spitzenwerte erreichen (Gottfried/Gaiter, 1985). Auf anderen Neugeborenen-Stationen schwanken die Geräuschpegel ständig, liegen durchschnittlich bei 50–80 Dezibel und erreichen gelegentlich bis zu 118 Dezibel (vergleichbar dem Pegel auf einer Autobahn zur Hauptverkehrszeit). Schwankungen gehen auf das jeweilige Maß an Schalldämmung in jedem Raum der Neugeborenen-Intensivstation zurück. Frühgeborene sind der Unreife ihres Zentralnervensystems wegen anfälliger für die Auswirkungen von Geräuschen. Lärm auf der Neugeborenen-Intensivstation kann den Neugeborenen Schwierigkeiten bereiten, indem er die Verarbeitung des Sehens, Berührens, Riechens und anderer sensorischer Funktionen stört (Gardner/Goldson, 2006; Graven/Breowne, 2008 b; Philbin, 2000). Forschende haben bei Babys eine erhöhte Stabilität und Energieerhaltung festgestellt, wenn Umgebungsreize reduziert und überwacht wurden (Philbin, 2000). Es wurden Anstrengungen unternommen, die Auswirkungen lauter Geräusche auf Babys und deren Familien zu verringern, indem man im Ambiente der Neugeborenen-Intensivstation für schallschluckende Materialien, wie etwa spezielle Bodenfliesen oder schützende Vorderseiten an Schrankschubladen, sorgte. Um das Licht zu reduzieren, wurden Abdeckungen für Kinderbetten eingeführt, und man stellte fest, dass es auch zu einem Rückgang der Geräuschpegel kommt, wenn die Leuchtstärken auf der Neugeborenen-Intensivstation gesenkt werden (Philbin, 2000).

Berührung auf der Neugeborenen-Intensivstation

Die Erkenntnis des Tastsinns (Graven/Browne, 2008 a) als einer hochentwickelten, wichtigen sensorischen Fähigkeit Neugeborener und sogar Frühgeborener hat dazu geführt, dass Schulungsprogramme geschaffen wurden, um Eltern und Personal das Bedürfnis des Babys verstehen zu helfen (Browne, 2002). Sowohl auf die kindliche Entwicklung spezialisierte als auch medizinische Neugeborenen-Intensivfachkräfte können und sollten Eltern darin unterstützen, die Sensibilität ihres Kindes in Zusammenhang mit einer Vielfalt an sensorischem Input während des Klinikaufenthalts sowie die Art der Berührung zu verstehen, mit der sich die Entwicklung ihres Babys wahrscheinlich optimieren lässt.

Erfahrungen der Eltern auf der Neugeborenen-Intensivstation

Nach einer vorzeitigen oder schwierigen Entbindung befindet sich auch die Mutter in Genesung. Außer ihren eigenen gesundheitlichen Problemen bei diesem Prozess ist es gewöhnlich ihr erster Wunsch, ihr Baby zu sehen und im Arm zu halten. Manche Mütter und Väter können im Kreißsaal nicht einmal einen kurzen Blick auf ihr Kind werfen. Während einer schwierigen Entbindung oder einer notfallmäßigen Kaiserschnittentbindung können die Vollnarkose und der mögliche Ausschluss des Vaters aus dem Kreißsaal bedeuten, dass beide Elternteile die Entbindung nicht vollständig mitbekommen. Manche Eltern spüren ein starkes Verlangen, bei ihrem Baby zu sein und zu schauen, wie krank es ist.

Oft wird empfohlen, dass Mütter körperlich bereit sein sollen, ihr Baby zu sehen. Wenn eine Mutter lange in den Wehen lag und während der Entbindung Krankheitskomplikationen auftraten, wird sie mit der für sie zuständigen Pflegeperson sprechen und sich darauf vorbereiten müssen, sich auf die

Neugeborenen-Intensivstation zu begeben. Wenn sie dort zum ersten Mal die Anblicke, Geräusche und Gerüche wahrnehmen, können Mütter am Bett einschlafen, ihnen wird übel, schwindlig oder sie werden benommen. Auch das Gespräch über den Gang auf die Neugeborenen-Intensivstation mit dem Vater oder Partner, der vielleicht schon dort war, kann einer Mutter helfen, sich Kenntnis zu verschaffen, was zu erwarten ist, bevor sie sich tatsächlich dorthin begibt.

Zuerst einmal sind Babys auf der Neugeborenen-Intensivstation unter Umständen zu krank, als dass man sie im Arm halten könnte. In solchen Fällen beginnen Eltern damit, ihr Baby zunächst nur mit dem Blick «im Arm» zu halten. Ihre Hinweise für den Umgang mit dem Baby erhalten sie von der Pflegeperson. Mit zunehmender medizinischer Stabilität des Babys können Eltern ihre Hand auf das Baby legen oder einfach nur eine seiner Hände oder einen Fuß in der Hand halten. Wenn sich das Baby schließlich wieder erholt, arbeiten Eltern und Pflegende zusammen, um es im Arm zu halten.

Eine der effektivsten und unbedingt nötigen Interventionen zur Stärkung der Eltern-Kind-Beziehung auf der Neugeborenen-Intensivstation ist die Praxis, dass Eltern ihr Kind in direktem Hautkontakt halten **(Abb. 2-4)**.

Dies ist eine sehr einfache Technik, bei der ein Elternteil das Baby aufrecht an seiner Brust hält, wobei der Kopf des Babys unter dem Kinn des Elternteils

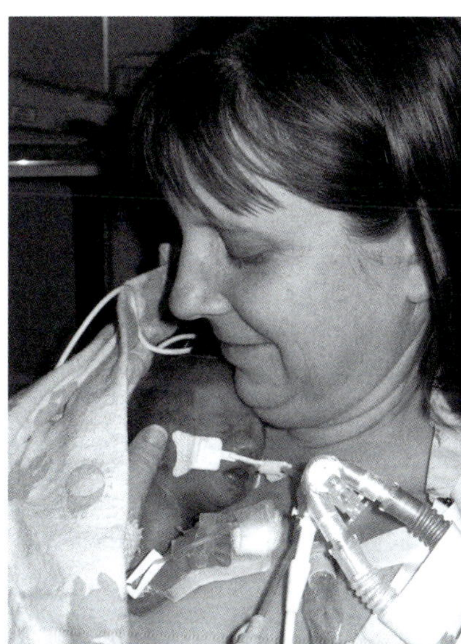

Abbildung 2-4: Eine Mutter in Haut kontakt mit ihrem Baby

liegt. Forschungsergebnisse haben gezeigt, dass das Halten in direktem Hautkontakt mit der Mutter erwiesenermaßen zu erhöhter Stabilität der Atmung, der Herzfrequenz und der Sauerstoffspiegel sowie zu einer erhöhten Festigkeit des Schlafs und zu vermehrter Aufmerksamkeit und Interaktion des Kindes führt, und zwar bis zum Alter von 12 Monaten. Pflege und Versorgung in direktem Hautkontakt stärken die Selbstregulationsfähigkeit eines Babys und erhöhen seine Fähigkeit, die Körpertemperatur konstant zu halten. Sowohl bei Babys als auch bei Müttern und Vätern, die ihr Kind auf der Neugeborenen-Intensivstation in direktem Hautkontakt halten, haben sich signifikant verbesserte medizinische, soziale und neurologische und verhaltensbezogene Ergebnisse gezeigt (Browne, 2003; Ludington-Hoe, Morgan & Abouelfettoh, 2008).

Mütter die mit ihren Kindern direkten Hautkontakt praktizieren, zeigen eine größere Fähigkeit, zu stillen, da diese Methode zu einer erhöhten Produktion von Muttermilch führen kann (Ludington-Hoe et al., 2008). Wenn Frühgeborene die Milch ihrer Mutter vertragen, haben sie besondere Vorteile. Die Mutter eines Frühgeborenen liefert eine spezielle Milch, die anders ist als die einer Mutter, die ein reifes Kind geboren hat. Für zwei bis vier Wochen nach der Frühgeburt enthält die Muttermilch mehr Eiweiß, Fettkalorien, Kalzium, Phosphor, Magnesium, Zink, Natrium und Chlorid als die Milch, die eine Mutter ihrem zum Termin geborenen Kind gibt (Ludington-Hoe et al., 2008). Diese Milch bietet einzigartige Vorteile für die Ernährungsbedürfnisse eines Frühgeborenen. Studien sprechen außerdem dafür, dass Muttermilch die Frühentwicklung des Gehirns verbessert (Lucas, Morley, Cole, Lister & Leeson-Payne, 1992; Wall, 1996). Stillen kann auch emotionale Vorteile für Mutter und Kind haben, wie eine Mutter auf der Neugeborenen-Intensivstation feststellte:

> Stillen war das Einzige, bei dem ich das Gefühl hatte, ich könnte es richtig machen.

Der Tag, an dem eine Mutter oder ein Vater das Baby zum ersten Mal im Arm hält, ist für Eltern auf der Neugeborenen-Intensivstation ein ganz besonderer. Viele Eltern werden das erste Mal, dass sie ihr Baby auf dem Arm hielten, nie vergessen. Eine Mutter erklärte:

> Auch wenn ich Angst hatte, meinen Sohn zu berühren und zu halten, war das Personal immer freundlich und hilfsbereit, um es uns angenehm zu machen. Es war eine phantastische Erfahrung, ihn auf meiner Brust liegen zu haben!

> Ich erinnere mich daran, mich friedlich gefühlt zu haben, als ich ihn auf meiner Brust hatte. Mein Sohn war zehn Stunden alt, bevor ich eine Krankenschwester überzeugen konnte, mich im Rollstuhl zu ihm zu bringen. Es war quälend, von ihm getrennt zu sein. Zwar hatte mein Mann Fotos gemacht, um sie mir zu zeigen, aber nichts bereitete mich darauf vor, zum ersten Mal auf der Neugeborenen-Intensivstation mit ihm zusammen zu sein. Ich spürte eine Welle der Freude und Furcht, als ich ihn das erste Mal berührte. Er war so klein, so verletzlich. Ich erinnere mich auch daran, dass die für ihn zuständige Pflegende erklärte, es gefiele ihm besser, wenn ich eine Hand sanft auf ihn legte, statt ihn zu streicheln oder zu massieren. Ich hörte ihr zu, weil ich das Gefühl hatte, es zu müssen, wo sie schon einmal da stand, aber ich erinnere mich, ein wenig verärgert gewesen zu sein, dass jemand mir sagte, wie ich mein Baby berühren könnte. Wenn ich auf diese Erfahrung zurückblicke, wusste ich eindeutig nur wenig darüber, wie ich meinem frühgeborenen Sohn am besten helfen könnte. Langsam begann ich zu verstehen und sah mich bald darauf, wie ich auch anderen Besuchern erklärte, wie er gern berührt werden wolle.

Während diese Mutter nur zehn Stunden warten musste, um ihr Baby zu berühren, müssen manche Eltern unter Umständen Tage oder Wochen darauf warten. Ganz gleich, wann es soweit ist: Es ist sehr wichtig, dass Eltern durch Interaktionen wie Halten und Berühren eine Beziehung zu ihrem Baby aufbauen.

Bedeutung der frühen Hirnentwicklung

Ein zentraler Faktor bei der Fürsorge für ein Baby auf der Neugeborenen-Intensivstation sind die Auswirkungen der Frühgeburt auf das sich entwickelnde Gehirn. Die Frühgeburt beschleunigt die Reifung von Lunge, Nieren und Magen-Darm-Trakt. Sie kann jedoch den Prozess der frühen Hirnentwicklung verzögern (Graven/Browne, 2008 a). Bei den komplexen Abläufen der Neuroentwicklung im Gehirn ist ein Frühgeborenes im Nachteil, weil das junge Gehirn auf die Anforderungen außerhalb des Mutterleibes nicht vorbereitet ist (Als, 2004; Gardner/Goldson, 2006). Aufgrund der Vulnerabilität des für das Gesamtfunktionieren des Babys nötigen Hirngewebes kann das Gehirn des Frühgeborenen sensibler und fragiler sein (Volpe, 2008). Forschende haben dokumentiert, dass Frühgeborene wahrscheinlich eine andere Hirnstruktur zeigen (Als et al., 2004; Duffy, Mower, Jensen & Als, 1984; Marin-Padilla, 1993).

Manche Ereignisse, die schon früh in der Hirnentwicklung stattfinden, wie etwa Zellmigration und Synaptogenese, müssen nun zwangsläufig außerhalb des Mutterleibes stattfinden, wenn das Baby früher als erwartet geboren wird. Diese Ereignisse können beeinflussen, wie sich die Zellen des Gehirns während seiner frühen Wachstumsstadien miteinander verbinden (Als et al., 2004).

Im Vergleich dazu hat ein reifgeborenes Baby, das 9 Monate im Mutterleib hinter sich hat, in dieser Zeit kritische Stadien des Wachstums und der Entwicklung des Gehirns durchlaufen. Jeder Schritt der Hirnentwicklung ist konzipiert, im Mutterleib abzulaufen, der in diesen Stadien kontinuierlich Schutz bietet. Der Körper der Mutter leistet eine dauerhafte, stete Versorgung mit Nährstoffen, managt eine angemessene Temperaturkontrolle, stützt die Körperhaltung und fördert während der Schwangerschaft die Steuerung der Wachstums- und Entwicklungsstufen des Gehirns. Im Alter von neun Monaten hat das Baby mehrere frühe Wachstums- und Entwicklungsstufen des Gehirns in einer von der Mutter vermittelten Umgebung durchlaufen. Frühgeborene hingegen machen den Übergang aus dem Schutz der Mutter in den medizinischer Spezialisten auf der Neugeborenen-Intensivstation während einer kritischen Phase des Wachstums und der Entwicklung des Gehirns und müssen auf technische Unterstützung zurückgreifen (Als, 1999). Einerseits erfordert der Zustand eines Frühgeborenen die großartige medizinische Technik der neonatalen Intensivstation und all ihrer Besonderheiten. Andererseits braucht das wachsende Gehirn des Babys den engen Kontakt mit der Mutter und den entwicklungsfördernden sensorischen Input. Struktur und Funktion des Gehirns werden geformt durch den Einfluss und die Interaktion mit:

- der genetischen Ausstattung
- der internen Stimulation während der fetalen Entwicklung
- die essenzielle Rolle des Schlafs des Babys im Mutterleib und
- die physische Umgebung im Leben des Babys nach der Geburt (Als, 1982; Als et al., 2004; Graven, 2011).

Auswirkungen von Stress auf die Frühentwicklung

Um die Einflüsse der Umgebung in der Intensivversorgung auf die Wachstumsentwicklung eines Kindes zu untersuchen, wurden die Erfahrungen von Babys auf neonatalen Intensivstationen untersucht. Die Forschung hat die Auswirkungen von Stress auf der Neugeborenen-Intensivstation auf das sich entwickelnde Gehirn sowie das sensorische, motorische und kognitive System nachgewiesen (Als et al., 2004; Als/Butler, 2005). Inzwischen werden auf Neugeborenen-Intensivstationen jedoch Methoden zur Stressreduktion eingesetzt. Es wird eine Umgebung empfohlen, in der minimale Geräuschpegel von 50 Dezibel (Niveau normaler Sprache) unterstützt werden und wo darauf geachtet wird, dass die Stimmen der Mutter und der Familienmitglieder zu hören sind (Philbin, 2000). Wichtig sind auch die Aufrechterhaltung von Schlafzyklen mit nur geringen Unterbrechungen und der Schutz des REM-Schlafs nach 32 Wochen. Ein Bewusstsein für Timing und die Grade der Ansprechbarkeit des Babys ist ganz wesentlich für Pflege- und Versorgungsprozeduren und für das Handling. Die Umgebung sollte die Entwicklung des Gehörs unterstützen und Vibrationen auf ein Minimum reduzieren. Bei der Reaktion eines Neugeborenen auf Lärm oder Handling auf der Neugeborenen-Intensivstation kann die Reaktion zu einer Lawine unkontrollierter Aktivitäten führen. Zu diesen Verhaltensweisen des Babys können gehören:

- Wedeln mit Armen und Beinen
- Zittern
- Durchbiegen des Rückens
- Zuckungen
- plötzlich einsetzende Reizbarkeit oder Müdigkeit
- plötzliche Schlaffheit der Gliedmaßen
- Erschöpfung
- physiologische Störungen.

Diese Verhaltensweisen können das Resultat direkter sensorischer Überlastung sein, weil es dem Baby schwerfällt, sensorisches Input zu hemmen (Als, 1982). Die insgesamt ideale Umgebung für ein Frühgeborenes ist demnach eine des Schutzes und der Stabilisierung.

Wege zur entwicklungsorientierten, familienzentrierten Versorgung

In den ersten Jahren der Neugeborenen-Versorgung (50er-Jahre d. 20. Jh.) wurden Babys auf Betten in Tischhöhe gelegt und erhielten medizinische Prozeduren mit nur minimalen Pausen dazwischen. Das Handling war exzessiv und die Babys waren einer Flut von Geräuschen und anderen Reizen ausgesetzt. Die Betten standen in Reihen mit nur minimalem Abstand zur Unterbringung der technischen Ausrüstung zur Versorgung der Babys und ohne Raum für Angehörige, die oft angewiesen wurden, nur zu den Besuchszeiten zu erscheinen.

Seit den 60er-Jahren des 20. Jahrhunderts haben Neugeborenen-Intensivstationen zunehmend ihre Räume vergrößert und die Entbindungspraktiken haben sich technologisch signifikant verändert. Mit der Entwicklung der medizinischen Behandlung und der Versorgung Neugeborener wuchs die Anzahl der Kinder, die behandelt und gerettet wurden. Nach und nach überlebten auch kleinere und jüngere Babys. Mit den überlebenden jüngeren Babys (< 10 Wochen vor dem Termin) wuchs auch die Notwendigkeit, Babys über Monate statt Wochen hinweg zu versorgen.

In den 70er-Jahren des 20. Jahrhunderts tauchten nach und nach Studien zur Ökologie und zur Lebenswelt auf Neugeborenen-Intensivstationen auf; es wurde deutlich, dass die laute, hell erleuchtete und überfüllte Umgebung dort weder für die Bedürfnisse der Babys noch die der Eltern supportiven oder angemessenen Raum bot. Diese Forschung setzte sich bis in die 80er- und 90er-Jahre des 20. Jahrhunderts mit Studien fort, in denen die außerordentliche Sensibilität von Babys in der Lebenswelt einer Neugeborenen-Intensivstation dokumentiert (Als, 1982; Gorski, 1983; Gottfried/Gaiter, 1985) und die emotionalen Erfahrungen von Familien auf Neugeborenen-Intensivstationen beschrieben werden (Brazelton/Cramer, 1990; Gorski/vandenBerg, 1996; Minde, Whitelaw, Brown & Fitzhardinge, 1983). Man begann, das Baby als Kommunikator zu verstehen, nachdem erwiesen war, dass Babys von einem behavioralen Pflege- und Versorgungsansatz auf der Neugeborenen-Intensivstation profitieren (Als et al., 1994; Buehler, Als, Duffy, McAnulty & Liederman, 1995; Fleisher et al., 1995).

Mit den bemerkenswerten Fortschritten der medizinischen Versorgung Neugeborener lagen um 1990 Babys auf Neugeborenen-Intensivstation, die bis zu 16 Wochen vor dem Termin zur Welt gekommen waren und überlebten. Zwar wurde die Säuglingssterblichkeit gesenkt und die Überlebensraten stiegen, aber die entwicklungsbezogenen und neurologischen Ergebnisse in dieser Population wurden nicht verbessert (Bennett, 2005).

Die Entwicklung in Richtung einer familienzentrierten Pflege und Versorgung auf Neugeborenen-Intensivstationen hat dazu geführt, dass dort mehr Raum für Familien zur Verfügung gestellt wird, und hat die Auswirkungen eines hochtechnisierten klinischen Raums verringert. Manche Neugeborenenstationen haben Aufenthaltsräume für Familien und Schlaf-Apartments geschaffen, in denen Eltern übernachten können, bevor sie ihr Baby mit nach Hause nehmen. Persönlicher Raum wird auch zum Abpumpen der Brust oder zum Stillen zur Verfügung gestellt. Viele Neugeborenen-Intensivstationen bieten Einzel- und Mehrbettzimmer für Babys, und die Eltern haben rund um die Uhr Zutritt zu ihrem Kind auf der Neugeborenen-Intensivstation. Aufgrund der Intensivnatur der Lebenswelt und der Notwendigkeit spezieller technischer Ausrüstung, um essenzielle medizinische Behandlung auf neuestem Stand leisten zu können, gibt es dennoch auf jeder Neugeborenen-Intensivstation immer noch Momente, in denen Lärm und Betriebsamkeit vorherrschen.

Bei einer individuell zugeschnittenen, die Entwicklung unterstützenden, familienzentrierten Pflege und Versorgung (Als, 1982; Als/Butler, 2005; Lawhon/Als, 2010) wird besonders hervorgehoben, wie wichtig es ist, Babys zu unterstützen, indem Stressabbau gefördert und Stetigkeit und Ausgeglichenheit im zentralen Nervensystem des Babys verstärkt (oder gefördert) werden. Diese Pflege und Versorgung, zu der auch eine kontinuierliche Interaktion zwischen dem Kind und der Familie sowie dem Umfeld gehören, wird durch Entwicklungsspezialisten aus vielfältigen Disziplinen und medizinisches Personal implementiert. Sie beinhaltet das Assessment des Babys, behandelt auch die physische Umgebung und es wird ein spezielles Programm der Säuglings- und Familienunterstützung sowie individuell zugeschnittener Interventionen implementiert, um auf der Grundlage der Schwächen und Stärken eines jeden Babys eine optimale Entwicklung zu fördern. Insgesamt liegt der Schwerpunkt darin, auf der Grundlage der ganz eigenen Verhaltensstärken und -schwächen jedes Babys auf der Neugeborenen-Intensivstation den Stress zu minimieren und dabei zugleich ausgewogene Erfahrungen, die Stabilität und ein reibungsloses Funktionieren fördern, auf ein Höchstmaß zu steigern. Dieser individuell gestaltete und familienzentrierte Pflege- und Versorgungsansatz soll die Selbstregulation des Babys fördern (s. Kap. 6).

Die neurologischen Entwicklungsfähigkeiten eines Babys wurden von Als (1982, 1999) beschrieben, der betonte, das individuelle Verhalten eines Babys liefere die beste Informationsgrundlage, um dessen gegenwärtigen Fähigkeiten herauszufinden und zu verstehen, was er zu erreichen versucht. Anhand des Verhaltens des Babys lässt sich eine ihm angemessene Umgebung aufbauen. Das Verhaltensrepertoire des Babys besteht aus drei Systemen: dem physiologischen und dem motorischen System sowie dem Zustandssystem. Das *physiologische System* umfasst Atmen, das Managen der Hautfarbe, das Managen einer gleichbleibenden Herzfrequenz und gleichbleibender Sauerstoffkonzentrationen sowie das Hinarbeiten auf eine stabile Verdauung. Das *motorische System* beinhaltet das Erreichen ausgewogener Körperhaltungen, das Aufrechterhalten des Muskeltonus sowie reibungslose Bewegungen. Das Zustandssystem – das

System der Schlaf- und Wachzyklen – wirkt darauf hin, dauerhafte, gleichmäßige Phasen eines erholsamen Schlafs und ruhiger Wachphasen zu erreichen. Individuell gestaltete, die Entwicklung unterstützende Pflege und Versorgung haben zum Ziel, Erschöpfung und Stress bei Babys zu vermeiden, indem sie deren Energie erhalten, die physiologische Stabilität verstärken und letztlich ihre Entwicklungsfähigkeiten optimieren (Als, 1982; Als/Butler, 2005; Lawhon/Als, 2010).

Eine individuell gestaltete, die Entwicklung unterstützende Pflege und Versorgung würdigt auch das Baby als aktiven Teilnehmer an seiner Pflege und Versorgung. Diesem Ansatz zufolge hat das Baby einen Entwicklungsplan, auf den sich durch Beobachten seiner Reaktionen auf seine Erfahrungen auf der Neugeborenen-Intensivstation schließen lässt. Dieser individuell zugeschnittene Pflege- und Versorgungsansatz unterstützt eine fortlaufende Beobachtung des kindlichen Verhaltens, damit Eltern und Betreuungspersonen mit dem Baby in Verbindung treten und sich auf sein Niveau der Verhaltenskompetenz und Sensibilitäten einstimmen können. Eltern und Betreuungspersonen treten in eine kontinuierliche Beziehung mit dem Baby und stellen fest, welche Strategien es einsetzt, um konstante Verhaltensweisen und Funktionen zu erreichen (Solomon/George, 1999). Das Verhalten des Babys wird selbst bei einem winzigen Frühgeborenen zu der Kommunikation, die Eltern und Betreuungspersonen verstehen hilft, worauf es hinarbeitet (Als, 1999; Lawhon/Als, 2010; Smith, Butler & Als, 2007). Durch systematisches Beobachten des Babys vor, während und nach typischen Routineversorgungsereignissen (z. B. Eingeben von Nahrung, Windelwechsel) versuchen die Betreuungspersonen die effektivsten Wege zu verstehen, sich mit dem Baby in Verbindung zu setzen und zu kommunizieren und dabei zugleich auf eine stete, entspannte Unterstützung hinzuarbeiten. Solch eine Unterstützung führt:

- zu physiologischer Stabilität beim Atmen
- zum Erhalt einer konstanten Hautfarbe
- zum Managen der Herzfrequenz, Oxygenierung und Verdauung
- zur Unterstützung ausgewogener Bewegungen, einer ausgewogenen Körperhaltung und eines ausgewogenen Muskeltonus
- zum managen der Schlaf-, Wach- und Wachsamkeitsmuster des Babys (Als/Lawhon, 2004; Lawhon/Hedlund, 2008).

Diese Verhaltensbeobachtung und -interpretation wurde als eine zu der individuell zugeschnittenen, die Entwicklung unterstützenden, familienzentrierten Pflege und Versorgung auf der Neugeborenen-Intensivstation passende

Methode entwickelt und wird als *Newborn Individualized Developmental Care and Assessment Program* (Indivuelles entwicklungsorientiertes Pflege- und Assessmentprogramm für Neugeborene) bezeichnet (Als, 1984). Dieses Programm erfordert einen multidisziplinären, kooperativen, systembasierten Ansatz, wurde weltweit auf vielen Neugeborenen-Intensivstationen in den USA, Europa, Kanada und Südamerika implementiert und wird zum Standard der Unterstützung der Entwicklung Neugeborener sowie der Verbesserung der Entwicklungsergebnisse bei Neugeborenen auf Neugeborenen-Intensivstationen (Als et al., 1984; Buehler et al., 1995; Fleisher et al., 1995; Lawhon/Als, 2010; Smith, Butler & Als, 2007). Zu den spezifischen Aspekten einer beziehungsbasierten, entwicklungsorientierten Pflege und Versorgung auf der Neugeborenen-Intensivstation gehören:

- Sorgen für ein beständiges Primäre Pflege System
- Strukturieren des 24-Stunden-Tags des Babys
- individuelles Planen und Eintakten von Pflege und Versorgung
- sensibles, sanftes, langsames Unterstützen bei Pflege und Versorgungsereignissen und beim Handling
- Modifizieren der Umgebung zum Schutz und zur Stabilisierung.

Weitere Aspekte beinhalten:

- angemessenes Lagern
- individuelle Unterstützung beim Eingeben von Nahrung
- Trost und Halt durch die Familie
- Unterstützen der Eltern bei der speziellen Methode des Haltens mit Hautkontakt (Als, 1999; Als et al., 2003; vandenBerg, 2007).

Langzeitergebnisse der Forschung unter Anwendung dieser individuell gestalteten, entwicklungsorientierten Pflege- und Versorgungsmethode haben verbesserte medizinische, entwicklungsbezogene und soziale Ergebnisse auf der Neugeborenen-Intensivstation gezeigt und die Entwicklung im Alter von drei, fünf und acht Jahren signifikant verbessert (McAnulty, Duffy & Butler, 2009; McAnulty et al., 2010; Westrup, Böhm, Lagercrantz & Stjernqvist, 2003; Westrup, Kleberg, von Eichwald, Stjernqvist & Lagercrantz, 2000).

Eltern sind die essenziell Nährenden und Behütenden ihres Kindes. Das wichtigste Ziel von Pflege und Versorgung besteht darin, Eltern und Kinder nach den Schwierigkeiten der Aufnahme auf die Neugeborenenstation zusammenzubringen. Ein Elternteil meinte:

> Ich wollte jeden nur möglichen Augenblick mit meinem Sohn zusammen sein, und ich denke, wir wurden ständig daran erinnert, wie wichtig es für uns war, dort bei ihm zu sein. Er schien ruhiger, wenn wir ihn sanft berührten, ruhig mit ihm sprachen oder ihm etwas vorsummten. Wir merkten, dass seine Atmung und seine Sauerstoffsättigung besser waren, wenn wir in Hautkontakt mit ihm waren. Zweifellos war es ein schwieriges Setting, aber ich denke, es half, einfach bei ihm zu sein und bei der Versorgung seiner Grundbedürfnisse zu helfen. Die Kontinuität bedeutete auch, dass wir die anderen Leute kennenlernten, die unseren Sohn pflegten und versorgten, und sie lernten uns kennen. Rasch lernten wir, wie man Fürsprache für sein Wohlbefinden leistet, und wie wichtig es ist, sein Primärpflegeteam als Hilfe bei seiner Entwicklung zu haben.

Die Entwicklungsbedürfnisse von Babys, die auf der Neugeborenen-Intensivstation waren, richten sich im Anschluss an die Entlassung nach der Stabilitätsentwicklung der Funktion des physiologischen und des motorischen Systems, dem Ablauf der Schlaf-Wach-Zyklen und dem Erreichen von Selbstregulation. Die Entwicklungsspezialisten von der Neugeboren-Intensivstation gehören oft auch zum neonatalen Nachsorgeteam und können die Familie bei ihrem Übergang von der Klinik nach Hause ganz ausgezeichnet unterstützen. Zu den kommunalen Fachkräften, die Entwicklungseinschätzung und -unterstützung für von der Neugeborenen-Intensivstation kommende Babys und Familien leisten, sollten auch jene gehören, die etwas von den Erfahrungen auf der Neugeborenen-Intensivstation, den medizinischen Zuständen und Bedürfnissen des Babys sowie dem Entwicklungsniveau des erreichten Frühgeborenenverhaltens verstehen.

Untersuchungen zur neurosensorischen und neurobehavioralen Entwicklung des sich entwickelnden Feten haben es erleichtert, die Systeme Neugeborener zu verstehen. Dieses Wissen hat ein Verständnis für die Auswirkungen der Umgebung und der Frühgeburt auf die Entwicklungsergebnisse bei Babys sowie für die Notwendigkeit angemessener umfeld- und entwicklungsorientierter Adaptationen für diese Babys und deren Familien bewirkt. Alle Aspekte der Entwicklung eines Babys zu verstehen erfordert, dass Fachkräfte sowohl auf der Neugeborenen-Intensivstation als auch nach der Entlassung nach Hause den effektivsten Ansatz für die Unterstützung dieser Babys und ihrer Familien wählen.

Kapitel 3
Heimbringen des Babys von der Neugeborenen-Intensivstation

- Erwartungen und Überlegungen der Familie für den Übergang nach Hause
- Fallstudien, die häufige Aufgaben für Babys zeigen, welche von der Neugeborenen-Intensivstation kommen
- Häufige Fragen von Eltern und Tipps für das Management des Übergangs

> Als ich nach Hause kam, hielt ich mein Baby einfach nur im Arm, […] nur ich […] Ich hielt es ständig fest, während ich in meinem Schaukelstuhl saß. Nach 7 Tagen fühlte ich mich erfüllter als ich mich seit Monaten gefühlt hatte. Dann, am achten Tag, ließ ich zu, dass auch andere Familienmitglieder es im Arm hielten.

Eltern von Babys, die auf der Neugeborenen-Intensivstation versorgt wurden, haben zugesehen, wie ihr Baby ums Überleben rang und von einer akuten Krankheit genesen ist, lernte, ohne Hilfe zu atmen, lernte, wie man an Gewicht zunimmt, und zu wachsen begann. Sie haben eine aktive Rolle bei der Pflege und Versorgung ihres Babys übernommen, und nach Hause zu kommen **(Abb. 3-1)**, ist für diese Familien der Höhepunkt der Hoffnungen, an die sie sich während des Aufenthalts ihres Babys auf der Neugeborenen-Intensivstation geklammert haben. Endlich werden sie ihr Kind ganz für sich haben.

Unter Umständen ist der Übergang nach Hause jedoch etwas anders als die Eltern erwartet haben. Diese Eltern haben mit der Geburt ihres unreifen und kranken Babys eine Krise erlebt, und die auf die Geburt folgenden Ereignisse können belastend sein. Eltern geraten beim Vorbereiten dieses Übergangs nach Hause in einen Coping-Modus aus einer Mischung von Aufregung und Furcht,

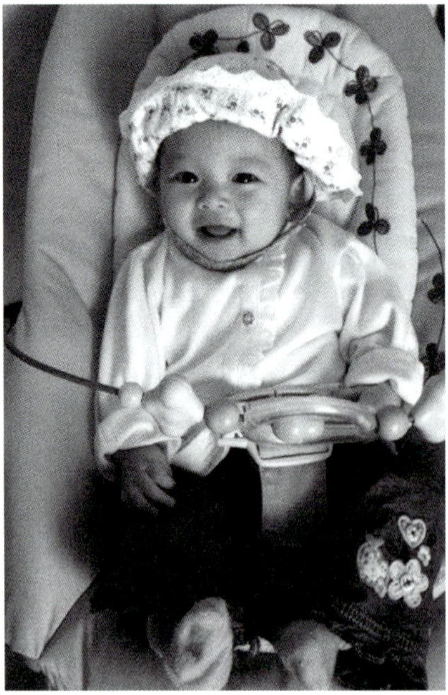

Abbildung 3-1: Heimkehr von der Neugeborenen-Intensivstation

mit vielen neuen Anforderungen. Während sich die Familie mit einem genesenden oder chronisch kranken Kind beschäftigt, muss man sich um die medizinische Bedürfnisse des Babys und die emotionalen Bedürfnisse der Familie kümmern. Babys, deren Ernährung Schwierigkeiten bereitet oder die fortlaufend Schwierigkeiten bei der Atmung haben, benötigen unter Umständen eine Versorgung rund um die Uhr. Plötzlich müssen Eltern diese Pflege und Versorgung leisten, ohne dass Pflegende und Ärzte zur Verfügung stehen. Eine Mutter beschrieb diese Erfahrung so:

> Wir sprangen von 200 medizinischen Profis auf zwei sehr verängstigte Eltern. Wir fragten uns, wie wir wohl damit zurechtkämen.

Heimkommen

Bei der Ankunft zu Hause schwirrt den meisten Eltern noch der Kopf von der Tatsache, dass sie ein Kind auf der Neugeborenen-Intensivstation hatten. Für Familien ist es wichtig, sich Zeit zu geben, um mit dem Trauma zurechtzukommen und die Veränderung in der Elternschaft anzuerkennen. Jeder Elternteil hat ein breites Spektrum an Gefühlen, aber für jede Familie ist es ein Meilenstein, ihr Baby endlich mit nach Hause zu nehmen. Dennoch werden Eltern eine Menge Anpassungen für die Pflege und Versorgung ihres Babys vornehmen müssen, etwa indem sie für die Lieferung von Verbrauchsmaterialien und medizinischen Gerätschaften nach Hause sorgen, Arzttermine koordinieren und Verfahren wie die Herz-Kreislauf-Wiederbelebung erlernen und lernen, wo sich die nächstgelegenen medizinischen Notfalleinrichtungen befinden.

Während der ersten Tage und Wochen zu Hause werden die meisten von der Neugeborenen-Intensivstation kommenden Babys neue Fertigkeiten erwerben und die auf Station erlernten verfeinern. Dazu gehört es, die physiologische oder Körperfunktion weiter zu managen und zu lernen, was es heißt, eine stabile, kalkulierbare Atmung sowie stete Phasen des Wohlbehagens zu haben. Außerdem erlebt das Baby unbelastete Bewegung und neue Körperhaltungen und lernt Anpassungen an Schlafen und Wachsein. Das Baby lernt, sich daran anzupassen, stundenlang im Arm gehalten zu werden. Es lernt auch, erfolgreich eine ruhige, stille Atmosphäre und die Wärme eines Elternteils zu erleben, der ihm hilft, entspannt zu bleiben.

Über die kommenden Monate und Jahre erfährt jedes Baby eine ganze Welt voller neuer Töne, Geschmäcker, Gerüche sowie taktiler und visueller Erfahrungen. Die ersten Schritte auf diesem Weg werden auch beinhalten, auf den frühen, grundlegenden Entwicklungsebenen des genesenden Neugeborenen strukturiertere und kalkulierbarere Verhaltensmuster zu entwickeln. Die wesentlichste Aktivität des Neugeborenen besteht darin, das Leben der Eltern und Betreuungspersonen kennenzulernen und darin verflochten zu werden. Der Übergang nach Hause ist ein wichtiger Punkt auf diesem Weg.

Was Eltern nach der Neugeborenen-Intensivstation erwarten können

Wenn sich Babys und ihre Familien darauf vorbereiten, von der Neugeborenen-Intensivstation nach Hause zu gehen, findet ein lebensverändernder Übergangsprozess statt. Bei diesem Übergang sind Babys unter Umständen nicht ständig imstande, die Menschen in ihrer unmittelbaren Umgebung zu alarmieren und sich auf diese Menschen und Gegenstände auszurichten. Es ist wichtig, Babys Zeit zu geben, sich neuen Umgebungen anzupassen. Ein Baby langsam und sanft in neue Umgebungen einzuführen und für einen Raum der Stille und Ruhe zu sorgen hilft ihm, sich nach und nach anzupassen und auf die Welt außerhalb der Klinik zu reagieren. Im Folgenden werden einige der ganz individuellen Umstände umrissen, die Familien erwarten können, wenn sie ihr Baby zu Hause einführen, und es werden einige Tipps gegeben, wie man diesen Übergang erleichtert.

Einzigartige Bedürfnisse von Babys beim Übergang nach Hause

Manche Babys setzen ihr stetes, auf der Neugeborenen-Intensivstation begonnenes Wachstum fort, indem sie ihre Fähigkeit, an der Brust zu saugen oder ihre Nahrung aus dem Fläschchen aufzunehmen, verbessern. Aber selbst wenn ein Baby medizinisch bereit ist, nach Hause zu gehen und das Alter des normalen Geburtstermins erreicht haben mag, ist es unter Umständen nicht so robust und organisiert wie ein gesundes, reif geborenes Kind. Bei gesunden Frühgeborenen, selbst bei denen, die nur zwei bis vier Wochen zu früh (in einem Gestationsalter von 34–36 Schwangerschaftswochen) gekommen sind, bestehen unter Umständen kleinere physiologische Unregelmäßigkeiten, die sich in Form einer schnelleren oder langsameren Atmung, Schwankungen der Hautfarbe (Phasen des Erblassens) und leichten Unstimmigkeiten der Verdauung, wie Aufstoßen und häufiger Abgang von Darmwinden, zeigen. Weitere Informationen zu diesen Themen siehe Kapitel 5. Bei manchen Bewegungen, wie beim Strecken der Arme, Beine und Finger, können sie eine leichte Desorganisiertheit des motorischen Systems zeigen. Es kann ihnen schwer fallen, sich selbst zu beruhigen, und unter Umständen benötigen sie Hilfe bei dieser neuen Fertigkeit. Für Tipps zur Unterstützung von Babys bei der Selbstberuhigung siehe Kapitel 6.

Umstellungen täglicher Routinen

Manche Babys werden auch zu Hause medizinische Betreuung benötigen; unter Umständen müssen sie im ersten Jahr sogar erneut stationär aufgenommen oder operiert werden. Die täglichen medizinischen Anforderungen vonseiten eines Babys, das mehrere Wochen auf einer Neugeborenen-Intensivstation verbracht hat, können überfordern. Dennoch müssen die medizinischen Bedürfnisse des Babys und die emotionalen der Familie befriedigt werden, während sich die Familie mit einem genesenden oder chronisch kranken Baby – oder gar mit einem gesunden Frühgeborenen – beschäftigt, das von der Neugeborenen-Intensivstation nach Hause kommt.

Eltern werden sich auch mit Versicherungsangelegenheiten beschäftigen, Besuche beim Kinderarzt planen und Termine bei Spezialisten koordinieren müssen. Unter Umständen schaut die Gemeindeschwester[3] vorbei und in manchen Fällen machen Physio- und/oder Ergotherapeuten Hausbesuche. Ständig muss die Anlieferung von Sauerstoff und medizinischen Verbrauchsgütern arrangiert werden. Weitere Anforderungen seitens des medizinischen Managements können neben der Versorgung weiterer Kinder und der Haushaltsführung auch Sondenernährung und das Ausfüllen medizinischer Formulare umfassen. Eine Mutter meinte:

> Ich hatte sehr wenig Zeit, um mein Baby einfach nur zu halten und zu knuddeln; es war mehr Arbeit als noch zu seiner Zeit im Krankenhaus. Ich werde es stets bedauern, dass wir derart mit medizinischen Angelegenheiten überhäuft waren, und habe das Gefühl, diese Zeit verloren zu haben, um eine Beziehung zu ihm aufzubauen.

3 Public health nurse, Fachpflegeperson mit Tätigkeit im Bereich des öffentlichen Gesundheitswesens [A. d. Ü.]

Veränderungen der häuslichen Umgebung

Neben der Umstellung der Lebensweise der Familie wird der Wechsel der Umgebung von der Klinik ins eigene Zuhause einen weiteren enormen Übergang für das Baby darstellen. Das Zuhause wird voller neuer und unterschiedlicher Geräusche, wie Telefon, Fernsehen und die Stimmen anderer Kinder, sein. Die Intensität der Beleuchtung und Aktivität sowie der tägliche Pflege- und Versorgungsrhythmus einschließlich der Tag-Nacht-Zyklen werden sich vollkommen von dem unterscheiden, was das Baby auf der Neugeborenen-Intensivstation erlebt hat. Es hilft, daran zu denken, dass sich das Baby nach dem Mutterleib schon an das Leben im Klinikumfeld gewöhnt hat. Dies ist eine fragile neue Fähigkeit; es erfordert Entwicklungsfähigkeit, trotz Lärm und Licht schlafen zu können. Das Baby hat sich an die Rhythmen in der Klinik gewöhnt. Manchen Babys kann es schwerfallen, sich an die neuen Geräusche, Lichtverhältnisse und Aktivitätsgrade zu Hause zu gewöhnen. Unter Umständen reagieren sie an den ersten Tagen oder in der ersten Woche mit Schreien oder werden unruhig. Manche Babys reagieren, indem sie mehr schlafen, andere werden unter Umständen frustriert und sind nicht zu trösten. Normalerweise kann diese Art der Initialreaktion eine Woche bis zwei Wochen dauern und dann allmählich nachlassen, während sich Babys an ihre neue Umgebung zu gewöhnen beginnen. Manche Babys passen sich schneller an als andere, aber es ist für alle typisch, eine Reaktion auf die neue Umgebung und die Veränderung zu zeigen.

Ein Baby wird beim Übergang von der Neugeborenen-Intensivstation nach Hause am besten zurechtkommen, wenn das Umfeld angepasst wird. Allgemein wird empfohlen, eine ruhige, stille und sanfte Umgebung für das Baby zu schaffen. Babys sind jedoch sehr individuell, und manche kommen besser mit Umgebungen mit leisen Geräuschen und gedämpften Lichtreizen zurecht. Eltern können versuchen, laute und/oder plötzliche Geräusche und helles Licht zu vermeiden, und sollten vor allem vermeiden, dass das Licht dem Baby direkt in die Augen scheint.

Emotionale Anforderungen

Sich zu Hause um ein medizinisch versorgungsbedürftiges («medically fragile») Baby[4] zu kümmern, ist für manche Familien emotional belastend. Es bedeutet, dass nur wenig Zeit bleibt, sich um die Bedürfnisse anderer Familienmitglieder zu kümmern. Für Ersteltern kann die Fürsorge für ein Frühgeborenes enorm an Priorität vor anderen Beziehungen gewinnen. Bei Eltern mit weiteren Kindern können deren Bedürfnisse eine niedrigere Priorität erhalten. Manche Eltern mag Furcht hinsichtlich der Entwicklungsergebnisse des neuen Babys plagen. Sie mögen sich Sorgen machen, ob es vielleicht eine Zerebralparese oder geistige Behinderungen haben wird. Zusammen mit der Furcht kann es zu einer Depression kommen, während sich die Eltern mit der medizinischen Versorgung, den ganz individuellen Verhaltensweisen des Babys und eventuellen Ernährungsproblemen beschäftigen. Ernährungsprobleme können auftreten in Form oraler Abwehr, einer schwachen Fähigkeit, zu saugen, oder einfach nur als fehlendes Verlangen, zu essen. Die aus dem Einhalten eines Ernährungsplans resultierenden Probleme können Eltern erschöpfen und überfordern. Wenn das Baby zur Behandlung einer Erkrankung der Atmung kontinuierlich Sauerstoff benötigt, können Furcht und Depression der Eltern noch zunehmen. Die Familienmitglieder mögen sich fragen, wann es ein Ende hat, was schief gelaufen sein mag und warum es ausgerechnet ihnen passiert ist. Das Verhalten des Babys und seine Überempfindlichkeit gegenüber der Umgebung können Eltern ein Rätsel sein. Dieses Baby reagiert wahrscheinlich nicht so, wie es die anderen Kinder taten, und vielleicht sind die Eltern sich nicht sicher, ob ihr Baby ihnen sagt, es sei geschädigt oder müde. Unter Umständen machen sie sich Sorgen darüber, warum ihr Baby sie nicht anschaut.

> Ich habe meinen Sohn nie gehalten, ihn nie in den Armen gewiegt und mit ihm gesprochen. Er wendet den Blick von mir ab und schafft es nicht, mich zugleich anzuschauen und mir zuzuhören.

Für die weitere Erörterung der emotionalen Belastungen von Eltern siehe Kapitel 4.

---

4 Zum Beispiel Sauerstofftherapie, Beatmung, Dialyse, Tracheostoma, Kolostoma, chronische Krankheiten (Quellen: http://medicallyfragilechild.com/medically-fragile-child-definition/ und http://www.dreamhouseforkids.org/What-is-Medically-Fragile.48.0.html [Zugriff: 16.02.2014]. Eine einheitliche Definition scheint jedoch zu fehlen. [A.d.Ü.]

Beim Übergang von Babys und Familien von der Klinik nach Hause tauchen eine Menge Überlegungen auf. Die medizinischen, emotionalen und verhaltensbezogenen Belange sind jeweils verschieden – wie unterschiedlich sie sein können, zeigen die folgenden drei Beispiele.

Fallstudien

Das Baby Tracy (Abb. 3-2) befand sich auf der Neugeborenen-Intensivstation aufgrund einer sehr frühen Geburt. Es kam 16 Wochen zu früh (in der 24. Schwangerschaftswoche) zur Welt. Tracys Geburtsgewicht betrug 856 Gramm und galt als sehr niedrig («very low birth weight»). Sie durchlief die typischen Stadien auf der Neugeborenen-Intensivstation und entwickelte sich stetig von einem akut kranken Frühgeborenen zu einem gesünderen Baby, das 2041 Gramm wog. Sie lernte, an der Brust zu saugen, nahm all ihre Mahlzeiten zu sich und schlief in den letzten 2 Wochen ihres Klinikaufenthalts in ziemlich gleichmäßigem Rhythmus, nachdem sie auf die spezielle Neugeborenenstation verlegt worden war, um mit ihrem Übergang zur Entlassung zu beginnen. Ihre Eltern lernten, ihre Windeln zu wechseln und für ihre Nasensonden zur Verabreichung von Sauerstoff zu sorgen. Ihre Familie bereitete sich darauf vor, sie nach Hause zu holen und sah dem Tag der Entlassung entgegen. Sie kaufte Babykleidung für Frühgeborene und versah sich mit einem Vorrat entsprechender Windeln. Sie kaufte einen Kindersitz für das Auto. Für die medizinische Versorgung von Tracy beschloss man, sich an ihren Hausarzt zu wenden – den Arzt, der das erste, reif geborene Baby versorgt hatte. Allerdings hatte sie den Eindruck, nicht auf das vorbereitet zu sein, was geschah, nachdem man mit Tracy nach Hause kam.

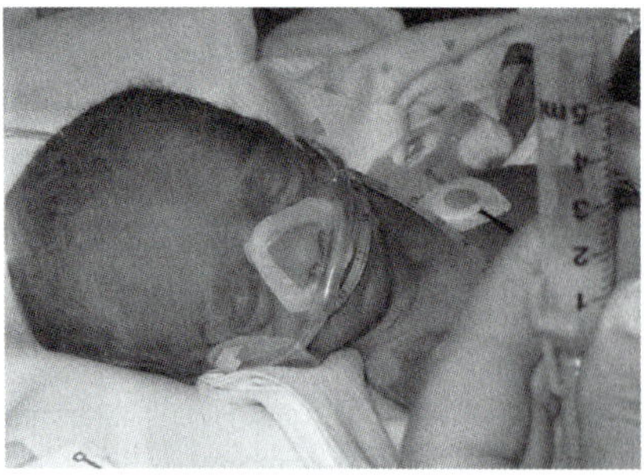

Abbildung 3-2: Tracy

Tracys Vater beschrieb sie nach den ersten zwei Wochen zu Hause:

> Wir merkten, dass Tracy ein für seine Umgebung hochgradig sensibles Baby war. Sie reagierte stark und sehr rasch, wenn das Licht eingeschaltet wurde, und neue Geräusche zu Hause – etwa das Telefon, die Türklingel oder das Fernsehen – regten sie auf. Tagsüber wurde sie immer wieder unruhig, und nachts schien sie sich nicht wohl zu fühlen. Sie überreagierte auf Licht und Geräusche, indem sie aufschreckte, mit Armen und Beinen umherruderte, sich unkontrolliert hin und her wand und sich auch nicht selbst beruhigen konnte. Das Atmen fiel ihr immer schwerer und sie wurde instabil. Allmählich brauchte sie Tag und Nacht meine Aufmerksamkeit und die meiner Frau. Wir hatten den Eindruck, plötzlich in die Rolle von Ärzten und Schwestern geraten zu sein. Die Nahrungsaufnahme war ein Alptraum. Es ermüdete sie so sehr, dass sie sie schließlich einstellte. Dann begann sie, Gewicht zu verlieren.

Tracy war ein Baby mit chronischem Lungenleiden, Ernährungsproblemen und geringer Energie. Sie zeigte die Anfälligkeit eines Frühgeborenen mit sehr niedrigem Geburtsgewicht, das sehr darum rang, sich seiner Umgebung anzupassen. Die fortlaufende Anstrengung, mit ihrer Atmung zurechtzukommen, war für Tracy sehr anstrengend und zog zusätzlich Energie ab. Außerdem forderte die zur Nahrungsaufnahme erforderliche Energie ihren Tribut. Sie wurde erschöpft und es fiel ihr schwer, mit den Anforderungen ihrer Umgebung Schritt zu halten und dabei gleichzeitig zu atmen, an Gewicht zuzunehmen und sich von einer schweren Krankheit zu erholen. Sie war sehr empfindlich für ihre Umgebung und hatte Schwierigkeiten, mit Licht, Geräuschen und sogar mit einigen manuellen Maßnahmen zurechtzukommen. Es schien ihr schwerzufallen, die aus ihrer Umgebung eindringenden Reize auszuschließen, und sie konnte sich nicht vor dem Stress schützen, was zu Atembeschwerden führte. Ihre hohe Reaktionsbereitschaft zehrte an ihrer Energie und Ansprechbarkeit. Ein längerer Windelwechsel, verbunden mit einem Bad, war extrem ermüdend für sie. Ihr Lungenleiden bedeutete erhöhten Kalorienbedarf infolge der erhöhten Atemarbeit. Die Anspannung stieg für ihre Eltern und die Familie, als alle ihre Bemühungen darauf richteten, Tracy achtsam bei der Aufnahme ganzer Portionen zu helfen. All dies bewirkte, dass Tracy ebenso erschöpft war wie ihre Eltern.

Tracy musste in einer pädiatrischen Ambulanz oder einem erfahrenen Arzt vorgestellt werden, der die Ernährungsprobleme eines genesenden Babys mit sehr niedrigem Geburtsgewicht evaluieren könnte. Ihre hohe Reaktionsbereitschaft hat unter Umständen ihr Wachstum gestört und bedarf besonderer

Unterstützung, um Tracy zu helfen, ihre Fähigkeit zu kontinuierlicher Kalorienaufnahme zu kräftigen, ohne zu ermüden. Sie könnte auch dazu geführt haben, dass Tracy lethargisch wurde, wodurch sie dann nicht mehr imstande war, Energie für die Interaktion mit ihrer Familie oder ihrer Umgebung aufzubringen.

Tracys Eltern erhielten die Unterstützung einer kenntnisreichen, gut ausgebildeten Spezialistin für Säuglingsentwicklung, die etwas von typischen Verhaltens- und Entwicklungsreaktionen von Babys aus der Neugeborenen-Intensivstation verstand. Die Fähigkeiten der Spezialistin im Beobachten und Interpretieren der Reaktionen des Babys auf die Umgebung sowie seiner Verhaltensmuster ermöglichten es ihr, Tracys Eltern Wege zu zeigen, um ihr Baby zu unterstützen und zu vermeiden, dass es derart ermüdet. Indem sie Tracys Verhalten vor, während und nach der Nahrungsaufnahme beobachtete, erkannte die Spezialistin, wie man Tracys Bemühungen um Ausgeglichenheit und Kontrolle unterstützt. Die Entwicklungsspezialistin zeigte Tracys Eltern die ersten subtilen Zeichen dafür, dass Tracy Stress bekam oder sich unwohl zu fühlen begann, wie etwa einen leichten Wechsel der Hautfarbe von blass zu noch blasser. So schluckte Tracy beispielsweise zu Beginn der Nahrungsaufnahme sehr rasch und verwandte all ihre Energie darauf, möglichst viel zu sich nehmen. Die Entwicklungsspezialistin zeigte den Eltern, wie sie ihr helfen konnten, sich auszuruhen, bevor sie überfordert war und zu müde wurde, indem sie regelmäßig den Schnuller herausnahmen, nachdem Tracy ein paar Mal gesaugt hatte. Außerdem schlug die Spezialistin vor, Tracy solle nach der Nahrungsaufnahme bei ihrer Mutter bleiben. Ein sehr sanfter und langsamer Umgang mit ihr waren bei diesem Baby der entscheidende Schritt für den Erhalt eines ausreichenden Energieniveaus.

Das Baby Michael (Abb. 3-3) kam nach 27 Schwangerschaftswochen (13 Wochen zu früh) in einem Gemeindekrankenhaus zur Welt. Sofort wurde es per Ambulanz in eine nahegelegene Neugeborenen-Intensivversorgungseinrichtung gebracht, wo es 119 Tage stationär blieb. Michael wurde mit der Diagnose „chronische Lungenkrankheit“ entlassen und kam unter Sauerstoff über Nasensonden (weiche Schläuchlein in der Nase zur Verabreichung von Sauerstoff) nach Hause. Er konnte all seine Nahrung per Fläschchen aufnehmen. Seine Mutter wollte Michael auf der Neugeborenen-Intensivstation stillen, pumpte ihre Brüste täglich ab und brachte die Milch auf die Station. Sie wusste, dass sie nicht regelmäßig genug auf Station sein konnte, um zu stillen, pumpte aber weiterhin ab, um Michael während seines gesamten Klinikaufenthalts mit Muttermilch versorgen zu können. Als Michael nach Hause kam, stillte seine Mutter weiter. Nach 4 Monaten zu Hause nahm er jede Mahlzeit aus der Mutterbrust zu sich.

Abbildung 3-3: Michael

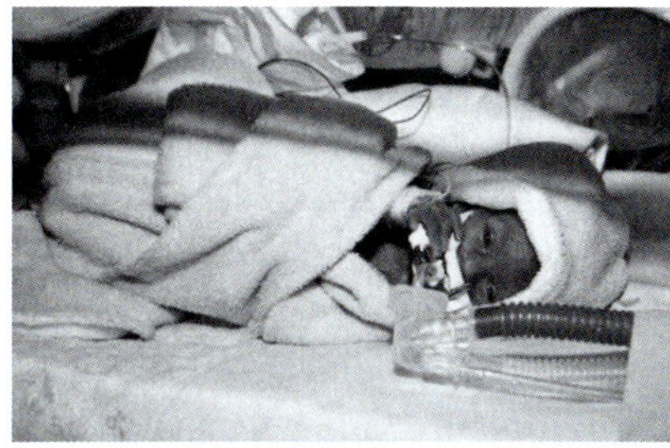

Michael hatte ständig Atembeschwerden, die vor seinem ersten Geburtstag elf Besuche in der Notaufnahme und zwei stationäre Aufnahmen erforderten. (Als er zwölf Monate alt war und seinen ersten Geburtstag feierte, hatte er ein korrigiertes bzw. adaptiertes Alter von 8,5 Monaten, da er ja 3,5 Monate bzw. 13 Wochen zu früh zur Welt gekommen war.) Seine Lungenkrankheit wurde in der pneumologischen Ambulanz der Klinik betreut. Mit neun Monaten (chronologisches Alter) wurde bei ihm eine Achsenfehlstellung der Augen diagnostiziert und operativ korrigiert.

Die Evaluation von Michaels Entwicklung in der Sprechstunde für systematische Kontrolluntersuchungen der Neugeborenen-Entwicklung der Klinik im korrigierten Alter von einem Jahr (16 Monate seit seiner Geburt und zwölf Monate seit dem errechneten Geburtstermin) zeigte, dass er mit seiner Entwicklung im Rückstand war. Seine Mutter berichtete, Bewegungen fielen ihm schwer, weil sie seine Atmung störten. Sie gab an, Michael wolle sich in seinem Alter weder hinknien noch auf dem Boden umherbewegen. Er konnte sich hinsetzen, wenn sie ihn auf den Knien aufsetzte, wollte aber weder an ihrer Hand umhergehen noch sich umherbewegen. Lieber lag er auf der Seite oder auf dem Rücken. Auf dem Bauch liegen mochte er nicht. Seine Mutter berichtete auch, dass er sich seinen Schnuller selbst in den Mund stecken konnte und gern im Arm gehalten wurde, was ihn beruhigte. Sie sagte auch, er möge keine feste Nahrung, kaue aber gern auf Pommes frites herum. Er schlief die Nacht durch und machte in einem korrigierten Alter von einem Jahr (chronologisches Alter von 16 Monaten) zwei Nickerchen am Tag. Über eine Atemsonde erhielt er einen Viertelliter Sauerstoff und brauchte bei Erkältungen, die oft vorkamen, besondere Inhalationsbehandlungen.

Beim Termin in der Sprechstunde für systematische Kontrolluntersuchungen der Neugeborenen-Entwicklung war Michael sozial engagiert und aufmerksam für den Arzt. Seine Mutter sagte, er begänne, Spielzeuge gegeneinander zu schlagen, wenn er in jeder Hand eines habe. Beim Besuch in der

Sprechstunde gab er weder Geräusche noch Laute von sich, aber seine Mutter sagte, er äußere «Ahs» und «Ohs», wenn er sich wohlfühle.

Der auf Entwicklung spezialisierte Pädiater untersuchte Michael in der Ambulanz bei der 1-Jahres-Untersuchung, und obwohl sein chronologisches Alter 16 Monate (korrigiertes Alter: 12 Monate) betrug, funktionierte er auf dem Niveau eines vier bis sieben Monate alten Kindes. Er musste für ein komplettes Entwicklungsassessment beim nächsten Termin in der Sprechstunde eingetragen werden. Der auf Entwicklung spezialisierte Pädiater schrieb, Michael sei ein zugewandtes, vigilantes Baby, das für sein Alter medizinisch versorgungsbedürftig sei. Michael lernte Sprache, brauchte aber Hilfe, um seine Aufmerksamkeit zu fokussieren. Sein medizinischer Zustand und der anhaltende Bedarf an medizinischer Behandlung verlangsamten seine Entwicklung. Bei sich zu Hause war Michael von einem Spezialisten in Frühinterventionsprogrammen untersucht worden, der seiner Mutter die entwicklungsbedingten Bedürfnisse ihres Sohnes zu verstehen geholfen hatte. Sobald Michael in Bezug auf seine Gesundheit mehr Kontinuität und Beständigkeit zeige, würde er an das zentrumsbasierte Entwicklungsprogramm überwiesen. Es wurde auch empfohlen, Michael möge regelmäßige Termine bei einer Gemeindeschwester oder einer Pflegeperson der systematischen Kontrolluntersuchungsklinik haben, um einen frühzeitigen und sofortigen Behandlungsbedarf seiner Atemwegserkrankung erkennen zu helfen. Er nahm angemessen an Gewicht zu.

Das Baby Serena (Abb. 3-4) kam sieben Wochen zu früh (33 Schwangerschaftswochen) zur Welt und galt als gesund, aber für die im Mutterleib verbrachten Wochen zu klein. Bei der Geburt wog Serena 1304 Gramm. Sie hatte eine gesunde Atmung bei guter, stabiler Hautfarbe und keine Krankheit. Der Schwerpunkt ihrer Pflege und Versorgung lag darin, ihr beim Zunehmen zu helfen und ihr beizubringen, aus einem Fläschchen oder an der Brust zu trinken. Sie wurde alle zwei bis vier Stunden gefüttert und lag in einem kleinen, offenen Bettchen auf der Special-Care-Nursery, einer Level-2-Nursery[5] für Babys, die selbst Nahrung zu sich nehmen und wachsen, sowie für genesende Babys.

5 *Special-Care-Nursery* (auch: Level-2-NICU) versorgt Babys um die 32. SSW oder älter und Reifgeborene, die engmaschig überwacht werden müssen oder nach der Geburt Antibiotika i.v. benötigen; kann Babys mit einigen frühreifebedingten Störungen, wie z.B. Ikterus, versorgen (Quelle: http://preemies.about.com/od/allaboutthenicu/tp/Nicu-Levels.htm, Zugriff: 09.02.2014) [A.d.Ü.]

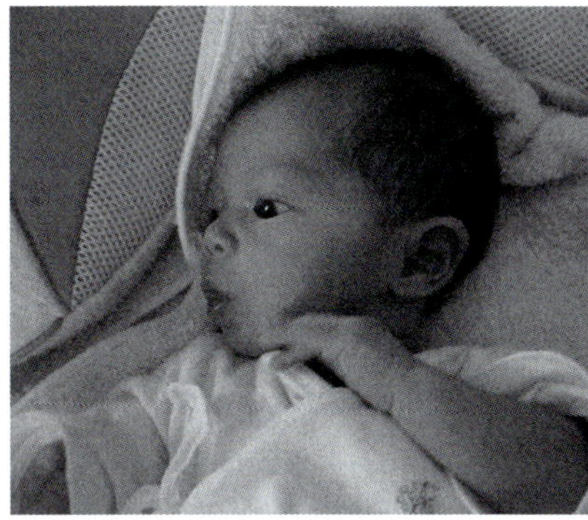

Abbildung 3-4: Serena

Serenas Eltern waren zunächst verängstigt und im Unklaren über die Folgeerscheinungen ihrer Frühgeburt. Als sie jedoch auf der Neugeborenenstation Zeit mit Serena zubrachten, erkannten sie, dass sie viele Reaktionen zeigte, auf die sie eingehen konnten. Sie wachte auf, schaute um sich und zog Arme und Beine eng an den Körper, vor allem, wenn sie sie hochhoben, um sie im Arm zu halten. Ihre Atmung blieb stabil und regelmäßig und ihre Hautfarbe war gleichbleibend und gewöhnlich rosa; wenn sie müde war, merkten sie, dass ihre Nase weiß werden konnte. Sie konnte tief schlafen. Oft versuchte sie, ihre Hände zum Mund zu führen, als wolle sie an den Fingern saugen. Manche ihrer Bewegungen waren ruckartig, aber wenn ihre Mutter ihr die Füße oder die Hände zusammenhielt, entspannte sie sich, öffnete die Augen und schaute sie kurz an, was ihre Mutter riesig freute.

Ihre Eltern lernten, dass sie ruhig bleiben konnte, wenn sie sie im Arm oder in geschützter Haltung hielten. Sie unterstützten ihr motorisches System und beruhigten sie. Dies verhalf Serena schließlich zu Vigilanz. Wenn man sie ohne jede Unterstützung auf dem Rücken liegen ließ, neigte sie dazu, überaktiv zu werden, Arme und Beine zu strecken und sogar, einen Tremor zu bekommen. Als die Pflegeperson ihren Eltern diese Reaktionen zeigte, begannen diese zu erkennen, wie sie sie unterstützen könnten, stabil und entspannt zu sein. Diese Reaktion war für ihre Eltern beruhigend. Sie waren erstaunt, wie sehr sie sich von ihren anderen beiden Kindern zu unterscheiden schien, die beide keine Frühgeborenen waren.

Pflegeereignisse, wie etwa Baden, konnten Serena sehr viel Energie rauben. Aber ihre Eltern fanden heraus, dass sie durch sorgsame Einteilung in Stadien – etwa, indem man helles Licht auf ihrem Gesicht vermied, sich langsam und sanft bewegte und ihren Körper mit einem Handtuch bedeckte, solange sie im Wasser war – entspannt in ihrem Bad sein konnte. Nur wenn sie ohne

Bedecken des Körpers ins Wasser gesenkt wurde, ruderte sie mit Armen und Beinen und spreizte sie ab. In diesem Fall bog sie den Rücken durch und schien sich sehr unwohl zu fühlen. Dies führte weder zu nervösem Verhalten noch zu Schreien, sondern die Bewegungen erregten ihr motorisches System über ihre Fähigkeit hinaus, selbstständig die Kontrolle über sich zurückzuerlangen. Wenn ein Handtuch über sie gelegt wurde oder die schützenden Hände ihrer Mutter sie im Wasser umfingen, konnte sie die Kontrolle wiedergewinnen, indem sie die Füße gegen den Wannenboden stemmte und die Hände zum Gesicht führte, um das Sich-Winden und die Bewegungen zu hemmen. Gleichzeitig wurden Atmung und Hautfarbe stabil, was ihre physiologische Stabilität zeigte.

Wenn Serenas Mutter oder ihr Vater sie nach dem Stillen oder Füttern ruhig im Arm hielten, gewickelt, so dass ihre Arme und Beine eng am Körper lagen und ihre Hände an ihrem Mund befanden, konnte sie entspannen und tief schlafen. Manchmal wachte sie auf und schaute um sich. Wenn sie die Augen öffnete und ihre Eltern mit dem Gesicht ganz nah herankamen, wandte sie mit weit offenen Augen sofort den Blick ab und wich dem Blick der Eltern aktiv aus. Wenn sie jedoch ganz sanft mit ihr sprachen, ihr mehrere Minuten zum Entspannen gaben und warteten, bis sie um sich schaute, konnte sie ihre Gesichter finden, indem sie sich in Richtung ihrer Stimmen bewegte. Serena konnte schauen und dabei vigilant bleiben, aber als ihre Eltern immer mehr sprachen, gähnte sie, nieste und schaute weg. An diesem Punkt wurde sie um Nase und Augen herum blasser. Wenn ihre Mutter wartete, bis sie sich ausgeruht hatte, und sich erneut bemühte, langsam und leise zu sprechen, wandte sich Serena der Stimme zu und blickte mit Mühe in Richtung ihrer Mutter. Dieses Verhalten freute ihre Mutter riesig, aber manchmal wurde Serena blass und nieste – ein Zeichen dafür, was dieses Manöver ihr Nervensystem kostete.

Diese Reaktionen zeigten, dass Serena zwar versuchte, ihre Mutter kennenzulernen, aber noch immer mit einem unreifen System beschäftigt war, und dass ihre Reaktionen sie große Mühe kosteten. Die Aktivitäten strengten sie an, und ihre Reaktionen waren gut organisiert und für ein gesundes Frühgeborenes, das sein eigentliches Geburtsdatum noch nicht erreicht hatte, durchaus angemessen, indem sie eine Bandbreite an Reibungslosigkeit und gemäßigten Stress zeigten. Mit fortschreitender Reifung zeigte sie zunehmend die Fähigkeit, auf optische und akustische Reize in ihrer Umgebung zu reagieren, ohne sich aufzuregen oder gereizt zu werden, solange die Reize sie nicht überforderten. Ihren Betreuungspersonen sandte sie klare Botschaften, ob sie den Input vertrug oder eine Schwelle erreichte, die für sie anstrengend war. Dass Serenas Eltern lernten, ihre Signale zu verstehen und Betreuungsereignisse langsam und sanft zu präsentieren, unterstützte ihr immer noch unreifes Nervensystem enorm. Mit zunehmender Reife ließ ihre Empfindlichkeit nach und sie zeigte eine immer breitere Ansprechbarkeit einschließlich Phasen von mehr Vigilanz. Zu schlafen, wach zu sein und auf ihre Umgebung zu reagieren wurden regelmäßiger, solange man sie nicht überlastete. Sie hatte eine gewisse Kontrolle über mäßige Stimulation. Als diese Fähigkeit zunahm, war es für ihre Betreuungspersonen ganz entscheidend, festzustellen, unter welchen Bedingungen und bei welchen Aktivitäten sie in der Lage war, stabile Wach- und Schlafphasen aufrechtzuerhalten.

Wie in den Fallstudien gezeigt, sind diese Babys sehr damit beschäftigt, ihren Familien ihre Bedürfnisse mitzuteilen. Ihre Reaktionen mögen andere sein als die von gesunden, reifgeborenen Babys, ihre Bindung zu ihren Eltern ist jedoch ebenso stark.

Von einem Elternteil eines Babys von der Neugeborenen-Intensivstation an einen anderen Elternteil

Als frisch gebackene Eltern eines Babys, das die Neugeborenen-Intensivstation verlässt, beginnen Sie einen neuen Abschnitt Ihrer gemeinsamen Reise. Es ist eine Zeit, in der Eltern ihr Baby wirklich als das Ihre zu beanspruchen beginnen. Wie in jeder Beziehung braucht es Wochen oder Monate, um die Verbindungen aufzubauen. Die Zeit zwischen einer Frühgeburt und dem eigentlichen Geburtstermin hatten Sie nicht geplant … Üblicherweise haben Eltern viele Fragen, wenn die Entlassung ihres Babys aus der Klinik näher rückt. Die zehn häufigsten Fragen von Eltern lauten zum Zeitpunkt der Entlassung (Discenza, 2009):

1. Ist mein Baby wirklich bereit, nach Hause zu gehen? Es sieht so blass aus.
2. Bin ich imstande, selbst für mein Baby zu sorgen? Ich fürchte mich wirklich!
3. Was tue ich, wenn ich in der ersten Nacht oder der ersten Woche Hilfe brauche?
4. Wie sage ich meiner Familie, sie möge ihre Besuche und das Handling einschränken? Wie kann ich ihnen beibringen, dass das Baby eine langsame, sanfte Pflege braucht?
5. Was kann ich in Bezug auf meine eigenen Gefühle, meine Depression tun? Ich weine viel.

6. Wie wird unser Leben werden?
7. Ich mache mir Sorgen über unsere Finanzen. Wie komme ich mit den Rechnungen klar?
8. Wen rufe ich an, wenn ich Hilfe brauche?
9. Was tue ich bei einem Problem mit dem Füttern?
10. Was ist, wenn mein Baby sehr reizbar ist?

Folgende Leitlinien können bei Ihrem nächsten Schritt im Aufbau Ihres Lebens hilfreich sein (Perez/Newstetter, 2008):

1. Erörtern Sie Fragen und Sorgen vor dem Verlassen der Klinik mit der Pflegeperson oder dem Arzt, die bzw. der Ihr Baby am besten kennt.
2. Bitten Sie um eine Liste von Warnzeichen für medizinische Probleme, die Sie kennen müssen.
3. Seien Sie sich im Klaren darüber, wann Sie den Notarzt oder den Arzt Ihres Babys anrufen sollten.
4. Vermeiden Sie es in den ersten vier bis fünf Wochen nach der Heimkehr Ihres Babys und vielleicht auch länger, Pläne mit Verwandten oder Freunden zu machen, es sei denn, sie kommen, um zu helfen.
5. Denken Sie daran, dass Sie einiges durchgemacht haben: ein Erlebnis, das eigentlich glücklich sein sollte, kam dann ganz anders. Seien Sie nett zu sich selbst und machen Sie sich klar, dass auch Sie genesen.
6. Ihre Reaktionen auf die Hospitalisierung und die Geburt Ihres Kindes mögen anders sein als die Ihres Ehemannes oder Partners. Jeder hat seine Art, mit etwas zurechtzukommen. Respektieren Sie andere und bitte Sie sie um Respekt Ihnen gegenüber.
7. Beziehen Sie Ihre Kinder in die Gespräche über Ihr Erleben auf der Neugeborenen-Intensivstation ein. Fragen Sie sie, wie sie sich fühlen, wenn ihr Brüderchen/ihr Schwesterchen zu Hause ist. Hören Sie zu, was sie antworten, und akzeptieren Sie ihre Gefühle.
8. Es kann angemessen sein, mit einer Fachperson zu sprechen, wenn sich Ihre Emotionen stark und überwältigend anfühlen, vor allem, wenn sich die Situation negativ auf Ihre Beziehungen zu Ihrem Baby und zu anderen Familienmitgliedern auswirkt.
9. Haben Sie keine Angst, um Hilfe zu bitten. Ein Freund, eine Verwandte, das Mitglied einer Glaubensgemeinschaft, ein medizinischer Dienstleister oder eine Beraterin können Ihnen helfen, durch diese Erfahrung hindurchzukommen. Vermeiden Sie es, sich zu isolieren.

10. Vertrauen Sie sich selbst. Handeln Sie nach Ihrem Gefühl, vor allem, wenn Sie sich Sorgen um etwas in Zusammenhang mit ihrem Baby machen. Furcht kann zu Selbstvertrauen werden, indem Sie den Unterschied zwischen Ihren Gefühlen und der Notwendigkeit zur Intervention herausfinden.
11. Denken Sie daran, dass Sie als Elternteil der beste und wichtigste Lehrer Ihres Babys sind. Ihr Baby wird sich für Sie besser beruhigen, wenn Sie sich langsam und sanft bewegen und es auf Zeichen des Wohlbefindens hin beobachten.

Und weiter geht's

Alle Übergänge sind Zeiten des Wandels und etlicher Spannungen, und die Geburt eines Babys ergibt zahlreiche Anpassungsprobleme. In den ersten Monaten suchen viele Eltern neugeborener Babys Hilfe, wenn sie mit den Herausforderungen durch das Verhalten ihres Babys beim Regulieren und Stabilisieren seiner Stimmungen und Zustände ringen, vor allem, wenn es um Weinen, Ernähren und Schlafen geht (Lillas/Turnbull, 2009). Die Verhaltensweisen eines zu früh oder mit einer Krankheit geborenen Babys werden wahrscheinlich in denselben Bereichen besondere Herausforderungen darstellen, während die Eltern lernen, die Verhaltenssprache ihres Babys zu verstehen und die erforderlichen Anpassungen und Umstellungen vorzunehmen, wenn sie dieses neue Familienmitglied nach Hause bringen. Zusätzlich zu der informellen Unterstützung durch Familienmitglieder und Freunde und deren liebende Fürsorge und Bemühungen, auszuhelfen, können auch Fachkräfte für die Entwicklung von Babys Eltern helfen, diese nötigen Anpassungen vorzunehmen und mit ihrem Neugeborenen in Verbindung zu treten. Das restliche Buch ist Vorschlägen gewidmet, Familienangehörigen zu helfen, die Reaktionen und Verhaltensweisen ihres Kindes zu verstehen, um starke Bande miteinander zu knüpfen und feste Beziehungen einzugehen.

Kapitel 4
Pflegen der Eltern-Kind-Beziehung

- Emotionale Erfahrungen von Familien
- Eine Botschaft an Eltern, wie sie die Anpassung ihres Babys an die häusliche Umgebung unterstützen
- So können Fachkräfte Entwicklungsunterstützung für Familien leisten, um frühzeitig Beziehungen zu ihren Kindern aufzubauen.

Ich fürchtete mich entsetzlich, als ich unseren Sohn zum ersten Mal berührte und im Arm hielt. Er schien so zerbrechlich, und ich hatte den Eindruck, es sei eine auferlegte Belastung, ihn auf meiner Haut zu halten. Es brauchte 20 Minuten, um die Beatmungsschläuche und Monitorkabel über mich zu legen, damit ich diesen kleinen Körper auf meine Brust legen konnte. Es war eine fantastische Erfahrung. Er war so klein, so leicht und so zerbrechlich. Ich erinnere mich, dass ich einen Spiegel in der Hand hatte, um ihn beobachten zu können und meine Augen auch auf den Monitoren zu haben, die seine Atmung und seine Herzfrequenz verfolgten. Ich wollte sicher sein, den Monitor zu sehen und an den Zahlen zu erkennen, ob es ihm gut ging.

Mein Ziel als Fachpflegeperson für Neonatologie ist, sie mir als eine Reise vorzustellen. Jede Person, mit der ich spreche, die ich anschaue, mit der ich gehe, ist wichtig. Ich versuche zu erkennen, dass ich mich in einer Position befinde, um essenzielle medizinische Behandlung zu leisten. Ich habe eine immense Verantwortung, darauf zu achten, dass dieses Baby nicht nur überlebt, sondern auch das Beste bekommt, das wir (das System der Gesundheitsversorgung) zu bieten haben. Das kann Herzeleid oder Wunde bedeuten. Ich muss erkennen, dass alles, was ich tue, einen Eindruck hinterlässt. Ich muss daran denken, dass Mitgefühl und Sorgfalt ganz wesentlich sind.

Eltern und ihre von der Neugeborenen-Intensivstation gekommenen Kinder haben eine komplexe und komplizierte Erfahrung durchlebt. Üblicherweise verlief die Geburt des Kindes so rasch, dass die Eltern keine Gelegenheit bekamen, die Neugeborenen-Intensivstation zu sehen oder den Eintritt des Babys in diese Welt zu planen. Außerdem stellen die Anforderungen und emotionalen Belange der Neugeborenen-Intensivstation bedeutsame Herausforderungen für die Familie dar. Ein Vater sagte über den Augenblick der Geburt seines Babys:

Als ich den Kopf meines Babys hervortreten sah, begann ich sofort zu weinen … Und dann begannen die Dinge, sich zu verändern … und wir befanden uns in einer Krise.

Emotionale Erfahrungen von Eltern auf der Neugeborenen-Intensivstation

Der Bruch kann für Eltern schon mit der bei einer Frühgeburt eintretenden Veränderung der typischen physikalischen Schwangerschaftsstadien stattfinden (Gorski, 1983; Minde, 2000). Die emotionale Vorbereitung, die Eltern über mehrere Monate vor der Geburt ihres Kindes durchlaufen haben, hat sich dramatisch verändert. Wenn das Baby mehrere Wochen früher als erwartet kommt, können sich Eltern vulnerabel und verwirrt fühlen. Die Frühgeburt ist höchstwahrscheinlich eine traumatische. Eine Mutter, die zu früh entbunden hat, mag ihrerseits eine separate Hospitalisierung durchlaufen haben, um das Kind vor der Entbindung zu schützen und sicherzustellen, dass es möglichst lange im Mutterleib bleibt. Bei diesen Eltern führten medizinische Ereignisse in den letzten paar Monaten der Schwangerschaft zu einer schnellen und vorzeitigen Entbindung, die es erforderte, dass ihr Baby sofort zur medizinischen Behandlung auf eine Neugeborenen-Intensivstation gebracht wurde. Das Abrupte und die Intensität einer solchen Erfahrung sind für manche Eltern besonders beängstigend. Eine Mutter dachte:

> Es gab keine Möglichkeit, darauf vorbereitet zu sein. Niemand hätte uns sagen können, wie es gewesen wäre.

Wenn ein Baby nach einer schwierigen Geburt auf die Neugeborenen-Intensivstation gebracht wird, geschehen mehrere Dinge zugleich. Erstens werden Eltern und Kinder für mehrere Tage, Wochen oder gar Monate getrennt. In dieser Zeit kümmern sich Mitglieder eines spezialisierten medizinischen Teams, die der Familie fremd sind, um das Baby. Die Eltern können zu Besuch kommen, sind jedoch den Besuchsregeln der Klinik unterworfen. Die emotionalen Bedürfnisse der Eltern können übersehen oder als der Pflege und Versorgung eines akut kranken Kindes nachrangig betrachtet werden. Die Reaktionen der Eltern auf diese Erfahrung können aus verstörenden Gefühlen bestehen, wie – neben anderen – etwa:

- Hilflosigkeit («Ich kann mich nicht um mein Baby kümmern.»)
- Furcht («Wird mein Baby es schaffen?»)
- Selbstvorwürfe («Ich hätte besser auf mich achten sollen.»)
- Wut («Ich hasse es, was uns und unserem Baby passiert ist» und: «Warum ich?») (Affleck, Tennen & Rowe, 1991; Browne, 2003; Gale/Heffron, 2010; Talmi/Harmon, 2003).

Eine Neugeborenen-Intensivstation zu erleben, ist keine typische Erfahrung. Sie bedeutet für Eltern einen Bruch in vielen Aspekten ihres Lebens. Diese Brüche betreffen Bereiche wie die Arbeit, Finanzen, Emotionen, das Eheleben, Geschwister sowie Beziehungen zur Familie und zu Freunden. Diese Erfahrung kann ein Spektrum an verwirrenden Gefühlen bedeuten, bei denen die Eltern auch Freude und Hoffnung erleben können. Ein Elternteil formulierte es so:

> Diese Erfahrung blieb in meinen Zellen hängen. Indem ich unser frühgeborenes Baby bekam, wurde ich in jedem Aspekt meines Lebens getroffen.

Eine der größten Frustrationen für Eltern besteht darin, der Kontrolle über Entscheidungen bezüglich der Pflege und Versorgung ihres Kindes beraubt zu werden. Viele Eltern sagten, sie hätten sich beim Erleben der Neugeborenen-Intensivstation gefühlt, als gehöre ihr Baby nicht ihnen, sondern vielmehr den Ärzten oder Pflegenden, die es versorgten. Auch wenn viele Eltern Dankbarkeit für die exzellente medizinische Versorgung bezeugen, die ihr Kind erhalten hat, fühlen sich manche, als hätten sie beim Planen und Steuern der Pflege und Versorgung im Intensiv-Setting keine Rolle gespielt. Die medizinische Spezialversorgung erfordert, dass das Personal mehr Zeit mit dem Baby verbringt als die Eltern. Babys auf der Neugeborenen-Intensivstation werden den ganzen Tag über von zahlreichen Fachkräften berührt und behandelt, die enge Berührung und der enge Kontakt zu den Eltern kann jedoch in der Phase der akuten Erkrankung eingeschränkt sein (Philbin, 2000). Eine Frühgeburt stellt daher erhebliche Herausforderungen dar, die nicht nur die physiologische Genesung des Babys, sondern auch die emotionalen Erfahrungen von Eltern beeinflussen (Lawhon/Als, 2010; McCormick, 1992; Nugent, Keefer, Minear, Johnson & Blanchard, 2007). Beziehungen mögen anders erscheinen, weil viele Freunde und die Familie die Situation, mit der Eltern von Babys auf der Neugeborenen-Intensivstation zu tun haben, weder kennen noch verstehen. Eine Mutter formulierte es so:

> Emotional war ich frustriert und traurig darüber, dass ich nicht zu wissen schien, wie ich am besten für ihn sorgen sollte. Meine Erfahrung als Mutter zweier weiterer Kinder spielte keine große Rolle, weil ich nie zuvor für ein Frühgeborenes gesorgt hatte. Die Bedürfnisse meines Sohnes waren eindeutig ganz andere als die unserer anderen Kinder. Meine pragmatische Seite suchte die besten Ressourcen heraus, die wir finden konnten. Unsere Entwicklungsspezialistin war die entscheidende Hilfe, um seine Zeichen zu verstehen und ihn auf eine Weise aufzuziehen, die für ihn am besten war.

Stressquellen für Eltern

Eine bedeutende Quelle von Stress für Eltern auf der Neugeborenen-Intensivstation besteht darin, unmittelbar zu sehen oder zu wissen, dass ihr Baby unter Umständen Schmerzen oder Beschwerden hat. Gale, Flushman, Heffron und Sweet (2004) beschrieben Reaktionen von Traurigkeit, Besorgnis, Hilflosigkeit, Wut, Angst und Frustration sowie Schuldgefühle seitens der Eltern. Eltern berichteten, sie hätten sich unvorbereitet gefühlt und nicht erwartet, ihr Kind in Schmerzen oder mit Beschwerden zu sehen (Gale, Franck, Kools & Lynch, 2004). Ein zentrales Ergebnis war, dass Eltern auf der Neugeborenen-Intensivstation von der Anleitung durch das Personal abhingen, wie ihr Kind zu pflegen und zu versorgen sei und wie sich die Behaglichkeit, die ihr Baby braucht, fördern ließe. Noch lange nach der Entlassung ihres Babys spürten die Eltern Stress, wenn ihr Kind schrie, und fragten sich, ob es auf Schmerzen oder andere Beschwerden zurückzuführen wäre. Eltern berichteten auch, dass sie Erleichterung, Freude und erhöhtes Selbstwertgefühl empfanden, wenn man ihnen zeigte, wie man dem Baby auf der Neugeborenen-Intensivstation oder zu Hause Behaglichkeit verschafft (Gale et al., 2004).

Oft äußern Eltern auch Sorgen und Angst hinsichtlich der Überlebensfähigkeit ihres Kindes. Die Zukunft eines auf der Neugeborenen-Intensivstation versorgten Babys kann so ungewiss werden, dass sich die Aufmerksamkeit der Eltern plötzlich intensiv auf die Gegenwart richtet. Das Erleben von Tag zu Tag ist die einzige zeitliche Perspektive, mit der man zurechtkommt.

> Ich lebe jeden Tag, immer eine Stunde auf einmal und sogar eine Minute auf einmal. Meine größte Sorge ist, dass er nicht überleben könnte.

> Immer wenn ich bei ihr bin, konzentriere ich mich auf ihre Atmung. Ich möchte sie jede Minute atmen und weiteratmen sehen. Ich habe Todesangst und erstarre, wenn sie für eine kleine Weile einhält oder aufhört.

Zahlreiche Störquellen während des Klinikaufenthalts, wie etwa mangelnder Raum auf Station, medizinische Gerätschaften um das Baby herum, die Tatsache, dass sich das Baby in einem Plastikkasten (Inkubator) befindet, sowie die Dauer des Aufenthalts in der Klinik tragen dazu bei, dass das Kind unberührbar und unerreichbar erscheint. Die Bemühungen der Eltern, mit ihrem Kind in Kontakt zu treten, werden oft durch medizinische Rückschläge des Kindes und die Anforderungen, sich ebenso auch um Geschwister zu Hause, um finanzielle Belange und eventuell um eine laufende Trennung zu kümmern, durchkreuzt. Eine Mutter erklärt es so:

> Als Elternteil eines Kindes von der Neugeborenen-Intensivstation hatte ich eine ganz eigene Wachsamkeit. Hinter der Wachsamkeit steht eine Furcht, die sich zu Hause unter Umständen nicht auflöst. Bei jeder Erkältung, jedem Fieber oder sonstigem Krankheitssymptom mussten wir jeden Aspekt dokumentieren und aufschreiben. Wir wurden wie die Pflegenden im Krankenhaus. Für alles Außergewöhnliche waren wir überempfindlich.

Miles, Holditch-Davis, Schwartz und Sher (2007) zufolge kommen depressive Symptome bei Müttern von Frühgeborenen während des Aufenthalts auf der Neugeborenen-Intensivstation sehr häufig vor, lassen jedoch 6 Monate nach der Entlassung nach und stabilisieren sich. Mütter von Babys, die erneut stationär aufgenommen wurden, und Mütter, die intensiv um die Gesundheit eines Babys besorgt waren, hatten im ersten Jahr eine Depression (Miles et al., 2007; Spears, Leef, Epps & Locke, 2002; Ward, 2001). Diese Erfahrungen können die psychische und emotionale Entwicklung sowohl der Eltern als auch der Kinder beeinflussen. Ein Elternteil beschrieb die Erfahrung als «einen zerschlagenen Traum».

Eltern müssen Pflege und Sorge für ihr Baby auf der Neugeborenen-Intensivstation auch in ein ausgewogenes Verhältnis zu den Bedürfnissen ihrer anderen Kinder und Verantwortlichkeiten, wie etwa dem Beruf, bringen. Ein Vater meinte:

> Es forderte seinen Tribut von der Familie. Wir versuchten sicherzustellen, dass die verschiedenen Routinen unserer anderen Kinder, wie etwa Schule, Fußball, Schwimmen etc., intakt blieben. Alles drehte sich um das Krankenhaus und darum, bei unserem Sohn zu sein. Wir sorgten dafür, dass einer von uns von 8.00 Uhr morgens bis 23.00 Uhr bei ihm war. Oft kehrten wir in die Klinik zurück, nachdem die Kinder abends im Bett waren. In dieser Zeit hatten wir viele Babysitter.

Wiederholt beschrieben Eltern, deren Kinder auf der Neugeborenen-Intensivstation waren, ein emotionales Trauma (Talmi/Harmon, 2003). Studien an Müttern Frühgeborener haben gezeigt, dass die Grade mütterlichen Leidens über die gesamte Hospitalisierungsdauer hinweg erheblich sind und bei einigen zu einer posttraumatischen Belastungsstörung (PTSD) führen (Miles et al., 2007; Shaw, 2009; Shaw, DeBlois & Ikuta, 2006; Singer et al., 1999). Eltern erleben unter Umständen ein Spektrum an Emotionen, das von Trauer und Sorge um die Situation des Babys, über Zorn auf das medizinische Personal bis hin zu Dankbarkeit gegenüber ebendiesem Personal, Optimismus, wenn eines Tages eine gute Nachricht über das Baby kommt, und Niedergeschlagenheit, wenn es ihm schlecht geht, reicht. Dieses emotionale Auf und Ab kann zu schwer verständlichen Reaktionen führen. Zugleich besteht das Gefühl, diese kleine Person kennenlernen zu wollen, und das Verlangen, sich um sie kümmern zu können:

> Von dem Moment an, als ich meinen Sohn sah, sehnte ich mich danach, ihn im Arm zu halten. An diesem ersten Tag war er nicht stabil genug, also wartete ich sehr ungeduldig den nächsten Tag ab. Wir fragten immer wieder nach, bis man uns schließlich sagte, es sei in Ordnung, ihn für kurze Zeit im Arm zu halten. All die Zeit und Mühe, die es das medizinische Personal kostete, mir zu helfen, ihn zu «känguruen», waren es wert. Sobald wir Haut an Haut waren, schmolz alles andere dahin. Ich war erleichtert, dass wir trotz all der Infusionsschläuche, Maschinen und Monitore diese intensive Bonding-Zeit miteinander haben konnten.

Ist das Überleben erst einmal wahrscheinlich, beginnt die Sorge über die Lebensqualität und Genesung des Babys **(Abb. 4-1)**. Unter Umständen haben die Eltern Angst vor den Entwicklungserbnissen des Kindes. Die Angst und Furcht, das Trauma und die Depression können das Erleben der Neugeborenen-Intensivstation durchdringen und den Eltern lange Zeit erhalten bleiben (Gennaro, Zukowsky, Brooten, Lowell & Visco, 1990; Miles et al., 2007; Singer et al., 1999).

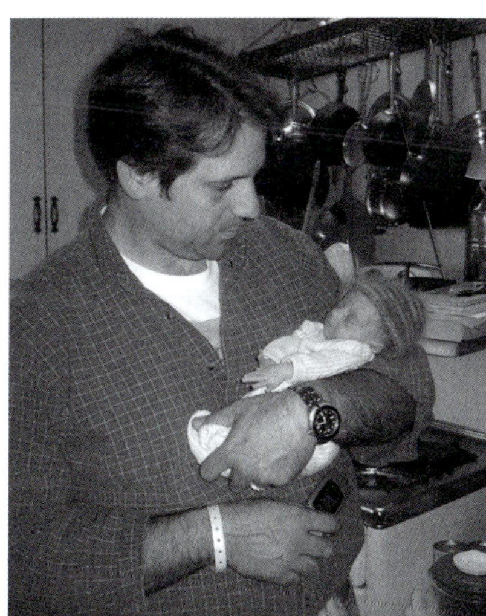

Abbildung 4-1: Papa betrachtet seinen Sohn

Anpassung und Aufbau einer Beziehung zu einem Baby

Trotz allem fühlen sich Eltern belohnt, empfinden große Freude über ihr von der Neugeborenen-Intensivstation kommendes Kind und genießen dasselbe Gefühl, etwas erreicht zu haben, wie andere Eltern auch. Eine der bedeutsamsten und lohnendsten Erfahrungen, die Eltern auf der Neugeborenen-Intensivstation machen können, ist, ihr Kind in direktem Hautkontakt zu halten oder das «Känguruen» zu erleben. Letzteres, eine Methode, das Baby mit bloßer Haut auf bloßer Haut zu halten, kann inmitten der Pflege und Versorgung eines Neugeborenen eine wundervolle Erfahrung sein. Nachdem eine Pflegeperson ihr Einverständnis gegeben hat, können Mutter und Vater ihr Kind auf diese Weise halten. Nur mit einer Windel (und Tuben, Schläuchen und anderen Vorrichtungen) bekleidet wird das Baby langsam an die Brust von Mutter oder Vater gelegt, um dort aufrecht und mit dem Kopf unter dem Kinn von Vater oder Mutter gehalten zu werden. Dies sorgt bei vielen Eltern für nahezu unbeschreibliche emotionale Erleichterung; es beseitigt alle Barrieren zwischen ihnen und ihrem Baby und bringt sie emotional zusammen. Für einige Eltern kann es zunächst beängstigend sein, ihr Baby mit all den daran hängenden Vorrichtungen aus dem Bettchen zu heben, aber unter Anleitung der für das Baby zuständigen Pflegeperson ist es für viele eine ekstatische Erfahrung. Viele Eltern verspüren eine Flut des Gefühls und der Befreiung, weil dies das erste Mal ist, dass sie ihr Baby wirklich im Arm gehalten und gespürt haben. Diese Erfahrung kann ihre Zeit mit ihrem Baby zutiefst befriedigend machen. Ein Elternteil formulierte es so:

> Wen das Baby im Bett ist, gehört es den Ärzten und Pflegenden, aber wenn es auf meiner Brust liegt, gehört es mir.

Eltern sind erleichtert, wenn sie zu aktiv an der Pflege und Versorgung ihres Babys Teilnehmenden werden (Gale et al., 2004). Selbst wenn dies bedeutet, eine einfache Aufgabe durchzuführen, wie etwa, eine Decke über das Bettchen zu legen, um helles Licht reduzieren zu helfen, oder die Hände schützend auf Rücken und Füße des Babys zu legen, um ihm zu helfen, sich zu beruhigen und einzuschlafen, senkt die Gelegenheit, eine Elternrolle zu spielen, den Stress für den Elternteil und das Baby ganz erheblich. Wenn man Eltern zeigt, wie sie ihrem Baby nahe sein können, sanft mit ihm sprechen, es halten und sich um es kümmern können, nimmt ihre Angst ab (Als/Butler, 2005; Als et al., 2003).

Die Eltern-Kind-Beziehung auf der Neugeborenen-Station zu pflegen, ist von entscheidender Bedeutung. Dienste für geistige Gesundheit auf der Neugeborenen-Intensivstation haben ein spezifisches Ziel, Familien im Umgang mit der Hospitalisierung ihres Kindes zu unterstützen. Selbsthilfegruppen für Eltern auf der Neugeborenen-Intensivstation bieten Eltern Gelegenheit, ihre emotionalen Probleme zu erörtern, zu spüren und mitzuteilen (Gale et al., 2004). Spezialisten für Säuglingsentwicklung mit Hintergrund in Disziplinen wie der geistigen Gesundheit von Babys, Physio- oder Ergotherapie, frühkindlicher Erziehung und Psychologie bieten entwicklungsunterstützende Pflege- und Versorgungspraktiken, um bei Babys Agitiertheit zu verhindern und Stress abzubauen und um Eltern zu unterstützen (vandenBerg, 2007). Diese Spezialisten sorgen gemeinsam mit dem medizinischen Personal dafür, dass bei der Pflege und Versorgung des Babys auch Anpassungen an die Umgebung, Schmerzmanagement, sichere und sanfte Pflege und entsprechendes Handling sowie angemessene Interaktionen zur Sprache kommen.

Heimkehr nach der Entlassung: Gefühle und Herausforderungen

> Als wir ihn aus der Klinik mit nach Hause nahmen, spürte ich Erleichterung und Angst. Es waren sieben Wochen gewesen, in denen die Familie mit Mühe und Not zusammengehalten wurde. Als wir in nach Hause holen konnten, waren wir so aufgeregt und ängstlich – er wog nur 1814 Gramm.

> In der ersten Woche, nachdem ich meinen Sohn nach Hause gebracht hatte, stand ich noch unter Schock. Nachdem ich mich darauf vorbereitet hatte, dass er möglicherweise nicht überlebt, fiel es mir schwer, zu erkennen, dass er mir gehören würde. Zuerst fühlte ich mich wie betäubt und überwältigt. Als wir zur ersten pädiatrischen Nachsorgeuntersuchung gingen, begann ich, mich zu entspannen.

Wenn Eltern ihr Baby mit nach Hause nehmen, passen sie sich daran an, ohne die ständige Hilfe und Anleitung, die sie auf der Neugeborenen-Intensivstation bekamen, für ihr Kind zu sorgen. Wenn sie dann erkennen, dass sie jetzt, beim Aufbau einer ganz eigenen Beziehung zu ihrem Kind, auf sich gestellt sind, können viele Emotionen (positive wie negative) hochkommen, wenn sie darüber nachdenken, was sie gerade erlebt haben. Es ist nicht unüblich, dass Eltern erneut Wut über die Erfahrung auf der Neugeborenen-Intensivstation und den Verlust der Kontrolle über die Pflege und Versorgung ihres Kindes verspüren. Wie ein Psychologe Eltern riet:

> Ihre Wut spiegelt Ihre wachsende Verbundenheit mit Ihrem Baby sowie Ihr Wahrnehmen und Einfordern Ihrer berechtigten Stellung als Eltern wider. (Davis/Stein, 2004: 49)

Diese Gefühle sind Teil der Anpassung der Eltern nach dem Verlassen der Neugeborenen-Intensivstation. Auch bringen sie die Eltern ihrem Baby näher, wenn diese das wunderbare Geschenk anerkennen, dass ihr Kind überlebt.

Gestalten der Eltern-Kind-Beziehung

Trotz der auf der Neugeborenen-Intensivstation verspürten Barrieren kann es heilsam sein, sein Baby nach Hause zu bringen und die bzw. der Hauptbetreuende zu werden. Zunächst mag es Eltern schwerfallen, sich diesem speziellen Baby nahe zu fühlen, jedoch kann die Intimität durch ein erhöhtes Verständnis für das kindliche Verhalten zunehmen **(Abb. 4-2)**.

Frühgeborene äußern sich durch ein Spektrum ganz eigener Verhaltensweisen, die bisweilen ausgewogen und strukturiert (z.B. gleichmäßiges Atmen, Phasen der Ruhe und Entspanntheit, eingerollte Haltungen) und dann wieder stressbeladen und desorganisiert (z.B. rasches Atmen, blasse Haut, Schlaffheit) erscheinen mögen. Das Verhalten eines Babys ist seine Art der Kommunikation (Als, 1999). Durch Beobachtung und Interaktion können Eltern die Sprache ihres Babys verstehen (Smith et al., 2007). Jedes Baby hat eine Reihe von Schwächen und ein Spektrum an Kompetenzen. Als Primärerziehende des Babys ist es ganz entscheidend, dass Eltern das Verhaltensspektrum des Babys verstehen, damit seine Entwicklung vorankommt (Nugent et al., 2007). Durch Beobachten können Eltern mit den Reaktionen des Babys bei einigen der täglichen Pflege- und Versorgungsereignisse, etwa beim Windelwechsel oder beim Füttern, vertraut werden. Sie merken, ob das Baby ruhig ist und sich behaglich

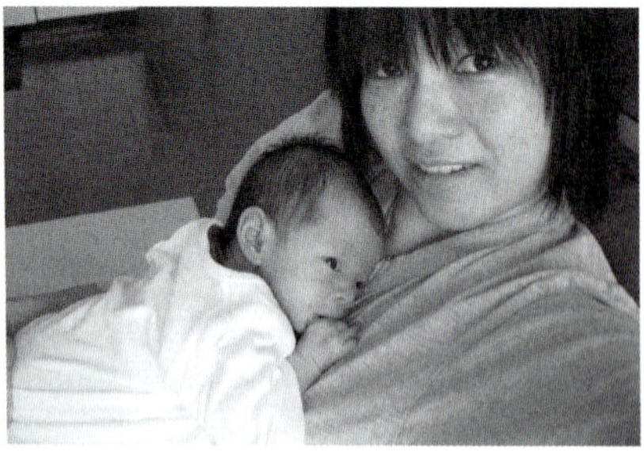

Abbildung 4-2: Mama und Serena bauen eine Beziehung auf

fühlt oder ob es sich von einer Aktivität abwendet und Unbehagen oder Stress zeigt. Eltern lernen zu erkennen, wie das Baby signalisiert, ob es das, was gerade geschieht, mag oder nicht.

Eltern können von einer Unterstützung profitieren, die ihnen hilft, die Sprache ihres Kindes zu identifizieren und zu verstehen. Zuerst lernen sie, welches die physiologischen Bedürfnisse des Babys sind. Wenn ein Baby beispielsweise die Nahrungsaufnahme unterbrechen muss, um ein paar Mal lang und tief Luft zu holen, wird es nach ein paar Minuten oder Sekunden des Saugens, Schluckens und Koordinierens mit der Atmung eine kurze Pause brauchen. Dieses Bedürfnis zeigt das Baby unter Umständen dadurch, dass es schneller atmet, während es zugleich müde wird. Dieser Vorgang kann dem Elternteil signalisiert werden, indem das Kind den Schnuller loslässt, als müsse es Luft holen. Wenn der Elternteil das Baby dann «versteht», innehalten und mit ihm ausruhen kann, lernt es, dass man auf es «hört». Dies stärkt sein Kompetenz- und Effektivitätsgefühl. Wiederholte Betreuungsereignisse, wie das Wechseln der Windel, An- und Auskleiden sowie Füttern, sorgen für zahlreiche Interaktionen, bei denen das Baby signalisiert, dass sie gut verlaufen. Verlaufen einige davon nicht so gut, können die beiden Partner – Baby und Elternteil – jedes Ereignis durcharbeiten und lernen, einander zu verstehen und aufeinander zu reagieren. Mit zunehmend nährender und erfolgreicher Pflege und Versorgung lernt die Betreuungsperson das ureigenste Kommunikationsspektrum ihres Kindes kennen.

Die Forschung zeigt, dass Mütter, die auf ihr Baby reagieren, sich mit ihm beschäftigen und feste Bindungsbeziehungen aufbauen, langfristig die entwicklungsbezogene und soziale Kompetenz ihres Kindes fördern (George/Solomon, 1999; Sroufe, 1996). Studien zu den Bedürfnissen von Eltern beim Erleben der Neugeborenen-Intensivstation haben gezeigt, dass Eltern ihr Baby kennen und positive und ermutigende Informationen über ihr Baby bekommen müssen. Eltern werden zu kompetenten Betreuungspersonen ihres Babys, wenn sie an dessen Pflege und Versorgung beteiligt werden, eine kontinuierliche und kalkulierbare Pflege und Versorgung leisten und Entscheidungen über ihr Kind treffen. Mehr als irgendjemand sonst sind Eltern die effektivsten Personen, um die Bedürfnisse von Babys zu erfüllen und ihr spezielles Baby wissen zu lassen, dass es geliebt wird. Sie können erfolgreiche Beziehungen zu ihren Kindern knüpfen und das Trauma der Frühgeburt und ihrer Folgen überwinden.

Für Eltern, die bereits zahlreiche Verluste erlitten haben, etwa den Verlust eines erwarteten und geplanten Kindes, den Verlust der Kontrolle über ihr Baby in der Klinik sowie den Verlust an Zeit, ihr Baby zu Hause, statt auf der Neugeborenen-Intensivstation kennenzulernen, kann der Übergang von der

Klinik nach Hause Angst bedeuten. Unterstützende professionelle Interventionen und informelle Unterstützung durch die Familie und Freunde können Eltern-Kind-Beziehungen stärken helfen.

Stützende Frühinteraktionen

Die frühen Verhaltensmuster eines von der Neugeborenen-Intensivstation kommenden Babys können sich von denen eines reifen Neugeborenen unterscheiden. Die typischen Verhaltensmuster eines Babys zeigen ein Spektrum leichtverständlicher Verhaltensweisen, wie etwa Weinen, wenn es sich unwohl fühlt, und Sich-Beruhigen, wenn es hochgehoben und im Arm gehalten wird. Babys, die den Übergang von der Neugeborenen-Intensivstation nach Hause vollzogen haben, können desorganisierte oder verwirrende Verhaltensmuster haben, etwa, indem sie den Blick von den Gesichtern der Eltern abwenden, keine Reaktion zeigen oder gar gereizt sind, wenn die Eltern zu interagieren versuchen. Manche Frühgeborenen scheinen länger und lauter zu schreien als Reifgeborene. Diese Muster können die Fähigkeit eines Elternteils beeinflussen, effektive Eltern-Kind-Interaktionen zu erleben (Talmi/Harmon, 2003). Die Verhaltenssignale dieser Babys können Eltern oder Betreuungspersonen fremd erscheinen und zeigen das unreife Zentralnervensystem des Kindes (Als, 1982). Die neurologische Unreife des Babys und medizinische Komplikationen bedeuten, dass es dem Frühgeborenen unter Umständen schwerfällt, sein Verhalten zu beruhigen oder zu modulieren (Als, 1999). Eltern nehmen die Signale ihres eigenen Kindes zunehmend wahr und finden schließlich erfolgreich die Unterstützung heraus, die ihr Baby benötigt.

Bei Babys mit medizinischen Störungen könnte es zusätzliche Probleme geben, wie etwa die Abneigung, im Arm gehalten zu werden; sie winden sich und vermitteln Eltern die Botschaft, nicht im Arm gehalten und geknuddelt werden zu wollen. Manche Babys können sich sehr unwohl fühlen, wenn sie essen. Manche Eltern übersetzen die Verhaltensmuster unter Umständen in die Botschaft, ihr Baby wolle nicht mit ihnen interagieren. Dabei kann dieses Muster vielmehr eine Botschaft sein, dass das Baby durch seine Umgebung überfordert ist oder sich sehr unwohl fühlt. Selbst eine Deckenleuchte, die dem Baby direkt ins Gesicht scheint, kann eine Quelle für erheblichen Stress sein. Manche Babys können ihre Schlaf- und Wachzeiten nur schwer regulieren, was eine weitere Reihe negativer Signale setzt. Selbst wenn Mutter oder Vater sehr erfahren sind, kann das Spektrum an Zeichen bei solchen Mustern verwirrend sein. Indem Eltern die Reaktionen ihres Babys kennenlernen, werden sie einige dieser Reaktionen auf die Umgebung vorhersehen oder verhindern können. Indem sie sich der Verhaltensmuster ihres Babys bewusster werden, lernen sie, ihm beim Entspannen zu helfen, und erkennen, dass ihre Berührung und Anwesenheit ihr Baby besänftigen.

Eltern-Kind-Interaktionen

Eltern und vor allem Mütter beginnen sich intensiv mit ihrem Neugeborenen zu beschäftigen, wenn sie nach der Geburt eines Kindes in ein ganz besonderes Bewusstseinsstadium eintreten (Stern, 1995). Dieser Prozess kann als Übergang zur Elternschaft beschrieben werden und beeinflusst nicht nur das Leben des Babys, sondern auch das der Eltern (Nugent et al., 2007). Mütter spüren unter Umständen eine erhöhte Sensibilität in Bezug auf ihr Neugeborenes und fühlen sich sehr protektiv. George und Solomon (1999) beschrieben eine wesentliche Komponente der Entwicklung des mütterlichen Schutzes. Mütter werden sich der Bedürfnisse ihres Kindes unter Umständen intensiv bewusst und konzentrieren sich ausschließlich auf das Nähren und Fürsorgen, um sie zu befriedigen. Dieser Primärfokus der Mutter fördert Wachstum, Bindung und Sicherheit.

Beide Partner – Baby und Elternteil – sind bestrebt, ein beiderseits zufriedenstellendes Maß an gegenseitiger Einstimmung zu erreichen (Schore, 2003) **(Abb. 4-3)**.

Neugeborene nehmen mit Aufmerksamkeit, Engagement und Reaktionsbereitschaft als aktive Spieler an der Entwicklung der Eltern-Kind-Beziehung teil (Trevarthen, Aitken, Vandekerckhove, Delafield-Butt & Nagy, 2006; Tronick, 1989). Dieser Prozess gegenseitiger Einstimmung führt zur Entwicklung

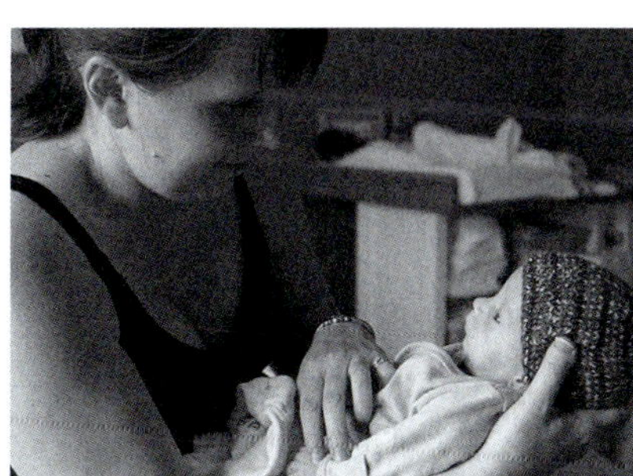

Abbildung 4-3: Mama und Benjamin interagieren

der jeweils ganz individuellen Eltern-Kind-Beziehung. Die Merkmale beider Elternteile und des Babys spielen bei der Gestaltung der Interaktion eine Rolle. Eltern von kranken oder frühgeborenen Babys oder von Babys mit niedrigem Geburtsgewicht beginnen Interaktionen in einer Welt, die durch den Aufenthalt des Babys auf der Neugeborenen-Intensivstation zerbrochen wurde, und sind mit medizinischen Komplikationen und Stress beschäftigt. Die Verhaltensvariationen der Reaktionsbereitschaft des Babys können Kompetenzgefühle der Eltern beim Interagieren mit ihrem Baby beeinflussen. Darüber hinaus müssen Eltern unter Umständen neue oder andere Strategien erlernen, um ihr Baby, das zerbrechlich und unwohl erscheint, im Arm zu halten, mit ihm zu sprechen und mit ihm zu interagieren. Es ist für Eltern jedoch definitiv möglich und essenziell, zu wissen, dass sich kranke und frühgeborene Babys erfolgreich und effektiv anpassen und Beziehungen eingehen können. Frühe Eltern-Kind-Interaktionen können anfänglich etwas anders sein; indessen können Eltern, während sich ihr Baby erholt und wächst, durch Geduld und Ausdauer ersprießliche und zufriedenstellende Bande zu ihrem Kind knüpfen.

Eltern, die ihr Baby von der Neugeborenen-Intensivstation mit nach Hause genommen haben, haben Wochen darauf gewartet, intime Privatsphäre zu erleben und gemeinsam zu Hause mit ihrer Beziehung zu beginnen. Unter Umständen haben sie auf der Neugeborenen-Intensivstation schon gelernt, dass ihr Baby sie an der Stimme, am Geruch und an der Berührung erkennt. Sie mögen auch gelernt haben, dass ihr Baby ganz eigene Verhaltensmuster hat, die kommunizieren, wie es mit der Welt umgeht. Ein Baby, das den Übergang nach Hause gemacht hat, sich erholt und wächst, braucht diese wichtige Beziehung zu seinen Eltern für die zukünftige sozioemotionale Entwicklung. Eine Zeit lang mögen diese Babys schwer zu verstehen sein. Sie können sich ausruhen, lernen, zu essen, und schlafen länger; daran können ihre Eltern erkennen, dass sie in höherem Maße für Interaktionen verfügbar sind.

Wie ein Elternteil auf das Baby reagiert, kann sich auf dessen Reaktion auf ihn selbst auswirken. Zunächst kann ein Baby in unterschiedlicher Weise auf Stimme, Gesicht und Berührung eines Elternteils oder einer Betreuungsperson reagieren. Wenn es reagiert, indem es nach oben, nach unten oder zur Seite schaut, kann der Elternteil den Eindruck haben, es wolle ihn nicht anschauen. Manche Babys sind, wenn sie klein und krank sind, sehr damit beschäftigt, ihre Atmung zu schützen oder sich von einer für sie zu kräftezehrenden Aktivität zurückzuziehen. Diese Reaktion kann sogar eine Stärke darstellen, insofern, als das Baby eine klare Botschaft sendet, dass es nur eine Sache auf einmal, wie etwa die Atmung, bewältigen kann. Eltern werden daran erinnert, langsam vorzugehen und die Verhaltenssignale ihres Kindes zu beobachten. Es kann etwas länger dauern als erwartet, aber der Aufbau einer Beziehung inmitten medizinischer Bedürfnisse kann lohnend sein.

Babys, deren Fähigkeit zur Regulierung ihrer Verhaltenssysteme gestört ist, benötigen besonders sensible Betreuung. Ihr Verhalten erfordert eine sorgsame Regulierung von Interaktionen durch die Eltern (Lillas/Turnbull, 2009). Dies kann für Eltern kräftezehrend und emotional belastend sein, ist jedoch diese Interaktionssynchronizität einmal etabliert, erleben sie die aufblühende und freudvolle Beziehung zu ihrem Baby.

Eine Botschaft an Eltern

Indem Ihr Baby wächst, wird es schließlich imstande sein, für eine bestimmte Zeitspanne auf Ihr Gesicht oder Ihre Stimme zu reagieren. Zu Anfang mag diese Reaktion nur kurz sein. Bei aufmerksamer, achtsamer Beobachtung und sorgsam wiederholter Übung, während Ihr Baby wach und entspannt ist, wird es nach und nach längere Zeit schauen oder sich leichter nach Ihrer Stimme umwenden. Damit es so kommt, müssen Sie Ihrem Baby helfen, sich ruhig zu fühlen, und auf die Zeiten achten, in denen es entspannt, ruhig und wach ist. Wenn Ihr Baby beginnt, regelmäßig und länger als nur ein paar Minuten am Stück wach zu sein, können Sie sich so positionieren, dass es Sie von Angesicht zu Angesicht anschauen kann. Am besten wird Ihr Baby Sie sehen, wenn Sie sich etwa 50 Zentimeter von ihm entfernt positionieren. Unter Umständen schaut es Sie an, indem es die Konturen Ihres Gesichts verfolgt und konzentriert sich eventuell zunächst weder auf Ihre Augen noch auf Ihren Mund. Geben Sie Ihrem Baby die Chance zu üben, und beobachten Sie, wie es darauf reagiert, Sie anzuschauen. Indem Sie beide miteinander üben, werden Sie nach und nach wissen, wann Sie interagieren und wann es Zeit ist, damit aufzuhören. Sie werden Ihre gemeinsame Zeit auf neue Weise strukturieren, indem Sie darauf hinarbeiten, sich über längere Zeiträume anzuschauen und zu betrachten. Dies kann schließlich zu einem ständigen Einander-Anschauen, -Zuhören und Miteinander-Sprechen führen. Überlassen Sie Ihrem Baby die Führung und planen Sie, den Signalen zu folgen, die Ihr Baby Ihnen sendet. Diese Phasen des Einander-Anschauens und -Beobachtens können zu wunderbaren Zeiten des Austauschs werden, in denen Sie Ihr Baby auf einer neuen Ebene kennenlernen.

Eltern werden einige Zeit brauchen, um sich der Sensibilität ihres Babys anzupassen. Bisweilen hat es unter Umständen nicht viel Energie, ist müde und signalisiert, dass es schlafen muss, oder es könnte so aussehen, als wolle es nicht wach sein oder spielen. Denken Sie daran, dass jedes Baby an mehreren Aufgaben gleichzeitig arbeitet: an Gewicht zunehmen und wachsen, von einer Krankheit genesen und sich neuen Entwicklungserfahrungen anpassen. Manchmal kann ein Baby länger brauchen, um Reaktionsbereitschaft zu entwickeln. Dies ist kein Zeichen einer schlechten Elternschaft. Es bedeutet lediglich, dass sich das Baby Zeit zum Ausruhen nehmen muss. Babys müssen lernen, sich verschiedenen Graden und Arten der Stimulation anzupassen und damit umzugehen. Wenn Eltern die nonverbalen Botschaften ihres Babys, wie etwa Veränderungen des Gesichtsausdrucks, aufnehmen und darauf reagieren, indem sie ihr Input anpassen, unterstützen sie die Fähigkeit des Babys, sich zu beruhigen und sich selbst zu kontrollieren.

Durch Beobachten der Verhaltensmuster und der Reaktionen des Babys auf Geräusche und Bewegung wird Eltern bewusst, wie viel Aktivität oder Input das Baby vertragen kann. Sie lernen, wie das Baby vermittelt, dass es seine Grenze erreicht hat. Es kann zum Beispiel Müdigkeit zeigen oder unruhig werden. Bei einem Frühgeborenen sind zunächst nur kurze Phasen des Schauens und Hörens üblich und typisch. Mit zunehmendem Körpergewicht wird das Baby jedoch vigilanter und fällt leichter in Schlaf, es kommt zu längeren Phasen des Wachseins oder Schauens. Eine sensible, darauf abgestimmte Pflege und Versorgung bedeuten, dass Eltern etwas über das Timing, die Intensität und das Ausmaß der Aktivität lernen, die bei ihrem Baby funktionieren. Sie mögen lernen, die Stimulation (z.B. ihre Stimme) abzumildern oder langsamer oder sanfter an das Baby heranzugehen. Eine ruhige Stimme oder langsame Bewegung ist unter Umständen alles, was das Baby zu Anfang bewältigen kann. Diese Strategien werden in Kapitel 6 und 7 genauer beschrieben.

Sobald Eltern diese Bandbreiten der Sensibilität und der Muster im Verhalten ihres Babys erkennen, ergibt sich das Ziel, Flexibilität und Vertrauen in ihre Fähigkeiten zu stärken, das Baby als Eltern zu begleiten. Eltern stimmen sich stärker auf ihr Baby ein, und dies führt zu immer mehr Gelegenheiten zur Interaktion. Diese Interaktionen tragen zur Entwicklung einer positiven Eltern-Kind-Beziehung bei. Diese wiederum bildet die Grundlage für das Hirnwachstum und die Entwicklung und baut Vertrauen und Sicherheit des Babys auf (Lillas/Turnbull, 2009).

Wenn Eltern das Klinikumfeld verlassen und die Pflege und Versorgung ihres Kindes übernehmen, können sie ihrem Baby helfen, zu lernen, dass seine

Kommunikation gehört wird und dass ihr entsprochen werden muss. Für Babys ist es wichtig, zu lernen, dass sie eine Wirkung auf ihre Umgebung haben, und dass es sich bei den Signalen, die sie aussenden, um Botschaften handelt, die seitens ihrer Betreuungspersonen Aufmerksamkeit und Reaktionsbereitschaft erfordern. Wenn Eltern auf eine Mitteilung ihres Babys reagieren und seine – durch Körpersprache vermittelten – Verhaltensbotschaften verstehen, lernt das Baby, dass die Umgebung und die Menschen darin fürsorglich und liebevoll sind. Ausgehend von der Verbundenheit, die zwischen einem Baby und seinen Eltern entsteht, entwickelt das Baby ein gutes Gefühl für sich selbst und angemessene emotionale Sicherheit.

Unterstützung durch den Spezialisten für Säuglingsentwicklung

Eine wichtige Rolle für Spezialisten in Säuglingsentwicklung und Fachkräfte für Frühintervention besteht darin, Eltern beim Aufbau einer für beide Seiten zufriedenstellenden Beziehung zu ihrem Baby zu unterstützen. Fachkräfte können Familien assistieren, indem sie Spezialwissen über die Entwicklung ihres Babys liefern und Eltern helfen, die Hinweise und Signale ihres Babys zu lesen und zu verstehen. Um Erfahrung und Wissen über die einzigartigen Verhaltensmuster hochgefährdeter Neugeborener zu erwerben, ist eine Fachausbildung erforderlich. Fachkräfte können Familien auch unterstützen, indem sie die Werte, Kultur und Prioritäten einer Familie respektieren, indem sie den Sorgen von Familienangehörigen zuhören und indem sie ihnen helfen, ihre Ressourcen herauszufinden. Solch eine Unterstützung hilft Eltern, starke Bande zu ihren genesenden Kindern zu knüpfen.

In ihrem Programm *Family-Infant Relationship Support Training* (FIRST) beschreiben Browne, McLeod und Smith-Sharp (2000) sechs Bereiche der Unterstützung von Betreuungspersonen. Diese Bereiche sind eine ausgezeichnete Richtschnur für Fachkräfte, die an der Förderung der Neugeborenen-Entwicklung arbeiten, nachdem ein Baby die Neugeborenen-Intensivstation verlassen hat und nach Hause geholt wurde. Diese sechs als «Caregiver Contributions» (Beiträge von Betreuungspersonen) bezeichneten Stufen gelten als Bausteine der Entwicklung im ersten Lebensjahr. Ihr Schwerpunkt ist die Beschreibung von Wegen, wie Eltern und Betreuungspersonen eine angemessene Unterstützung für medizinisch versorgungsbedürftige Babys und Babys mit speziellen Entwicklungsbedarfen leisten können. Diese sechs Empfehlungen zur Unterstützung der Entwicklung beinhalten folgende Empfehlungen für Eltern und Betreuungspersonen:

1. *Anpassen der Umgebung:* Der Elternteil/die Betreuungsperson reagiert feinfühlig auf die Fähigkeit des Babys, mit verschiedenen Licht-, Geräusch- und Aktivitätsgraden zurechtzukommen und passt die Umgebung nach dem Bedarf des Kindes an.
2. *Sorgen für ein geeignetes Timing:* Der Elternteil/die Betreuungsperson hält während der Betreuung Verbindung zum Baby und passt sich dessen Bedürfnissen an, indem er/sie Interaktionen schrittweise durchführt und eine Aktivität vermeidet, die das Kind überfordert.
3. *Aufrechterhalten und Sicherstellen von Kontinuität und Kalkulierbarkeit:* Der Elternteil/die Betreuungsperson wahrt Kontinuität in der Routine und den täglichen Aktivitäten des Babys und sorgt für Kontinuität bei den Betreuungspersonen.
4. *Unterstützen der Selbstregulationsversuche des Babys:* Der Elternteil/die Betreuungsperson versteht die Erschöpfungsgrade des Babys und unterstützt und fördert dessen Fähigkeit, sich selbst zu beruhigen.
5. *Unterstützen von Bewegung und Lagerung und Fördern geeigneter Unterstützung bei jedem Handling:* Der Elternteil/die Betreuungsperson sorgt für reibungsloses und sanftes Handling, bewegt sich im Einklang mit dem Baby und fördert dessen effektive Lagerung.
6. *Unterstützen des Managements von Schlaf-Wach-Zyklen durch das Baby:* Der Elternteil/die Betreuungsperson versteht die Erschöpfungsgrade des Babys und fördert dessen Vigilanzgrad, glatte Übergänge zwischen Zuständen sowie Gelegenheiten zu Kontaktaufnahmen und zur Selbstberuhigung.

Browne et al. (2000) betonten, der Elternteil oder die Betreuungsperson müsse sicherstellen, sich voll und ganz auf das Baby einzulassen, d.h. stets auf seine Reaktionen zu achten. Wenn sich Eltern und Betreuungspersonen auf das Baby einlassen, mögen sie daran denken, auf zwei Ebenen aufmerksam zu sein, indem sie:

- durch ihre Stimme, ihre Körperbewegungen und ihre Handling-Techniken feinfühlig auf die Äußerungen, Schreie, Vokalisationen und/oder Bewegungen ihres Kindes reagieren
- in der weiteren Begegnung wahrnehmen, wie das Baby auf sie reagiert.

Aufmerksam zu sein und diese Wahrnehmung zu kultivieren, erfordert seitens des Elternteils bzw. der Betreuungsperson konzentrierte Aufmerksamkeit (z.B. nicht fernsehen oder mit anderen sprechen), um die spezifischen Verhaltensreaktionen des Babys zu beobachten. Dies erfordert wiederum, das Spektrum der

Verhaltensweisen des Babys zu erlernen, von denen einige zunächst ungewöhnlich oder unvertraut erscheinen mögen. Als Nächstes reagiert der Elternteil bzw. die Betreuungsperson flexibel und mit dem Ziel, dem Baby zu helfen, die Interaktion fortzusetzen, oder zu bewirken, dass es sich entspannt und ruhig fühlt. Diese Reaktionen werden sich mit dem Wachstum des Kindes ändern.

Informationsblätter

Folgende Informationsblätter aus Anhang E am Schluss des Buches liefern Zusatzinformationen zu den in diesem Kapitel erörterten Themen:

- Wieder zu Hause: Was steht an?
- Die Zeichen Ihres Babys erkennen
- Kommunizieren mit Ihrem Baby

Kapitel 5
Frühes Verhalten und die frühe Entwicklung des Babys verstehen

- Auswirkungen der Frühgeburt auf die Entwicklung des Babys
- Erlernen der Sprache des Babys
- Strategien zur Unterstützung und Förderung der Entwicklung des Babys

Zu Anfang wussten wir nicht, wie wir unseren Sohn verstehen sollten. Er wog nur 1814 Gramm, als wir ihn mit nach Hause nahmen, und verhielt sich ganz anders als unsere anderen Kinder, daher war es schwierig zu verstehen, welche Bedürfnisse er hatte. Wir suchten bei Fachleuten Rat, die uns verstehen helfen sollten, was er brauchte. Nachdem wir seine Signale zu lesen gelernt hatten, war er seltener überfordert und konnte zu Hause gedeihen.

Eine Botschaft an Eltern

Jedes Baby ist einzigartig, und jeder Elternteil ist es auch. Die in diesem Kapitel beschriebenen Verhaltensmuster sollen Ihnen als Leitfaden und Orientierung auf Ihrem Weg durch die emotionale Erfahrung des Kennenlernens Ihres ganz eigenen Babys dienen. Ihre gemeinsamen Erfahrungen sind normal und valide. Indem Sie Ihr Baby beobachten, verstehen und kennen, erwerben Sie beide ihre eigene Identität und eigenen Stärken. Sie können herausfinden, was Ihr Baby mag und was nicht. Diese Verhaltensweisen sind die Grundlage, auf der Ihr Wissen, wer Ihr Baby ist, wächst.

Neugeborene kommen mit vielen Verhaltensweisen auf diese Welt. Sie helfen ihnen, mit ihren Eltern und Betreuungspersonen in Beziehung zu treten. Ihre Fähigkeiten, sich optisch in Richtung ihrer Betreuungspersonen zu orientieren (sie anzuschauen) und einen Wachzustand oder Fokus aufrechtzuerhalten, sind gewaltige Stärken, die es ihnen ermöglichen, Verbindungen zu Eltern und Betreuungspersonen aufzunehmen. Mit Entwicklung der Vigilanz beginnt ein Neugeborenes, diese allmählich auftauchenden interaktiven Fähigkeiten zu nutzen, um die Reaktionsbereitschaft anderer Personen zu steigern. Durch diese modulierte Pflege und Versorgung durch Eltern und Betreuungspersonen erwerben Babys eine größere Fähigkeit, ihr Verhalten zu regulieren, und entwickeln sich physisch, kognitiv und sozial (Als, 1999; Schore, 2003).

Die ersten Monate nach der Heimkehr von der Neugeborenen-Intensivstation passen sich Babys ihrer neuen Umgebung an, lernen ihre Eltern und Betreuungspersonen kennen und lernen, mit Bewegung, Nahrungsaufnahme, Schlafen, Wachen und Interagieren zurechtzukommen. Die Beherrschung dieser neuen Fähigkeiten wird abhängen vom *Gestationsalter* (Anzahl der Schwangerschaftswochen), vom Geburtsgewicht, vom Krankheitsgrad und von der Dauer der Hospitalisierung des Babys.

Hirnentwicklung bei Frühgeborenen

Babys, die ihr Leben auf der Neugeborenen-Intensivstation begonnen haben, nehmen eine ganz eigene Entwicklung. Das Gehirn wächst schon ab der sechsten Woche des Fetallebens im Mutterleib und entwickelt sich im Laufe der Schwangerschaft durch viele Stadien hindurch. Es wächst sehr rasch und erlangt mehrere notwendige Funktionen, um das Zentralnervensystem auf das Leben nach der Geburt vorzubereiten.

Der erste Vorgang in der Entwicklung des Gehirns ist die Produktion von Nervenzellen, bekannt als *Neurone*. Das Gehirn produziert über eine Billion Gehirnzellen und schickt sie im Laufe mehrerer Wochen in Wellen aus, um sich schichtweise in einem exakten Muster anzuordnen und die Bereiche zu bilden, aus denen das Gehirn besteht. Jede Gehirnzelle wandert an ihren speziellen Ort. Dort angekommen, sendet sie winzige Verästelungen aus, die versuchen, sich mit anderen Zellen zu verbinden. Neue Gehirnzellen entstehen, bis das Neugeborene in reifem Alter ist, die Verbindungen zwischen ihnen setzen sich aber auch nach der Geburt fort. Jede für die Frühentwicklung benötigte Gehirnzelle wird während dieser Zeit intensiver Aktivität im Gehirn gebildet. Eine Fettscheide wickelt sich wie eine Isolation um Zellen, um eine raschere Kommunikation zwischen ihnen zu fördern. Während die Zellen im Gehirn Schichten bilden, wird jeder Bereich differenziert und für verschiedene Funktionen strukturiert. Sobald die Gehirnzellen geschaffen und vor Ort sind, nimmt das Gehirn für die Dauer der Schwangerschaft an Größe und Gewicht zu. Diese Vorgänge legen das Fundament für die frühe Entwicklung des Gehirns und sind die Grundlage, auf der die spätere Entwicklungsfunktion aufgebaut wird.

Diese entscheidenden Prozesse entwickeln sich während der Schwangerschaft und laufen (mit Ausnahme der Entstehung neuer Gehirnzellen) auch dann weiter, wenn das Baby den Mutterleib schon frühzeitig verließ und auf der Neugeborenen-Intensivstation versorgt wird. Allerdings müssen diese Funktionen ihre besonderen Aufgaben unerwartet in einer anderen Umgebung außerhalb des Mutterleibes abschließen, die so gar nicht zu ihm passt und in starkem Gegensatz zu ihm steht. Das Zentralnervensystem eines Frühgeborenen wird demnach durch den Input aus der dramatischen Umstellung auf das Stationsumfeld beeinflusst (Lawhon/Als, 2010).

Größe und Gewicht des sich entwickelnden Gehirns können negativ beeinflusst werden, wenn es während der Bildung der Schichten gestört wird. Die Qualität der Umgebung im Mutterleib kann sich darauf auswirken, wie sich das Gehirn in dieser entscheidenden Phase frühen Wachstums bildet und wie es wächst. Ist der Fötus beispielsweise Krankheit und Dehydratation ausgesetzt oder wird er schlecht genährt – Dinge, die den entscheidenden Entstehungsprozess der Hirnkomponenten stören können – so kann das Gehirn einige ungesunde Veränderungen erfahren. Verbindungen zwischen Gehirnzellen sind entscheidende Wachstumsvorgänge und bilden die «Verdrahtung» des Gehirns. Prozesse im Gehirn, d.h. Hirnfunktionen, und die Verbindungen zwischen Gehirnzellen hängen voneinander ab. Mit anderen Worten: Verschiedene Verbindungen im Gehirn organisieren sich, um unterschiedliche Aufgaben wahrzunehmen (Holditch-Davis, Blackburn & vanden-Berg, 2003).

Im Mutterleib wird das entstehende Kind während der gesamten Schwangerschaft geschützt und genährt. Der Körper der Mutter versorgt den Feten mit Nahrung, Flüssigkeiten, Temperaturkontrolle und einem stützenden Beutel voller Flüssigkeit, in dem er gehalten wird, bis es Zeit ist, ihn zu verlassen. Der Fötus ist abhängig von der mütterlichen Kontrolle der Verdauung, Körpertemperatur, Atemfunktion, Herzfrequenz und Plazentafunktion. Die Amnionflüssigkeit sorgt für eine umfassende Umgebung mit konstanter Temperatur. Gedämpfte sensorische Inputs dienen als Vorbereitung auf die zukünftige extrauterine Umgebung.

Ein Baby, das den Mutterleib frühzeitig verlassen hat, ist nicht einfach nur ein winziges Reifgeborenes. Als und Butler (2005) erläuterten, das Frühgeborene wäre ein gut ausgestatteter und «vollkommen adaptierter Organismus», der für seine jeweilige Wachstumsstufe im Mutterleib angemessen funktioniert.

Wenn das Frühgeborene den Mutterleib verlässt, bietet das Umfeld auf der Neugeborenen-Intensivstation eine schwierige Situation. Das Gehirn des Frühgeborenen wächst rasch und durchläuft zum Zeitpunkt dieses Übergangs vom Mutterleib in die Außenwelt kritische Wachstumsphasen. Hat das Baby den Mutterleib erst einmal verlassen, muss es mit dessen äußerer Umgebung zurechtkommen und sich anpassen, und dies in einer Phase, in der sein Gehirn rascher wächst als zu irgendeiner anderen Zeit in seinem Leben. Ganz plötzlich müssen sich das Zentralnervensystem sowie alle anderen Systeme (z.B. Atmung, Verdauung) anpassen und in dieser neuen, extrauterinen Welt funktionieren. Die notwendige medizinische Versorgung konzentriert sich auf die physiologische Unterstützung, die das Neugeborene zum Überleben braucht. Weil einige Subsysteme (z.B. Herz und Kreislauf) zwar schon im Uterus aktiviert wurden und effektiv funktionieren, andere Subsysteme jedoch noch nicht ausgereift und noch nicht bereit sind, außerhalb des Mutterleibes voll zu funktionieren (z.B. Atmung), steht das Frühgeborene einigen Überlebensproblemen gegenüber.

Forschenden zufolge resultieren neurologische Entwicklungsstörungen bei Neugeborenen unter Umständen aus den gestörten sensorischen Erfahrungen und den Auswirkungen des Umfeldes auf der Neugeborenen-Intensivstation auf die Entwicklung des unreifen Gehirns (Als, 2004). Eine Frühexposition gegenüber sensorischen Erfahrungen ist im Mutterleib anders (Duffy et al., 1984). Daher kann eine Unterstützung der Entwicklung (s. Kap. 6) sowohl auf der Neugeborenen-Intensivstation als auch in den Monaten nach der Entlassung des Kindes nach Hause ein reibungsloses, ausgewogenes Funktionieren sicherstellen, während sich der Fetus außerhalb des Mutterleibes entwickelt. Wir haben gelernt, dass das Gehirn vieles von seiner Funktion im Kontext der Beziehungen des Babys zu seinen Eltern und Betreuungspersonen organisiert, die zu den geschätztesten und eminent wichtigsten Regulatoren des kindlichen Wachstumssystems werden.

Verhalten gesunder Frühgeborener (33 Schwangerschaftswochen)

Ein Baby, das nach 35 Schwangerschaftswochen geboren wird, unterscheidet sich in einigen Punkten deutlich von einem früher geborenen Kind. Frühgeborene in diesem Alter können für ihre Umgebung empfänglich erscheinen, indem sie selbst auf mäßige Geräusche und mäßig helles Licht mit ruckartigen Bewegungen oder Streckhaltungen reagieren. Auch zeigen sie unter Umständen mehr Schwankungen der Schlaf- und Wachzyklen als Reifgeborene. Im Allgemeinen werden viele Frühgeborene, die in der Klinik medizinisch stabil erscheinen, nach ein paar Tagen oder einer Woche in der Klinik nach Hause geschickt. Ihr Verhalten kann jedoch Schwankungen des Energieniveaus anzeigen. Unter Umständen zeigen sie eine unbeständige Fähigkeit, sich ihrer Umgebung zuzuwenden und sozial zu interagieren. Auf jeden Fall profitieren sie davon, wenn ihre Eltern ihr Verhaltensmuster engmaschig überwachen, um zu lernen, wie man einer Überstimulation vorbeugt und Erschöpfung vermeidet. So können beispielsweise Routineaktivitäten, wie Baden, Füttern und Ankleiden in zu dichter Abfolge zu anstrengend für ein Frühgeborenes sein. Selbst diese üblichen Routinen von Betreuungstätigkeiten können bewirken, dass das Baby danach nervös und erschöpft ist. Eltern, welche die begrenzte Toleranz ihres Kindes zu erkennen vermögen, können eine Reihe von Strategien einsetzen, um Erschöpfung zu verhindern. So mögen sie beispielsweise feststellen, dass es von Vorteil ist, beim Füttern für einen ruhigen Ort zu sorgen, auf die Schwelle für niedriggradige Aktivität des Babys zu achten und gleichzeitig langsam zu füttern.

Frühgeborene mit extrem niedrigem Geburtsgewicht (24 Schwangerschaftswochen)

Vor der 24. Schwangerschaftswoche (16 Wochen vor dem Termin) geborene Babys können ein hochempfindliches Zentralnervensystem haben. Diese Babys werden gewöhnlich nach Hause geschickt, wenn sie hinreichend an Gewicht zugenommen haben (normalerweise 1800 g) und mehrere Tage auch außerhalb des Inkubators ohne medizinische Probleme physiologisch stabil bleiben können (z.B. stete, regelmäßige Atmung, stetige Herzfrequenz, konstante, gut aufrechterhaltene Sauerstoffsättigung). Weil sie sehr krank waren, kann es diesen Babys nach der Entlassung nach Hause schwerfallen, mit einigen ihrer Körperfunktionen zurechtzukommen. Statt beispielsweise eine stete Atmung zu bewahren, bekommen sie oft eine verlangsamte oder beschleunigte Atmung, weil sie müde werden. Manche Babys haben unter Umständen eine extrem kurze Aufmerksamkeitsspanne – viel kürzer als die eines Reifgeborenen oder eines gesunden Frühgeborenen. Verschiedene Tätigkeiten gleichzeitig auszuführen, etwa zu schauen oder zu hören, und zugleich versuchen, zu essen, kann sie überfordern oder frustrieren. Unter Umständen können sie nur immer Eines auf einmal tun. Für Eltern ist es wichtig, zu erkennen, dass diese Empfindlichkeit tendenziell vorübergehender Natur ist, und dass das Baby mit zunehmender Belastbarkeit und steigendem Gewicht mehr Energie bekommt, diese Aktivität besser verträgt und ausdauernder wird. Viele Eltern haben festgestellt, dass es ihrem Baby hilft, sich der Umstellung von der Klinik nach Hause anzupassen, wenn sie die Anzahl Personen, die sich um das Baby kümmern, auf ein Minimum begrenzen. Manches Baby kommt unter Umständen besser zurecht, wenn es immer nur von ein bis zwei Betreuungspersonen versorgt wird, die sich mit seinen Routinen und Reaktionsmustern vertraut machen können, sodass es nicht mit häufigen oder zu vielen Veränderungen in der Pflege und Versorgung zu kämpfen hat (Browne et al., 2000; vandenBerg, 1990 a). Bei einigen dieser Babys kann die Nahrungsaufnahme länger dauern. Das Baby muss Energie bekommen und die Fähigkeiten des Saugens und Schluckens voll mit der Atmung koordinieren (Ross/Browne, 2002). Die meisten Frühgeborenen bevorzugen Tag und Nacht eine dauerhaft stille und ruhige Umgebung. Diese ist notwendig, damit das Baby im Rahmen eines angenehmen, stetigen Spektrums physiologischer Ausgewogenheit funktioniert (Als, 1999). Während diese Babys wachsen und an Gewicht zunehmen, werden Routinen wie Füttern, Baden, Ankleiden und Windelwechsel nach und nach leichter und weniger frustrierend für das Baby, und seine Vigilanz verlängert sich bei wachsamer Aufmerksamkeit für alles um es herum. Diese Zeiten werden zu goldenen Augenblicken für Interaktion und Spiel. Indem Eltern auf diese Augenblicke der Ruhe warten, können sie mit den lang erwarteten Interaktionen beginnen, bei denen ihr Baby sie wirklich zu sehen und zu hören scheint.

Auswirkungen einer erneuten stationären Einweisung

Manche Babys haben eine rezidivierende oder chronische Krankheit und müssen eventuell zu gegebener Zeit erneut hospitalisiert werden. Der Stress, ein Baby nach dem Klinikaufenthalt wieder nach Hause zu bringen, ist für die Eltern dieser Kinder sogar noch größer. Andere Eltern setzen sich mit der Furcht vor einer erneuten Hospitalisierung auseinander:

> Ashley wurde zwar nur mit Nasensonden für Sauerstoff entlassen, war jedoch ein Kind mit besonderen Bedürfnissen. Sie war empfindlich für Stimulation, hatte Essstörungen und Entwicklungsverzögerungen. Der Zustand ihrer Atmung war sehr instabil. Nach 4 Monaten leisteten wir rund um die Uhr Pflege und Versorgung, wie auf der Neugeborenen-Intensivstation. Mein Mann und ich standen plötzlich da und mussten selbst zurechtkommen und die Rollen von Pflegenden, Ärzten und Eltern übernehmen.

Eltern frühgeborener oder kranker Babys mögen sich zutiefst unzulänglich fühlen (Kenner/McGrath, 2004; Talmi/Harmon, 2003). Manche Eltern stellen ihre eigenen emotionalen, finanziellen und persönlichen Bedürfnisse hintan, um ihr Kind häufig besuchen zu können und für es da zu sein. Manche Eltern mögen auch darum bemüht sein, sich emotional nicht auf das Baby einzulassen, um sich vor dem Schmerz eines potenziellen Verlusts zu schützen (Gorski/vandenBerg, 1996). Eine Mutter meinte bei der erneuten stationären Einweisung ihres Kindes:

> Ich trauere noch immer über den Verlust meines «normalen» Babys und Kindes. Dieses Gefühl ist mir geblieben, obwohl wir mehr als vier Monate zu Hause waren und uns um unser Kind gekümmert haben – bevor es in die Klinik zurück musste.

Trotz der bestmöglichen häuslichen Versorgung durch Eltern zeigt dieses Beispiel die kontinuierliche Natur der biologischen Probleme medizinisch versorgungsbedürftiger Frühgeborener. Viele dieser Babys hatten ein niedriges Geburtsgewicht und waren für ihr Gestationsalter zu klein. Vielleicht hatten sie sogar erhebliche medizinische Komplikationen, wie etwa Hirnblutungen (z. B. intraventikuläre Blutung), ein schweres Lungenleiden (chronische Lungenkrankheit, bronchopulmonale Dysplasie) und Infektionskrankheiten (z. B. nekrotisierende Enterokolitis). Trotz dieser scheinbar schwerwiegenden Ereignisse zeigen Eltern dieser genesenden Neugeborenen erstaunliche Bemühungen, ihr Kind dabei zu unterstützen, sich an die Welt außerhalb der Klinik anzupassen. Rasch lernen sie, das jeweilige Energieniveau ihres Kindes zu erkennen und seine Umgebung seinen Bedürfnissen anzupassen. Die meisten Eltern zeigen Kompensationsfähigkeiten, die ihr Kind darin unterstützen, Energie aufzubauen und zu erhalten und in zufriedenstellende und starke Beziehungen zu ihrer Familie zu investieren.

Frühgeborenensprache: Identifizieren von Botschaften eines Babys

Selbst bei den frühreifsten Babys sind erkennbare Verhaltensweisen zu beobachten. Die *synaktive Theorie* besagt, dass diese Verhaltensweisen in drei Hauptsystemen auftreten: dem physiologischen bzw. vegetativen System, dem motorischen System und dem Zustandssystem (Als, 2010; Als, Lester, Tronick & Brazelton, 1982). Das *physiologische bzw. vegetative System* umfasst Verhaltensformen wie Atmen, das *motorische System* betrifft Verhaltensformen wie Bewegung, Haltung und Muskeltonus und das Zustandssystem umfasst Verhaltensweisen in den Fähigkeiten, zu schlafen und wach zu sein (Als, 2004; Als/Butler, 2005). Jedes dieser Systeme gilt als Verhaltenskommunikation des Kindes. Die Verhaltensformen in jedem dieser Systeme werden zu Fenstern in das Gehirn des Babys und können als Formen der Kommunikation zwischen Kind und Betreuungsperson dienen (Als, 1982; Lawhon/Als, 2010).

Eltern und Betreuungspersonen (z. B. Pflegeeltern und medizinisches Personal), die imstande sind, die Verhaltensweisen ihres Kindes zu erkennen und zu interpretieren, können wertvolle Informationen beisteuern, um ihm zu helfen, sich seiner Umgebung auf kompetenteste Weise anzupassen (Als, 1999). Aus jedem Bereich sind bei einem Neugeborenen leicht mehrere Verhaltensformen zu beobachten und werden zur Grundlage, ihm vermitteln zu helfen, wie es seine Welt wahrnimmt. Durch sorgfältiges Beobachten lässt sich einschätzen, welche Bedürfnisse das Baby hat und ob es ruhig und entspannt oder frustriert und gestresst ist. Durch Beziehungen zu den Eltern und zu Betreuungspersonen während der Neugeborenenphase in der Klinik und einiger Monate zu Hause lernt das Baby, diese Verhaltensweisen zu modulieren, zu organisieren und zu regulieren. Diese Systeme entwickeln sich nicht hierarchisch eines nach dem anderen, sondern tauchen ab einer sehr frühen Geburt (24 Schwangerschaftswochen) gleichzeitig in der Neugeborenenphase auf und entwickeln sich bis zur vollen Integration.

Erkennen von Verhalten, das Empfindlichkeit anzeigt

Babys zeigen eine Reihe von Verhaltensweisen, die zeigen, ob sie gut ausgeglichen oder empfindlich sind, wenn sie ihrer Umgebung ausgesetzt sind. Babys – selbst Frühgeborene – versuchen auch selbst, sich zu beruhigen – ein Verhalten, das als *Selbstregulation* bezeichnet wird. Sich selbst regulieren zu können beinhaltet, seine Physiologie (z.B. Atmung, Verdauung) sowie das motorische System (z.B. Haltung, Energie- und Tonuserhaltung, Bewegungen) und zugleich den Schlaf, das Wachsein, die Vigilanz und die Orientierung in der Umgebung zu managen **(Tab. 5-1)**. Diese Fähigkeiten hängen sehr stark von Interaktionen mit den Eltern und Betreuungspersonen ab und erscheinen, indem das Baby und seine Betreuungspersonen ihre Beziehung entwickeln.

Tabelle 5-1: Verhaltensweisen, die Ausgeglichenheit zeigen (Quellen: Als, 1982; vandenBerg/Frank, 1990) (*Fortsetzung n. S.*)

Anmerkung: Interventionen dienen nicht unbedingt dem Stressabbau, wenn das Baby ruhig und ausgeglichen ist. Sorgen Sie für Unterstützung, um normale Entwicklungsmuster zu stärken und zu bahnen.

Vegetativum	Motorik	Status	Aufmerksamkeit	Selbstregulation
gleichmäßige Atmung	gleichmäßiger Körpertonus	klare Trennung zwischen Schlaf und Wachsein	fokussierte Aufmerksamkeit	saugt
gleichbleibende, gleichmäßige Hautfarbe	unverkrampfte Haltung und fließende Bewegungen	beruhigt sich selbst	leichtes Verlagern der Aufmerksamkeit	Körper-Tucking
ausgewogene viszerale Funktion	greift nach Gegenständen	kräftiges Schreien	sucht Aufmerksamkeit	greift nach Gegenständen oder hält sich an Händen fest

Tabelle 5-1: *Fortsetzung*

Vegetativum	Motorik	Status	Aufmerksamkeit	Selbstregulation
reibungslose Verdauung	spreizt die Beine ab	aufgeweckt und bewusstseinsklar	reagiert auf Stimmen und Geräusche	spreizt Bein und Fuß ab
weder Würgen noch Spucken	leichtes Tucking	kann die Stirn runzeln und ein staunendes Gesicht machen	wechselnder Gesichtsausdruck	blickt Menschen und Gegenstände an
weder Husten noch Niesen	bewegt leicht die Hand zum Mund	gurrt und lächelt	zeigt Erregung und Entspannung	führt die Hand zum Mund
weder Zucken noch Zittern				

Viele Babys reagieren empfindlich auf ihre Umgebung; selbst niedrige Stimulationsgrade, wie etwa Licht und Geräusche, führen zu Stressreaktionen und Schwierigkeiten beim Management und bei der Regulierung ihres Verhaltens. **Tabelle 5-2**, Seite 98, zeigt physiologische Stressreaktionen, wie unregelmäßige Atmung oder Schwankungen der Hautfarbe, indem das Kind zum Beispiel blass, blau, lila, rot oder grau wird.

Babys können Tremor oder Schreckreaktionen sowie Verdauungsreaktionen, wie Spucken, Würgen, Schluckauf, Nach-Luft-Schnappen und Seufzen, zeigen. Ihre motorischen Stressreaktionen können umfassen:

- Strecken der Arme, Beine, Finger und sogar der Zehen
- schlaffe Arme und Beine, schlaffer Rumpf
- Sich-Winden und Durchbiegen des Rückens
- Sich-Abwenden oder Wegschauen
- Herausstrecken der Zunge
- Grimassieren
- häufiges Gähnen und Niesen.

Das heißt jedoch nicht, dass jedes Verhalten eines Babys Stress anzeigt. Diese Ausdrucksweisen sollten abhängig vom Kontext, in dem sie auftauchen, Stress oder Wohlbehagen anzeigen (Als, 1982; Als/Butler, 2005). Diese Verhaltensmuster können bedeutungsvoll sein und helfen, Betreuungspersonen darin zu unterstützen, Stress für das Baby zu erkennen. Wenn das Baby beispielsweise ständig grimassiert und blass wird, wenn man es hochhebt, signalisiert es unter Umständen, dass es ihm etwas schwerfällt, hochgehoben zu werden, was sich durch Modifikationen minimieren ließe. Möglicherweise muss das Tempo angepasst werden, sodass das Baby langsamer aus dem Liegen heraus hochgehoben wird, oder während des Handlings ist mehr Haltungsunterstützung nötig. Das Grimassieren und die blasse Hautfarbe beim Hochheben des Babys können verschwinden, wenn dabei das sensorische Input die Toleranzgrenze des Babys nicht überschreitet.

Eltern können lernen, welche Arten von Input und Aktivitäten bei ihrem Baby Stabilität, Entspannung und Wohlbehagen fördern **(Abb. 5-1)**.

Sie lernen auch, welche Erfahrungen zu Stress führen und das Baby überfordern, und was man tun kann, um diese Stressreaktionen zu verhindern oder auf ein Mindestmaß zu reduzieren. Stimuli, die für das jeweilige Baby zeitlich nicht angemessen eingetaktet sind, können die Funktion seiner Physiologie, seine Bewegungen und seine Schlaf-Wach-Zyklen stören. Zugleich kann jede zu intensive Aktivität das Baby überfordern. Wie bereits erwähnt, kann selbst die einfachste Routineaktivität, wie ein Windelwechsel, Im-Arm-Halten oder Füttern, für manche Babys zur Belastung werden. Bisweilen verursacht die Umgebung selbst das bei dem Baby zu beobachtende Unbehagen. Selbst die interne Umgebung eines Babys, wie etwa Verdauungsbeschwerden, kann bei einem Baby Stress auslösen. Wenn das Verhalten eines Babys den Eltern sagt, dass ihm eine Aktivität zu viel ist, kann dies bedeuten, dass die Aktivität seine Toleranzschwelle bzw. -grenze überschreitet (Smith et al., 2007). Wenn das Baby jedoch gut mit der Aktivität zurechtkommt, können die Eltern beim Baby unter Umständen Entspannung oder Wohlbehagen beobachten.

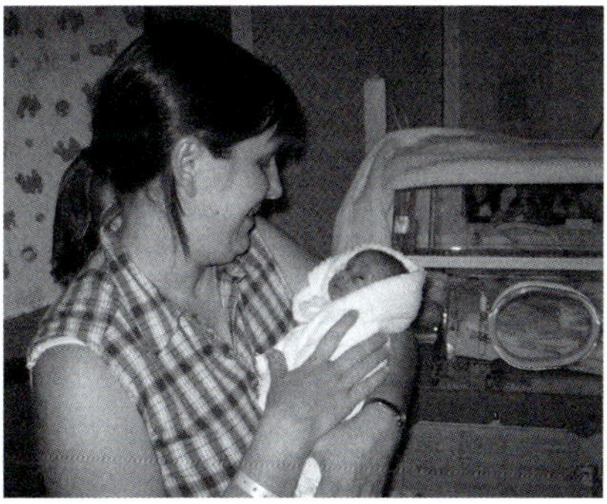

Abbildung 5-1: Mama hört Benjamin zu

Tab. 5-2 Verhaltensweisen, die Stress oder Desorganisiertheit zeigen (Quellen: Als, 1982; vandenBerg/Frank, 1990)

Anmerkung: Interventionen können beinhalten, das Licht zu dämpfen und die Aktivität herabzusetzen, schützender Halt zur Förderung des Tuckings, Aktivitäten zur Unterstützung des Babys zeitlich abzustimmen und es an Händen und Füßen zu halten.

Vegetativum	Motorik	Status	Aufmerksamkeit	Selbstregulation
ungleichmäßige Atmung	schwankender Muskeltonus	häufiger Wechsel zwischen Schlaf und Wachzustand	erscheint bei Aufmerksamkeit besorgt, außer sich oder aufgeregt	Selbstberuhigung erfolglos
blasse, graue, dunkle oder ungleichmäßige Hautfarbe	schlaffe Arme oder Beine	unregelmäßiger Schlafzyklus	wendet den Blick ab	versucht, sich zu beruhigen (z. B. durch Händefalten), schafft dies aber nur kurze Zeit
gerötete Haut	schlaffer Stamm oder schlaffes Gesicht	gibt Töne von sich, ist aufgeregt oder macht ruckartige Bewegungen im Schlaf	vermeidet Blickkontakt	
schnappt nach Luft, grunzt oder hat den Schluckauf	gestreckte Beine oder Arme	starrer Blick im Wachzustand	schaut nach oben oder senkt den Blick, um nicht hinzuschauen	
presst	starre Beine oder Arme	glasiger Blick	hustet oder niest	
	gestreckte Finger	ist reizbar	gähnt oder seufzt	
	streckt die Zunge heraus	sieht im Wachzustand außer sich oder besorgt aus	rollt mit den Augen	

Vegetativum	Motorik	Status	Aufmerk-samkeit	Selbst-regulation
	biegt den Rücken durch			
	dreht und windet sich			
	rollt sich eng zusammen			

Erkennen von Verhalten, das die Kompetenz des Babys fördert

Nach und nach beginnen Eltern und Betreuungspersonen die Erfahrungen herauszufinden, die ihrem Kind helfen, zu entspannen und reibungslos zu funktionieren (Als, 1999; s. Tab. 5-1). Zu den Zeichen dafür, dass ein Baby entspannt und reibungslos funktioniert, d. h. selbstreguliert ist, gehören:

- eine kontinuierliche, gleichmäßige Atmung und eine gleichmäßige Herzfrequenz
- eine stabile Hautfarbe und gute Verdauung
- fließende Bewegungen der Arme und Beine sowie des Rumpfes
- entspanntes Einziehen der Extremitäten und Stemmen der Beine gegen das Bettchen oder die Betreuungsperson.

Mehrere Verhaltensweisen helfen Säuglingen, sich selbst zu trösten. Dazu gehören:

- Umschließen der eigenen Hände
- Greifen und Festhalten
- Saugen und nach einer Möglichkeit suchen, um zu saugen
- die Hand zum Mund führen
- fest in ein Gesicht schauen
- Gurren
- Bereitschaft zur Kontaktaufnahme durch Umherschauen und Schürzen der Lippen (Als, 1982, 1999).

Im folgenden Abschnitt werden Strategien und Adaptationen umrissen, die helfen können, den Säugling in seiner Entwicklung auf eine Weise zu unterstützen, dass Stress verhindert wird und Ausgeglichenheit und Selbstregulation auf ein Höchstmaß gesteigert werden.

Strategien zur Förderung der Selbstregulation

Die Selbstregulation ist eine wichtige Funktion der frühen Entwicklung und eine primäre Entwicklungsaufgabe für Neugeborene (Als, 1982; Lawhon/Als, 2010). Nugent und Mitarbeitern (2007) zufolge…

> … muss die Aufgabe der Selbstregulation erfolgreich abgeschlossen sein, bevor das Baby längeren Blickkontakt mit seiner Betreuungsperson halten und die Fähigkeit zu wechselseitigem Engagement entwickeln kann, was die Hauptaufgabe des nächsten Entwicklungsstadiums darstellt. (Ebd.: 11)

Zur Selbstregulation gehören bei Neugeborenen, d.h. in der Phase bis drei Monate ab dem eigentlichen Termin, die Organisation und Integration des vegetativen und motorischen Systems sowie des Zustandssystems (Als, 1999). Sie schafft die Grundlage für die später wichtigen Funktionen der Interaktion und Adaptation. Von Geburt an spielt die primäre Betreuungsperson eine entscheidende Rolle beim Unterstützen des Babys, solch grundlegende Funktionen, wie die Temperaturregulation, sowie frühe Sozialkontakte auszubalancieren. Sensorische Systeme, wie der Geruchs-, Geschmacks- und Berührungssinn, werden zu Kanälen, über die Eltern und Kind ihre Beziehung aufbauen. Visuelle Erfahrungen spielen eine wesentliche Rolle beim Entwickeln des sozialen und emotionalen Austauschs, und die Beteiligten (Eltern und Kind) beeinflussen einander in ihren sozialen Interaktionen (Graven, 2011; Schore, 2003).

Es gibt mehrere Schritte, um zu lernen, sich zu regulieren, und Reaktionen, wie Sich-Beruhigen, Sich-Trösten, Wahren der Aufmerksamkeit und fließende Übergänge zwischen Wachen und Schlafen, zu organisieren (vandenBerg, 2007). Um Verhaltensweisen selbst regulieren zu können, lernt das Baby, die Fähigkeit zu entwickeln, einen Zustand der Homöostase, d.h. ein stetiges physiologisches Funktionieren, aufrechtzuerhalten oder nach einem belastenden Input dorthin zurückzukehren (Als, 1982). Bei einem kranken Kind oder einem Frühgeborenen mag der Eintritt der Homöostase langsam erscheinen, aber schließlich lernt das Baby, seine Reaktionen auf sensorischen Input zu modulieren, und es lernt Fähigkeiten der Aufmerksamkeit, die Grundbausteine für den Aufbau von Beziehungen bilden.

Mit zunehmender Reifung seines physiologischen Systems erwirbt das Baby die Fähigkeit, seine Reaktionen auf eingehende Reize zu regulieren und gleichzeitig ausgewogene Körperfunktionen aufrechtzuerhalten. Sobald sich ein Baby zum Beispiel besser zu regulieren vermag und imstande ist, sich zu organisieren, kann es auf optische oder akustische Aktivitäten aufmerksam werden, ohne physiologisch zu dekompensieren.

Strategien zur Unterstützung des Babys

Sowie ein Kind sich von einer schweren und bedeutsamen Krankheit erholt, beginnt sein biologisches, emotionales und kognitives System, sich zu entwickeln. Eltern oder Betreuungspersonen mögen darum bemüht sein, sich der Sensibilität ihres Kindes gegenüber der Umgebung anzupassen. Manche entwickeln aufgrund der Unreife unter Umständen herausforderndes Verhalten und haben Schwierigkeiten, ihre Fähigkeit zur Anpassung an eine neue Umgebung zu managen. Eltern können von professioneller Unterstützung und von den im Folgenden umrissenen Strategien profitieren, die sie darin unterstützen, die Mitteilungen ihres Kindes sowie Verhaltensinterventionen zu verstehen, die in den Emotionen und der Physiologie Stabilität fördern können (s. Kap. 7).

Lernen, was das Verhalten des Babys bedeutet

Eine der frühen wesentlichen Aufgaben von Eltern und Betreuungspersonen besteht darin, zu lernen, das Baby zu beobachten und mit ihm zu interagieren, Information lässt sich zu Anfang gewinnen, indem man das Baby für kurze Zeit beobachtet und seine Reaktionen, wie Atmen, Veränderungen der Hautfarbe und Verdauung sowie Bewegungen der Hände, Füße, Arme, Beine und des Kopfes, notiert. Hat das Baby eine gleichmäßige Hautfarbe oder ist sie marmoriert? Gibt es Veränderungen der Hautfarbe um Augen, Nase und Mund herum? Ist die Atmung gleichmäßig oder unregelmäßig? Sind die Bewegungen des Babys fließend oder ruckartig? Ist das Baby steif und starr oder kann es sich in eine entspannte Position zusammenrollen? Kann das Baby genießen, im Arm gehalten zu werden? Wichtig ist auch, den Schlaf des Babys zu beobachten. Schläft es fest oder leicht (aktiv)? Ist es schläfrig (**Abb. 5-2**, S. 102)?

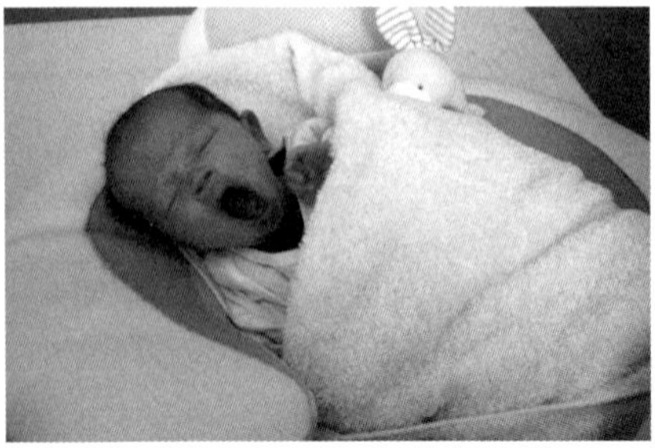

Abbildung 5-2: Serena signalisiert, dass sie nicht zu Interaktionen bereit ist

Was tut es, wenn es aufwacht und wach ist? Schaut es um sich und beobachtet? Hat es die Augen über längere Zeit weit geöffnet (hypervigilant) oder wirkt es schläfrig, wenn es wach ist? Durchläuft das Baby glatte Übergänge in den Wachzustand? Ist es nervös und schläft dann ein oder wird schläfrig? Beobachtet das Baby seine Umgebung oder wirkt es reizbar? Was stoppt den Blick des Babys?

Eine wichtige Funktion der Eltern besteht darin, zu lernen, eher die Verhaltens*muster* als isolierte Verhaltens*weisen* ihres Babys zu interpretieren. Die Rolle des Babys besteht darin, klar zu kommunizieren und Betreuungspersonen deutliche Signale zu geben. Wenn die Betreuungsperson das Verhalten des Babys zuverlässig abzusehen vermag, wird es kalkulierbar, und der Elternteil oder die Betreuungsperson kann die Reaktionen des Babys als reaktiv und kommunikativ interpretieren. Zwischen den Eltern bzw. Betreuungspersonen und dem Baby können sich ein starkes, liebendes Gefühl und Vertrauen entwickeln.

Von der Neugeborenen-Intensivstation kommende Babys strengen sich sehr an, Gewicht zuzulegen und sich weiterzuentwickeln; ihr Verhalten zeigt ihr Bedürfnis nach Einschränkung (oder sorgfältiger Kontrolle) des Inputs während dieser Zeit. Etwas über die entwicklungsbedingten Bedarfe von Babys, die Wochen und Monate in der betriebsamen Umgebung einer Neugeborenen-Intensivstation verbracht haben, erleichtert es unter Umständen, ihr Verhalten zu verstehen. Jedes Baby wird in seiner Belastbarkeit individuelle Unterschiede zeigen. Reflexe und Reaktionen zweier Babys werden sich in keiner Weise gleichen. Für Betreuungspersonen und Eltern ist es ganz wesentlich, zu verstehen, dass das von der Neugeborenen-Intensivstation kommende Baby aufgrund seiner frühen Erfahrungen ganz andere Muster erlernt hat, auf seine Umgebung zu reagieren. Außerdem war es ein Frühgeborenes und auf der Neugeborenen-Intensivstation viele Wochen lang krank, und der medizinische Zustand kann ein Faktor der Reaktionsbereitschaft des Babys sein.

Manche Verhaltensweisen und Reaktionen fordern von dem Baby hinsichtlich der Atmung, des Beibehaltens der Hautfarbe und der Belastbarkeit ihren Tribut. Mit diesen Reaktionen zeigt das Kind, dass es müde und überfordert ist und sein Aktivitätslimit überschritten hat, und es könnte damit zeigen, dass die Aktivität kürzer sein oder durch eine Pause unterbrochen werden sollte.

Das Timing der Reaktionen des Babys erlernen

Als und Lawhon (2004) berichteten, dass …

> … zeitlich schlecht abgestimmte Stimuli erkennbar in alle Subsysteme eindringen und sie stören, während zeitlich angemessen abgestimmte Stimuli die funktionelle Integration aufrechtzuerhalten und zu stärken und das Wachstum zu unterstützen scheinen. Die Aufgabe des Unterstützens liegt im Erkennen synchronen und kohärenten Funktionierens und in der Schwelle zur Störung. *(Ebd.: 49)*

Zeitlich schlecht abgestimmte Stimuli bedeuten, dass ein Geräusch oder eine Berührung dem Baby zu einem Zeitpunkt geboten wird, an dem es müde oder nicht imstande ist, die Stimulation zu empfangen **(Abb. 5-3)**.

Wird das Baby beispielsweise gestresst, nachdem es gefüttert wurde, und ein Familienmitglied möchte ein «Wir-schauen-uns-an-Spiel», signalisiert das Baby unter Umständen, dass es nicht bereit (oder müde) ist, indem es einen schläfrigen Blick hat, blass aussieht und bei schwacher Reaktionsbereitschaft oder gar Vermeidungsverhalten «abwesend» erscheint. Eine andere Aktivität vorzunehmen oder vom Baby zu fordern, länger zu schauen, kann zu anstrengend sein, die Müdigkeit verstärken oder gar eine unregelmäßige Atmung oder sehr blasse Hautfarbe verursachen.

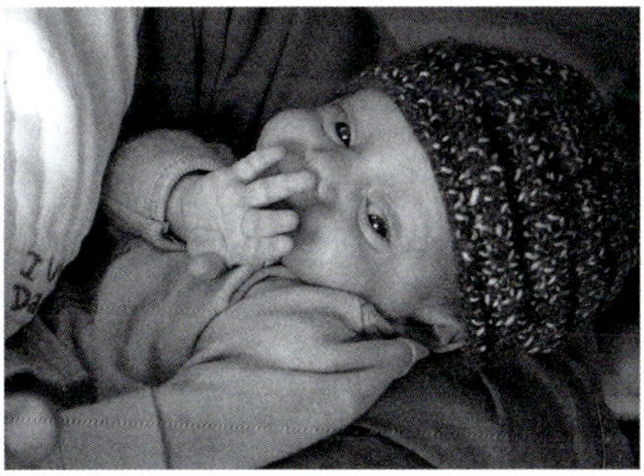

Abbildung 5-3: Benjamin «sagt», er sei nicht zur Interaktion bereit

Auf die Stressreaktionen des Babys achten

Wenn dem Baby eine neue Aktivität oder auch nur der Teil einer gängigen Aktivität angeboten wird und der Stimulus überfordernd oder anstrengend zu sein scheint, stellt der Elternteil oder die Betreuungsperson unter Umständen fest, dass das Baby eine Reihe von Stressreaktionen (z. B. eine beschleunigte, unregelmäßige Atmung) zeigt. Das Gesicht des Babys kann einfallen und es mag einen glasigen Blick bekommen. Außerdem kann es schläfriger erscheinen oder agitiert werden. Diese Reaktionen deuten darauf hin, dass das physiologische, das motorische und/oder das Schlaf-Wach-System gestresst oder strapaziert worden sind. Das Baby ist nicht imstande gewesen, mit einer solchen Reizintensität und -frequenz zurechtzukommen. Andererseits kann eine Aktivität damit beginnen, dass das Baby zunächst müde und gestresst aussieht. Wenn man ihm dann eine Pause einräumt und ihm Zeit gibt, sich weiter zu entspannen, kann es Reaktionsbereitschaft zeigen, indem es still abwartet und dann schaut, wenn der Elternteil oder die Betreuungsperson spricht. Dabei könnte es ihm oder ihr ins Gesicht schauen, in Richtung der Stimme blicken oder infolge der Pause gar in der Lage sein, dem Gesicht zu folgen, das sich langsam hin und her bewegt.

> Ich konnte sehen, dass meine Kleine gern im Arm gehalten werden wollte, wenn sie die Beine anzog, eine Hand zum Gesicht führte und eine Hand dicht ans Kinn brachte. Sie atmete gleichmäßig und sah mit geschlossenen Augen sehr ruhig und still aus. Sie fühlte sich wohl, ich fühlte mich, als seien wir wieder eins.

Sich der Bewegungen und Haltungen des Babys bewusst sein

Manche Babys zeigen Stabilitätsmuster und erscheinen ruhig und zufrieden, vor allem, wenn sie wach sind und im Arm gehalten werden. Wird ein Baby in sein Bettchen gelegt, könnte der Positionswechsel dazu führen, dass es Arme und Beine steif ausstreckt. Dies kann bedeuten, dass es im Arm seiner Mutter oder seines Vaters sehr ausgeglichen war **(Abb. 5-4)**, der Stellungswechsel jedoch die motorischen Systeme über sein Kontrollvermögen hinaus erregt hat.

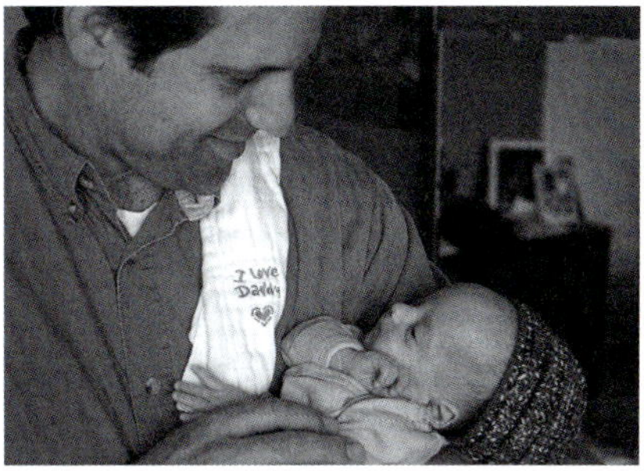

Abbildung 5-4: Papa lernt Benjamins Signale

Dem Baby zuhören und es beobachten

Ein Baby, das leicht ermüdet oder gar erschöpft wird, zeigt unter Umständen, dass es Schwierigkeiten beim Kommunizieren hat. Eventuell weint es nicht nur und wird nervös, sondern hat bei verlangsamter oder beschleunigter Atmung gegebenenfalls auch Atemschwierigkeiten und -schwankungen. Sein Gesicht kann blass und müde aussehen.

Beachten der Versuche des Babys, Stimulation und Aktivität zu mäßigen

Zunächst kann das Baby nur dann auf Gesicht und Stimme des Elternteils oder der Betreuungsperson reagieren, wenn beides sorgsam und sanft und zu dem für das Baby angemessenen Zeitpunkt präsentiert wird. Die Reaktionsbereitschaft des Babys kann sich von einer Sekunde zur anderen ändern. Eltern und Betreuungspersonen müssen sich fragen, ob das von ihnen geleistete Input der Belastbarkeit des Babys zu diesem Zeitpunkt entspricht: «Wie nimmt mein Baby meine Interaktionsbemühungen auf, und wie geht es damit um?» Nach einem Bad oder einer längeren Anstrengung zu schauen und zu hören, könnte ein Baby sowohl müder als auch wacher werden. Führt die Interaktion dazu, dass sich das Kind zurückzieht, ist es unter Umständen nicht der beste Zeitpunkt, zu erwarten, es könne spielen oder ein «Wir-schauen-uns-an-Spiel» vertragen. Ist der Input auf die Belastbarkeit des Babys und dessen Stimulationsschwelle abgestimmt, wird es reagieren können. Dabei wird seine Grenze eventuell schon frühzeitig und auf einem ganz anderen Niveau erreicht als tags zuvor. Reaktionsniveau und Belastbarkeit des Babys können sich von Tag zu Tag stark ändern. Achten Sie beim Interagieren darauf, wie lange das Baby braucht, um sich nach einer Interaktion zu erholen. Wenn es ihm schwerfällt, so spiegelt dies nicht Ihre Fähigkeiten als Eltern wider, sondern hat mit der Unreife und Müdigkeit sowie mit der Fähigkeit des Babys zu tun, sich wieder ins Gleichgewicht zu bringen.

Mit zunehmender Erfahrung der Eltern im Erkennen und Interpretieren der Signale des Babys wird dieses auch immer geübter darin, mit weniger Stress und Anstrengung auf gleichbleibende Weise zu reagieren. Die Hinweise auf die Aktivitätsschwelle und -grenze des Babys zu verstehen, hilft, beim Säugling Energiereserven und vermehrte Toleranz aufzubauen, und es hilft dem Baby gleichzeitig, die Fähigkeiten zu erwerben, auf andere zu reagieren und mit ihnen zu interagieren. Eltern stellen sich folgende Fragen:

- Was sagt mir das Verhalten meines Babys?
- Wie scheint mein Baby mit mir in Kontakt treten zu wollen?
- Wie kann ich meinem Baby helfen, mit mir in Verbindung zu treten?

Umgang mit der Belastbarkeit des Babys

Man hat die Metapher einer Verkehrsampel vorgeschlagen, um Eltern und Betreuungspersonen lernen zu helfen, wie die Verhaltensbotschaften ihres Babys zu verstehen sind und wie man darauf reagiert (Flushman/vandenBerg, 1984; Nugent et al., 2007).

Grün Wenn das Baby mit einer Aktivität zurechtkommt, ist sein Verhalten konstant und entspannt, und es erscheint zufrieden. Die Interaktion kann weitergehen (grünes Licht). Die Betreuungsperson kann weitermachen, indem sie zugleich genau hinschaut.

Gelb Die Metapher eines gelben Lichts steht für das Bedürfnis nach einer Auszeit, bevor mit einer Aktivität fortgefahren wird. Dies kann eintreten, wenn das Baby gezeigt hat, dass es die Aktivität nur begrenzt toleriert. So kann das Kind zum Beispiel signalisieren, dass es nicht bereit ist, ein «Wir-schauen-uns-an-Spiel» zu spielen, indem es nach unten schaut oder die Hautfarbe von Rosa nach blass wechselt. Dieses subtile Zeichen kann insofern ein gelbes Licht sein, als es darauf hinweist, dass bei dem Baby im Augenblick schon der Beginn einer Interaktion nicht funktioniert. Es spricht dafür, dass die Betreuungsperson das Baby auch weiterhin während der gesamten Interaktion oder Aktivität beobachten und entscheiden sollte, ob es die Aktivität fortsetzen oder eine kurze Pause machen möchte. Zeigt es leichte Anzeichen von Stress, signalisiert gelbes

Licht der Betreuungsperson, innezuhalten oder langsamer zu machen und das Baby weiter zu beobachten. Eine Intervention, wie das Baby im Arm zu halten und seine Arme nahe dem Gesicht unter die Decke zu stecken, könnte dem Baby helfen, organisierter, entspannter und stabiler zu werden. Auch die Interaktion zu stoppen kann das Baby ruhiger und gelassener machen. Ist es dann von seinem Verhalten her wieder bereit, organisiert und ruhig, kann die Interaktion weitergehen. Sobald ein Baby sich entspannt und zunehmende Reaktionsbereitschaft zeigt, können die Eltern die Interaktion wiederaufnehmen und es sanft und langsam auf die nächste Ebene führen, indem sie die Interaktions- und Spielzeiten verlängern oder die Intensität der Interaktion erhöhen. Im Idealfall beginnt das Baby, sich zu beruhigen und Anzeichen zu zeigen, dass es mit der Aktivität zurechtkommen kann. Ziel ist es, mit dem Baby *zusammen zu sein* und darauf hinzuarbeiten, aufeinander eingestimmt zu sein.

Rot Wird das Baby hochgradig gestresst und desorganisiert, ist es Zeit, aufzuhören und seine Reaktion als rotes Licht zum Abwarten und Ausruhen zu verstehen. Unter diesen Bedingungen macht der Elternteil oder die Betreuungsperson eine Pause und beobachtet das Baby, wobei es sich erholen kann, bevor es mit der Interaktion weitergeht. Babys in diesen Situationen zeigen Schwierigkeiten, ihre Reaktionen zu regulieren und zu managen, und brauchen mehr Hilfe seitens der Eltern und Betreuungspersonen, um sich zu beruhigen. Wird das Baby viele Male am Tag überlastet, kann dies zu erhöhter Reizbarkeit, Nervosität und der Unfähigkeit führen, Schlaf- und Wachstadien zu managen. Unter Umständen bedarf es der Unterstützung und Edukation, um Eltern und Betreuungspersonen zu helfen, die Signale des Babys zu erlernen und festzustellen, welche Aktivitäten für das Baby belastend sind und auf ein Mindestmaß reduziert oder vermieden werden müssen. Interventionen sollen Agitiertheit und Stress verhindern, indem sie die Betreuung, die Umgebung oder das spezifische Handling umstellen, um Babys zu helfen, sich zu beruhigen und zu regulieren. So könnte ein Baby beispielsweise hochgradig durch einen Windelwechsel in Rückenlage auf einem Bett oder Wickeltisch belastet werden. Das Baby könnte sich unwohl fühlen, wenn es in dieser Position liegt. Eine Alternative ist, die Windel in Seitenlage des Babys zu wechseln. Viele Babys merken, dass sie in dieser neuen Lagerung beim Windelwechsel leicht an den Fingern saugen können. Dies könnte einem Baby helfen, sich ruhiger zu fühlen und sich besser zu managen. Schon eine kleine Umstellung wie diese kann einiges bewirken. Fachkräfte für Säuglingsentwicklung und für Frühinterventionen können Eltern und Betreuungspersonen bei diesem Anpassungsprozess unterstützen (für weitere Informationen siehe Kapitel 7).

Direkten Blickkontakt und intensives Starren entwickeln

Interaktion von Angesicht zu Angesicht – intensiver, fester Blickkontakt zwischen einem Elternteil und dem Baby – ist wichtig für die Entwicklung eines Babys. Ein Neugeborenes sieht am besten, wenn das Gesicht der Betreuungsperson etwa 25–30 Zentimeter entfernt ist (Haynes, White & Held, 1965). Sich längere Zeit anzustarren ist ein aufregendes Element der Eltern-Kind-Beziehung. Das Gesicht des jeweiligen Elternteils wird zu einem starken Stimulus für das Baby (Brazelton, Koslowski & Main, 1974). Babys lernen, den Gesichtern ihrer Eltern zu folgen und verbringen Zeit mit intensivem Starren. Außerdem sind sie empfänglich für den Gesichtsausdruck ihrer Eltern, wobei sie sich zunächst auf die Augen und später auf den Mund konzentrieren (Schore, 2003). Diese Erfahrung von Angesicht zu Angesicht trägt zur Entwicklung der primären Eltern-Kind-Beziehung bei (Schore, 2003) und macht den beiden Sozialpartnern viel Spaß. Das Gesicht eines Elternteils ist eine reichhaltige Quelle für visuelle Stimulation, Bewegung und soziale Interaktion (Schore, 2003).

Die weitere Entwicklung

Nach mehreren Monaten zu Hause und der Phase der ersten Anpassung beginnen sowohl die Eltern als auch das Baby, sich zu verändern. Nach und nach tauchen beim Baby neue Verhaltensweisen auf, und die Eltern stellen fest, dass sie nicht mehr so protektiv zu sein brauchen, weil ihr Baby nicht mehr so empfindlichen gegenüber dem Handling, der Umgebung und der Pflege und Versorgung zu sein scheint. Oft fällt dies zunächst bei den Schlafrhythmen auf; zu diesem Zeitpunkt verlaufen das Einschlafen und das allmähliche Aufwachen nach und nach fließender.

> Letzte Nacht schlief er seit sechs Monaten zum ersten Mal sechs Stunden lang. Ich wachte auf und hatte das Gefühl, er müsste krank sein, weil er mich nachts nicht geweckt hatte.

Die Phase der Erschöpfung scheint eine ferne Erinnerung zu sein. Das Füttern macht allmählich mehr Spaß. Oft merken Eltern, dass das Gesicht ihres Babys entspannter ist und es mehr lächelt, und es kommt häufiger zu «Unterhaltungen», was für sie ein beruhigendes und erleichterndes Zeichen sein kann.

Die meisten Babys befinden sich auf einem guten Weg der Genesung und zeigen immer mehr Energie und Ausdauer, stete Gewichtszunahme, zunehmende körperliche Kraft sowie einige Entwicklungsschübe. Die Entwicklung von Motorik und Sprache scheint zu diesem Zeitpunkt voranzuschreiten. Die Babys werden aufgeregt, wenn sie etwas erreichen, und sind frustriert, wenn sie Interaktionen und entwicklungsbedingte Aktivitäten, wie aktives Folgen, Greifen, Halten, Lächeln und erste stimmliche Äußerungen, nicht wiederholen können. Kann ein Baby zum Beispiel erst einmal stehen, möchte es vielleicht, dass man es umfasst, und hüpfende Bewegungen mit ihm macht. Außerdem möchte ein Baby, wenn es einem Elternteil auf den Schoß gesetzt wird, vielleicht an den Händen in den Stand gezogen werden. Dem Baby zu ermöglichen, diese Entwicklungsfähigkeiten zu üben, ohne es zu übermüden oder zu frustrieren, bietet neue Herausforderungen. Manche Eltern mögen nervös sein und ihr Kind nur ungern zu neuen Fähigkeiten ermutigen. Unter Umständen sind sie protektiv und möchten Aktivitäten einschränken, um Verletzungen zu vermeiden (Allen, 2008). Eine Aktivität in kleineren Schritten anzubieten und dem Baby zu ermöglichen, einen Schritt nach dem anderen zu üben, wird zum einen das Bedürfnis des Kindes, neue Fähigkeiten zu üben, als auch das Bedürfnis der Eltern, es schrittweise anzugehen, befriedigen. Die Erfolge des Babys im Gleichgewicht zu halten, macht Eltern mutig, freudvoll und stolz.

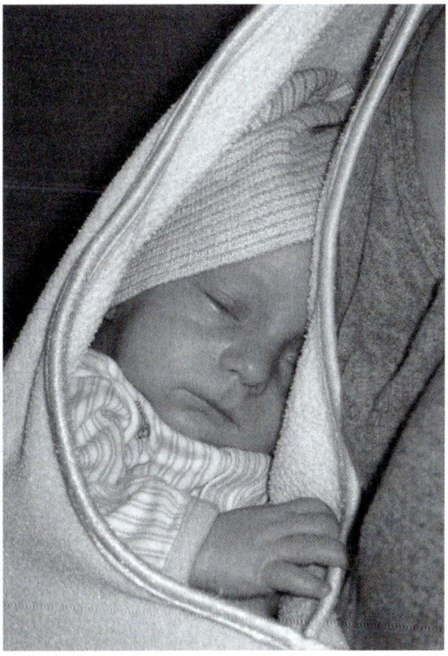

Abbildung 5-5: Benjamin im Tiefschlaf an seiner Mutter

Wie rasch neue Fähigkeiten erlernt werden, hängt davon ab, wie frühreif das Baby bei der Geburt war und wie lange es in der Klinik lag. Fähigkeiten der Spracherkennung und des sprachlichen Ausdrucks entwickeln sich. Bei manchen Babys erfordert stimmliches Spiel (Brabbeln und Gurren) wiederholt Aufmerksamkeit seitens der Eltern oder der Betreuungsperson, um dem Baby ausgiebiges und stetes Zuhören und ein entsprechendes soziales Umfeld zu bieten. Eltern und Betreuungspersonen können darin unterstützt werden, die Sprachentwicklung zu verstehen und einzuschätzen, und zu lernen, wie man dem Baby hilft, diese Fähigkeiten und sensorischen Erfahrungen zu üben.

Ein Baby, das in der zweiten Hälfte des ersten Lebensjahres im Bereich von sechs bis zwölf Monaten funktioniert, ist bereit für eine Reihe neuer Aktivitäten (zur Altersadaptation bzw. -korrektur siehe Anhang B). Wenn Eltern Fragen haben, auf welche Aktivitäten sie sich konzentrieren und wie sie die Entwicklung eines Babys unterstützen sollten, können sie sich an ein Frühinterventionsprogramm oder ein Nachsorgeprogramm für die Entwicklung nach der Neugeborenen-Intensivstation wenden. Babys brauchen Aktivitäten, die zu typischen Entwicklungsaufgaben anregen und sie unterstützen, darunter:

- ohne Unterstützung sitzen, stehen, rollen, krabbeln und kriechen
- feinmotorische Aufgaben, wie den Transport von Gegenständen, Daumen-Finger- und Zangengriff, vermehrten Blickkontakt mit Gegenständen, wenn damit umgegangen wird, sowie Erkunden von Objekten ganz unterschiedlicher Größe, mit unterschiedlichen Geräuschen und von unterschiedlicher Beschaffenheit
- vielfältige Aktionen mit Gegenständen (z. B. mit ihnen wedeln, sie gegen etwas anderes schlagen, sie schütteln, reiben)
- Hören und Verstehen ständig auftauchender Namen von Routineereignissen, Personen und Objekten
- Entwickeln eines Repertoires an Gesten und Gesichtsausdrücken (z. B. für *Tschüss*, *alle-alle*, *hoch* und *runter*)
- Teilnahme an einfachen sozialen Spielen (z. B. «Backe-backe-Kuchen» oder «Kuckuck!»)
- Aussprechen von Vokalen und Kombinationen aus Vokalen und Konsonanten (z. B. «Baba», «Dada»).

Informationsblätter

Folgende Informationsblätter aus Anhang E am Schluss des Buches liefern Zusatzinformationen zu den in diesem Kapitel erörterten Themen:

- Die Zeichen Ihres Babys erkennen
- Lagerungs- und Handhabungsstrategien zur Fürsorge für Ihr Baby
- Kommunizieren mit Ihrem Baby
- Spielen mit Ihrem Baby
- Ihrem Baby Lernen helfen
- Bewegungsförderung für Ihr Baby
- Anregungen zur Unterstützung der Entwicklung im 1. Lebensjahr

Kapitel 6
Unterstützen der frühen Entwicklung des Babys beim Übergang nach Hause

- Ziele für das Baby während der Genesung
- Beispiel eines Betreuungsplans für ein Baby, das aus der Klinik nach Hause kommt
- Erkennen von Schwächen und Störungen des Babys
- Nützliche Strategien und Adaptationen zur Überwindung dieser Verhaltensstörungen

Als wir unseren Sohn nach Hause bringen konnten, war er noch etwa zwei Wochen vom eigentlichen Termin entfernt und wog nur 1800 Gramm. Intuitiv wussten wir, dass er sehr zerbrechlich war, aber uns war noch nicht klar geworden, wie sehr er sich in seiner Entwicklung von einem reifgeborenen Baby unterschied. Wir waren nur auf das Wesentliche konzentriert – Füttern, Windelwechsel, Warmhalten und Überprüfen seiner Atmung. Wie bei einem reifen Neugeborenen war ich der Ansicht, unsere Verantwortung läge ausschließlich darin, dafür zu sorgen, dass er wächst und gedeiht. Natürlich versuchten wir, auf unsere Erfahrungen beim Aufziehen unserer beiden größeren Kinder zurückzugreifen. Das half uns in den ersten paar Monaten zu Hause nicht viel.

In vieler Hinsicht waren wir unglaublich dankbar, zu Hause zu sein, und in anderer Hinsicht war es erschreckend. Es stellte sich heraus, dass es uns schwerfiel, die Zeichen unseres Sohnes zu verstehen, bis wir die Hilfe unseres Entwicklungsspezialisten hatten. Wir waren so dankbar, Hilfe zu haben, um zu verstehen, was unser Sohn uns zu sagen versuchte, und um vor dem Hintergrund seiner Frühreife mehr über seine Entwicklung zu erfahren.

Die Unterstützung der Entwicklung eines Babys nach dessen Verlassen der Neugeborenen-Intensivstation bedeutet, die noch im Entstehen begriffene Organisation und Integration seines Zentralnervensystems zu berücksichtigen. Eltern und Betreuungspersonen können lernen, mit dem Spektrum der individuellen Reaktionen ihres Babys auf verschiedene Ereignisse und Aktivitäten vertraut zu werden. Jedes Baby, das sich von einer Krankheit erholt und an die Welt zu Hause und in der Familie anpasst, hat ein ganz individuelles Toleranzspektrum für Aktivitäten und Interaktionen.

Ziele für Babys, die von einer Krankheit genesen

Weil Babys sich von einer Krankheit erholen, brauchen sie Zeit, um konstante Routinen für den Schlaf, das Wachsein und die Nahrungsaufnahme zu erleben und zu festigen, und sie brauchen auch Zeit, um nach und nach sanfte und ihrer Belastbarkeit entsprechende Aktivitäten und Spielzeiten zu genießen. Unter Umständen sind Modifikationen der Umgebung, wie etwa die Anpassung der Beleuchtung und der Geräusche, erforderlich. Familienmitglieder und Betreuungspersonen werden erste Ziele für die Unterstützung des Babys zu Hause setzen wollen, wie etwa folgende:

- Bedarfsweise Anpassung der Beleuchtung, des Geräuschpegels und der Aktivität sowie entsprechender Schutz für das Baby
- Beobachten des Verhaltens des Babys und lernen, seine Signale zu erkennen und zu verstehen
- Unterstützen des Babys, mit Aktivität und Stimulation umzugehen und beides abzuschwächen
- Unterstützen der Bemühungen des Babys, sich selbst zu beruhigen
- Fördern der Körperhaltung des Babys mit eng am Körper gebeugten Armen und Beinen bei entspannter Lagerung, was gebeugte, eingerollte Haltungen fördert
- Ermutigen zur Entwicklung einer Reihe von Strategien der Selbstberuhigung, wie etwa Saugen an den eigenen Fingern oder einem Schnuller, Stemmen der Füße gegen die Matratze oder den Rand des Bettes, sich selbst an den Händen halten, Greifen nach und Halten eines Fingers von Vater oder Mutter oder einer Decke, Sich-Einrollen zur Entspannung oder zum Anschauen eines Elternteils oder einfachen Spielzeugs
- sanftes Ermutigen der visuellen Aufmerksamkeit, indem man dem Baby das Gesicht zunächst nur eines Elternteils zeigt und Objekte zu einem anderen Zeitpunkt sanft und langsam erneut anbietet, um allmählich Interesse zu wecken
- Planen täglicher Pflege- und Betreuungsereignisse, wie Baden und Spielzeit, zu einem Zeitpunkt, an dem das Baby am besten ausgeruht ist. (Zwei aktive Ereignisse, z. B. Baden mit anschließendem Spielen, können mehr sein, als das Baby zunächst bewältigen kann.)

Mit fortschreitender Reifung und Genesung werden Frühgeborene bereit für zusätzlichen Input. Wenn Eltern und Betreuungspersonen das Baby beobachten und seine Reaktionsmuster kennenlernen, lernen sie nach und nach auch seine Signale kennen, etwa, wenn es zum Spielen bereit ist oder aufhören möchte, um sich auszuruhen (s. a. Kap. 5). Das Baby wird in erkennbar unterschiedlichem Maße mit zunehmender Aktivitätsintensität umgehen können, und mit zunehmender Reife fallen viele neue Aktivitäten leichter. Indem Eltern lernen, das Reaktionsspektrum des Babys zu erkennen und zu verstehen, wird es zu ihrer Aufgabe, feinfühlig und behutsam zu reagieren.

Während des Übergangs von der Klinik nach Hause werden Eltern und Betreuungspersonen Veränderungen der Verhaltensreaktionen ihre Babys wahrnehmen. Fütterungspläne können unregelmäßig sein, Schlaf- und Wachrhythmen mögen schlecht organisiert scheinen, und Babys können nervöser oder müder sein, da sie eine enorme Umstellung von der Neugeborenen-Intensivstation auf die häuslichen Verhältnisse durchlaufen. Die Nahrungsaufnahme kann sehr an den niedrigen Energiepegeln des Babys zehren; es kann die Geduld selbst der tolerantesten Eltern auf eine harte Probe stellen, weil es nach einer Stunde Stillen gerade mal 60–90 Milliliter zu sich genommen hat. Stillen kann zu einer sehr kurzen Erfahrung werden, bei der der Säugling gleich nach dem Ansaugen der Brustwarze an der Brust einschläft. Manche Babys reagieren auf einen Windelwechsel oder ein Bad, indem sie gereizt und erschöpft werden. Manche Babys zeigen ihre Erschöpfung oder ihren Stress durch Atemunregelmäßigkeiten, wie etwa eine leicht oder mäßig beschleunigte Atmung. Oder sie zeigen ihr Unbehagen, indem ihre Haut blass oder grau wird. Diese Reaktionen spiegeln die Schwierigkeiten wider, die genesende Frühgeborene beim Regulieren ihrer physischen Systeme haben, wenn sie mit dramatischen Veränderungen der Umgebung und der Pflege bzw. Versorgung konfrontiert werden. Die Umstellung von der betriebsamen Umgebung einer Neugeborenen-Intensivstation mit ihren konstanten Rhythmen auf eine neue und andere Umgebung zu Hause ist für das Zentralnervensystem eines Neugeborenen, das krank war, eine Herausforderung. In diesem Kapitel werden Ansätze und Ideen zur Unterstützung der Entwicklung des Babys bei diesem bedeutsamen Übergang von der Neugeborenen-Intensivstation nach Hause dargestellt. Der erste Entwicklungsbedarf besteht darin, die Fähigkeit des Babys zu erhöhen, mit Interaktionen der Betreuungspersonen umzugehen und sich den verschiedenen Pflege- und Versorgungsroutinen anzupassen. Von der Neugeborenen-Intensivstation heimkommende Babys sind damit beschäftigt, an Gewicht zuzunehmen, Energiereserven aufzubauen und die Fähigkeit zu entwickeln, mit ihrem Wachsein und Schlafen, ihrer Nahrungsaufnahme und dem Interagieren mit ihrer Familie in einer neuen Welt umzugehen.

Der Entwicklungsspezialist für Säuglinge – eine singuläre Rolle

Spezialisten für die Säuglingsentwicklung, die im Verhalten von Neugeborenen und Hochrisikobabys (incl. Frühgeborene und medizinisch versorgungsbedürftige Babys) ausgebildet sind, können eine bedeutende Rolle spielen, indem sie Unterstützung und Wissen über die verhaltens- und entwicklungsbezogenen Bedürfnisse von Babys bieten, die von der Neugeborenen-Intensivstation kommen. Die wichtigste Rolle dieser Fachkräfte besteht darin, die Beziehung zwischen Eltern und Baby beim Übergang nach Hause zu unterstützen und

Eltern dabei zu helfen, die Verhaltensmuster ihres Babys, die sich von denen reifer Babys unterscheiden, zu verstehen (Browne, 2004). Diese Spezialisten können jeweils einen ganz unterschiedlichen fachlichen Hintergrund haben, wie etwa Pflege, Edukation und Physio- oder Ergotherapie. Sie sind auf die Versorgung von Neugeborenen und hochgefährdeten Babys spezialisiert und haben unter Umständen eine Zusatzausbildung in der Arbeit mit Frühgeborenen erhalten. Ihre Rolle umfasst die spezifische Beratung beim Fördern der Beziehung zwischen Eltern und auf der Neugeborenen-Intensivstation versorgten Babys, beim Fördern des Wissens über physiologische Zusammenhänge bei Neugeborenen sowie beim Verstehen der einzigartigen Verhaltensmuster medizinisch versorgungsbedürftiger oder frühgeborener Babys.

Die Entwicklung eines von der Neugeborenen-Intensivstation kommenden Babys nimmt einen ganz eigenen Verlauf, der von seinen medizinischen Bedürfnissen und der frühen Klinikerfahrung abhängt.

Der Spezialist für Säuglingsentwicklung kann bei diesen Babys und Familien mehrere Bedürfnisse ansprechen, darunter individuelle Entwicklungs- und Verhaltensprobleme und emotionale Unterstützung für die Familie. Wichtig ist, die Beziehung zwischen dem Baby und der Familie zu unterstützen, die durch die Dauer des Klinikaufenthalts, durch Angst um das Überleben des Babys sowie durch technische Anforderungen infolge der medizinischen Komplikationen des Babys beeinträchtigt worden sein kann. Dies bedeutet, den Eltern eine Reihe von Dienstleistungen anzubieten, etwa, indem man Informationen über die gesundheitlichen Bedürfnisse des Babys sammelt, indem man die Erwartungen der Eltern versteht, mit medizinischen Fachkräften zusammenarbeitet und die Funktion der Familie unterstützt. Es bedeutet, sich um das Handling des Babys und um Pflege- und Versorgungsbelange, um Probleme beim Füttern, Reizbarkeit sowie das Management von Schlaf- und Wachzeiten zu kümmern. Ein primäres Ziel muss darin bestehen, zu Interaktionen zwischen Eltern und Kind zu ermutigen und sie zu unterstützen. Ein kundiger Spezialist für die Entwicklung von Babys mit Hintergrund und Spezialausbildung in früher Entwicklung von Systemen bei Neugeborenen einschließlich des physiologischen und motorischen und des Zustandssystems sowie der Grundlage des Selbstregulationssystems, kann der Familie helfen, die Fähigkeit des Babys zur Regulierung von Emotionen und Erregung (Arousal) aufzubauen (Papousek, Schieche & Wurmser, 2009).

Lillas und Turnbull (2009) beschreiben einen neurorelationalen Prozess oder Ansatz (Neurorelational Framework, NRF) zur professionellen Unterstützung von Familien. Drei zwischenmenschliche Verhaltensmodi dienen der Förderung des Lernens. Der erste, der *Reaktionsmodus*, fördert Lernen durch zwischenmenschliche Verbindungen. Er betont aktives Zuhören sowie kooperative Partnerschaften zwischen Eltern und Fachpersonen. Der *Direktmodus* nutzt Strategien, die eher dem Coaching ähneln und dazu dienen, für Informationen und Mustertechniken zu sorgen und in definierten Bereichen Fähigkeiten aufzubauen. Der dritte Modus wird als *Reflexionsmodus* zwischenmenschlichen Verhaltens bezeichnet. Dieser Ansatz betont die Selbstreflexion und das Gewinnen von Einsichten durch Nachdenken über die Bedeutung von Erfahrungen und deren prüfende Betrachtung. Diese Techniken oder Strategien werden eingesetzt, wenn Eltern und Fachpersonen Arbeitsbeziehungen untereinander aufbauen, und können einen nützlichen Bezugsrahmen für die Untersuchung dieser Arbeitsallianz darstellen.

Betreuungsplan für Benjamin – ein Beispiel

Eine Beschreibung des Babys Benjamin in den folgenden Abschnitten zeigt unterstützende, individuell zugeschnittene und entwicklungsorientierte Pflege- und Versorgungsprozeduren. Benjamin hat hingebungsvolle Eltern und zwei größere Schwestern im Alter von vier und sechs Jahren. Er wurde nach 30 Wochen und sechs Tagen Schwangerschaft geboren und war für sein Gestationsalter klein. Drei Tage war er an ein Beatmungsgerät angeschlossen und kam kurz vor dem geplanten Geburtstermin von 39 Schwangerschaftswochen nach Hause. Zwei Wochen später kam eine Spezialistin für Säuglingsentwicklung zu Benjamin und seiner Familie nach Hause. Anhand der Family Infant Relationship Support Training Scale (Browne et al., 2000) beobachtete sie Benjamins Verhalten und seine Reaktionen, um die Muster seines vegetativen, motorischen, Zustands-, Aufmerksamkeits- und Selbstregulierungssystems zu beschreiben.

Beobachtung Benjamins während der Betreuung

Die folgenden Verhaltensweisen wurden in Ruhe, bei Versuchen, an der Brust zu saugen, beim Windelwechsel und bei einer kurzen Pause mit seiner Mutter **(Abb. 6-1)** beobachtet.

Verhaltensweisen aus dem vegetativen System Benjamin zeigte eine sehr rasche Atmung (Tachypnö) und Einziehungen des Thorax bei sehr blasser Gesichtshaut. Seine Hautfarbe wurde dunkler, als er darum kämpfte, sich an der

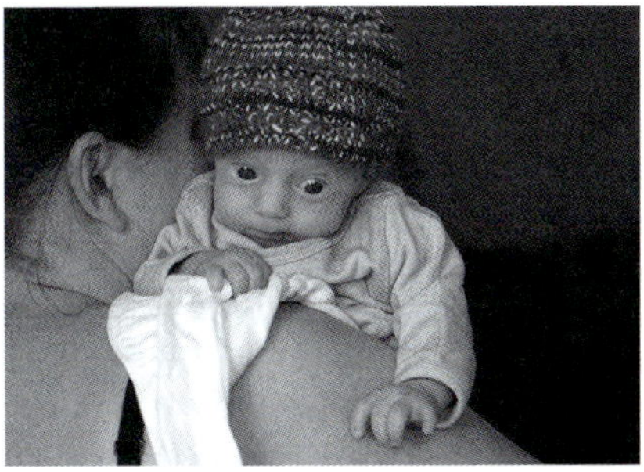

Abbildung 6-1: Benjamins Mutter hilft ihm, ruhig zu sein

Brust seiner Mutter festzusaugen. Beim Windelwechsel atmete er weiterhin sehr rasch und ermattete deutlich. Nach der erhöhten Anstrengung durch das Saugen aus dem Fläschchen atmete er rascher und nach dem Stillen spuckte er. Seine Hautfarbe vertiefte sich um Augen und Mund herum zu einem dunklen Lila.

Verhaltensweisen aus dem motorischen System Benjamin konnte die Hände zum Gesicht führen, wenn Arme und Ellenbogen unterstützt wurden. Er ballte die Hände zu Fäusten und hielt sich an Fingern der Eltern fest. Bei voller Unterstützung durch seine Mutter blieb er gebeugt und eingerollt. Beim Stillen, was eine Minute dauerte, lag er auf der linken Seite mit Blick auf seine Mutter, und sie legte ihn beim Stillen mehrfach auf die Schulter, um ihn ruhig zu halten. Zu diesem Zeitpunkt konnte er nicht gleichzeitig saugen und schauen. Wenn Benjamin zum Windelwechsel auf den Rücken gelegt wurde, streckte er seine Arme in die Luft, während er mit den Beinen, Armen und Händen in alle Richtungen wedelte. Dies machte ihn sehr nervös, er wurde reizbar und schrie. Mit Unterstützung konnte er seine Beine gegen eine zusammengerollte Decke stemmen. Nach größeren Pflege- und Versorgungsereignissen, wie etwa dem Füttern, hingen seine Arme schlaff herab, er schien eine unregelmäßige Atmung zu haben und war sehr müde. Er war hochgradig berührungsempfindlich, wie an einer beschleunigten Atmung und geweiteten Augen zu erkennen war.

Verhaltensweisen aus dem Aufmerksamkeits- und dem Zustandssystem Benjamin schien durchaus bereit, Nahrung aufzunehmen, wurde jedoch beim Stillen nervös, schrie und hatte Schwierigkeiten, an der Brust zu bleiben. Seine Mutter brach mehrfach ab, um ihn erfolgreich zu beruhigen. Mehrmals wechselte er rasch zwischen nervösem Verhalten und Schreien.

Seine Mutter hatte Erfahrung im Beruhigen nervöser Babys und gab sich große Mühe. Schließlich beruhigte sich Benjamin in ihren Armen, hatte aber nur eine geringe Menge Muttermilch getrunken.

Bemühungen um Selbstregulierung Benjamin versuchte, sich an den Fingern seiner Mutter festzuhalten, die sie ihm während eines erfolgreichen Stillens für ein paar Sekunden anbot. Wenn seine Mutter ihn an der Schulter hielt, konnte er sich jeweils für kurze Zeit beruhigen. Der Schnuller beruhigte ihn nur kurz. Als beide ermüdeten, beschloss Benjamins Mutter, ihn zum Windelwechsel ins benachbarte Zimmer zu bringen. Er war auch weiterhin reizbar, beruhigte sich jedoch und fiel in einen erschöpften Schlaf, nachdem sie seine Windel gewechselt hatte und ihn wieder im Arm hielt.

Mitwirkung und Interaktionen von Betreuungspersonen Benjamins Eltern hatten schon viele Strategien, um ihn zu unterstützen, und suchten nach effektiveren Wegen, dies zu tun und ihm zu helfen, ruhig zu bleiben. Seine Mutter hielt ihn an ihre Schulter, sprach möglichst wenig und bewegte sich langsam und bedächtig, um ihm mit höchster Feinfühligkeit beim Übergang von ihrer Schulter auf ihren Schoß zu helfen.

Benjamins Eltern äußerten ihre Frustration über die langen Fütterungen und seine Schwierigkeit, an der Brust seiner Mutter zu bleiben. Sie waren besorgt über seine Empfindlichkeit und seine Reaktionen und hatten ihren Arzt und andere Fachpersonen um Hilfe gebeten.

Allgemeiner Eindruck Benjamin war bemüht, sich selbst zu beruhigen, wenn seine Mutter ihn im Arm hielt. Nach und nach versuchte er auch, die Füße an seiner Mutter abzustützen und sich an sie zu schmiegen, wenn sie ihn an der Schulter hielt, wurde jedoch sehr leicht reizbar, wenn Lärm und Betriebsamkeit im Raum zunahmen. Diese Reaktionen kosteten Benjamin Energie. Es fiel ihm schwer, an der Mutterbrust festgesaugt zu bleiben und das Stillen zum Abschluss zu bringen, weil er müde und nervös war. Durch das Stillen und den damit einhergehenden Windelwechsel fiel es ihm schwer, sein physiologisches und sein motorisches System zu regulieren. Nach jeder Aktivität wurde er sehr schlaff und müde. Vermehrte Betriebsamkeit im Raum, die Nahrungsaufnahme und andere Aktivitäten verbrauchten seine Energie und führten zu beschleunigter Atmung, Erschöpfung und Schwankungen der Hautfarbe von blass nach Lila um die Augen herum. Er war eindeutig erschöpft.

Benjamin schien gegenüber seiner Umgebung hochgradig reaktiv und empfindlich zu sein. Er zeigte nur eine begrenzte Fähigkeit, sich nach kurzen

Phasen der Aktivität, wie Nahrungsaufnahme, Windelwechsel und Interaktion, wieder zu stabilisieren. Er versuchte zu schauen und zu fokussieren, konnte aber keine visuell wache oder ruhige Phase aufrechterhalten und war außerstande, auch nur mit begrenztem Input zurechtzukommen. Nahrungsaufnahme und Handling erschöpften ihn rasch.

Empfehlungen zur entwicklungsorientierten Betreuung

Benjamins Verhaltensweisen zu beschreiben und zu benennen, hilft seiner Familie, zu verstehen, was er mit seinem Verhalten mitteilt. Den hypervigilanten Grad seiner Aufmerksamkeit, seine physiologischen Atemrhythmen und die Veränderungen seiner Hautfarbe zu beschreiben, kann seinen Eltern zu erkennen helfen, wie Benjamin sich fühlt **(Abb. 6-2)**.

Gemeinsam mit seinen Eltern zu überprüfen, wo Benjamin schläft und ausruht und wo seine Windeln gewechselt werden, kann helfen, herauszufinden, ob sich Adaptationen vorschlagen lassen, um die Aktivität für Benjamin auf ein Minimum zu reduzieren. Es steht zu erwarten, dass Beständigkeit in vertrauten Umgebungsbereichen, mit absehbarer Lagerung und bekannten Beruhigungs-

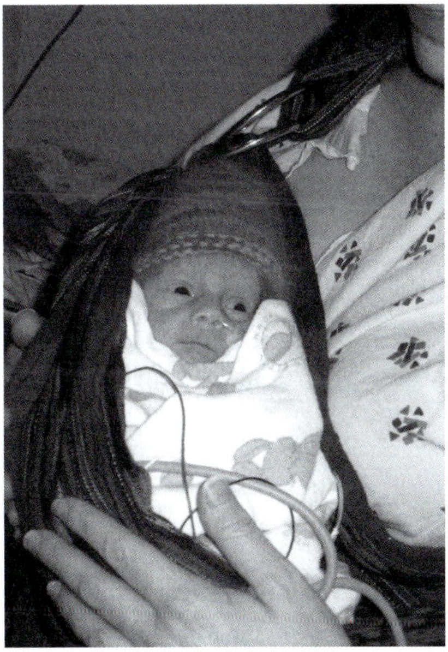

Abbildung 6-2: Benjamin wendet den Blick ab

techniken, Benjamin nach und nach helfen, sich selbst zu regulieren. Benjamins Eltern könnten seine Wachphasen unterstützen, indem sie leise mit ihm flüstern. Sie können ihm bei Übergängen helfen, indem sie ihn von einer Aktivität zur nächsten führen und dabei Input von außen langsam und sanft auf ein Minimum reduzieren. Seinen Zeiten der Nervosität können die Eltern begegnen, indem sie Phasen der Hypervigilanz aufzeichnen; sie können darauf hinwirken, Geräusche und Lärm um ihn herum zu dämpfen, das Licht abzublenden und ihn für eine Zeit der Stille und des Ausruhens im Arm halten. Zur Unterstützung beim Stillen können sie eine Stillberaterin von der Neugeborenen-Intensivstation konsultieren.

Der Spezialist für Säuglingsentwicklung und Benjamins Eltern einigten sich auf folgende Anregungen:

- Stimuli in Benjamins Anwesenheit minimieren
- die Umgebung möglichst ruhig halten
- Geschwister auffordern, im Umfeld von Benjamin zu flüstern
- Familienmitglieder auf Veränderungen in Benjamins Atmung und Hautfarbe aufmerksam machen
- sich langsam bewegen
- Benjamin Zeit geben, bei Pflege- und Versorgungsereignissen abschnittweise auszuruhen und sich zu erholen
- Benjamins Mutter bitten, eine Babytragehilfe zu verwenden, damit Benjamin den ganzen Tag schlafen kann
- Flexion fördern (oder Beine, Finger und Arme an den Körper legen), vor allem beim Windelwechsel
- Benjamin beim Windelwechsel auf die Seite lagern
- Benjamin ermutigen, an den Fingern der Eltern zu saugen
- Benjamins Greifen und Halten fördern
- Erschöpfung verhindern – nicht warten, bis er nervös wird
- schrittweise Übergänge von einer Aktivität zur nächsten.

Häusliche Nachbetreuung drei Wochen später

Drei Wochen später ergab eine häusliche Nachsorgeuntersuchung, dass Benjamin 700 Gramm zugenommen hatte. Seine Eltern waren begeistert und meinten stolz, das bedeute eine Gewichtszunahme von 30 Gramm pro Tag. Benjamins Mutter hatte eine Stillberaterin konsultiert, die sich mit den Bedürfnissen Frühgeborener auskannte. Benjamins Fütterungen wurden nun zwischen Fläschchen und Brust aufgeteilt, sodass Benjamins Vater helfen konnte. Dies förderte auch Benjamins Gewichtszunahme. Seine Mutter stellte fest, dass sie angesichts ihres eigenen Fokus, ihn zu entspannen und zum Stillen in die richtige Stellung zu bringen sowie angesichts seiner erkennbaren Gewichtszunahme durch die Flaschenfütterung akzeptiert hatte, dass er zurzeit einfach Fläschchen und Brust zugleich brauchte. Benjamin schien mehr Energie für die Fütterungen zu haben und konnte länger saugen und seine Fütterung genießen, ohne zu ermüden. Lärm und Menschen um ihn herum schienen Benjamin zu ermüden, wie anhand seiner zunehmend beschleunigten Atmung und dem Erblassen seiner Haut erkennbar wurde. Wenn es still wurde und die Menschen den Raum verließen, wurde er aufmerksam, beruhigte sich und schaute umher. Seine Eltern auf Benjamins hyperwachsamen Zustand aufmerksam zu machen, half ihnen, einen beträchtlichen schrittweisen Abbau seiner Hyperwachsamkeit zu fördern. Sie waren erstaunt, dass die Aktivität im Raum bei ihrem Sohn so viel ausmachen konnte, nämlich den Unterschied zwischen einem stillen, ruhigen Aufmerksamkeitsniveau und einem hyperwachsamen Aufmerksamkeitsniveau mit weit geöffneten Augen.

Stolz führte Benjamins Mutter vor, wie die neue Lagerung (Seitenlage) beim Windelwechsel sein Verhalten förderte. Benjamin arbeitete *selbstständig* daran, seine Hände zum Mund zu führen und an seinen Fingern zu saugen. Er hielt seine Beine in angezogener Stellung und blieb in einem ruhigen, wachen Zustand (statt zu jammern und mit gestreckten Armen und Beinen umherzurudern). Seine Mutter fand diese Veränderungen wunderbar und wunderte sich, dass Windelwechsel erfreulich sein können.

Beide Eltern und die zu Besuch anwesende Großmutter fragten nach Benjamins störanfälligem Schlafverhalten. Sie beschrieben, wie die Fürsorge für Benjamin und die Familie viel Zeit und Energie erforderte. Die Spezialistin für Säuglingsentwicklung erklärte, Benjamins Reaktionen und sein Verhalten würden in einigen Monaten ruhiger und organisierter werden. Auch wenn er nicht plötzlich wie ein voll ausgereifter Säugling erschiene, wäre er doch reifer und könnte sich für kurze Phasen selbst managen, ohne den ganzen Tag lang so viel Unterstützung zu brauchen.

Allmählich nahm Benjamin an Gewicht und Energie zu. Sein hyperwachsames Verhalten ließ im Laufe mehrerer Wochen nach, als seine Familie lernte, Zeichen einer Überlastung zu erkennen. Seine Schwestern lernten, in seiner Gegenwart zu flüstern, und er lernte, ihre Aufmerksamkeit und Aktivitäten ihm gegenüber zu tolerieren. Seine Phasen der Ruhe beim Baden, An- und Auskleiden und Windelwechsel wurden entspannter.

Und weiter geht's mit Benjamin

Benjamins Mutter hat ihn jetzt die meiste Zeit des Tages in ihrem Tragetuch. Er macht all seine Nickerchen an ihrem Körper, eingekuschelt in seinen Beutel. Zum Füttern und Windelwechsel nimmt ihn seine Mutter langsam und vorsichtig heraus, um ihm zu helfen, sich nicht aufzuregen, und legt ihn wieder zurück auf ihrem Weg durch den Tag. Dies scheint spürbar etwas in Benjamins Energieniveau und seiner Fähigkeit, an der Brust zu saugen, bewirkt zu haben. Nun hat er sogar die Energie und eine klare, entspannte Wachheit, seiner Mutter ins Gesicht zu schauen und kurze Interaktionen mit ihr zu genießen **(Abb. 6-3)**. Mit Tränen in den Augen berichtete sie: «Ich hätte nie geglaubt, dass er das tun würde!»

Wenn Benjamin hyperwachsam wird, was immer seltener geschieht, hält ihn seine Mutter dicht an sich und wiegt ihn hin und her, um ihn zu entspannen. In ihrem Tragetuch macht er gute Nickerchen und schafft abends den Übergang zu seinem eigenen Bett neben dem Bett der Eltern. Diese haben den Eindruck, dass die kontinuierliche Routine und Unterstützung bei Tag und Nacht erheblich zu Benjamins Entwicklung beitragen.

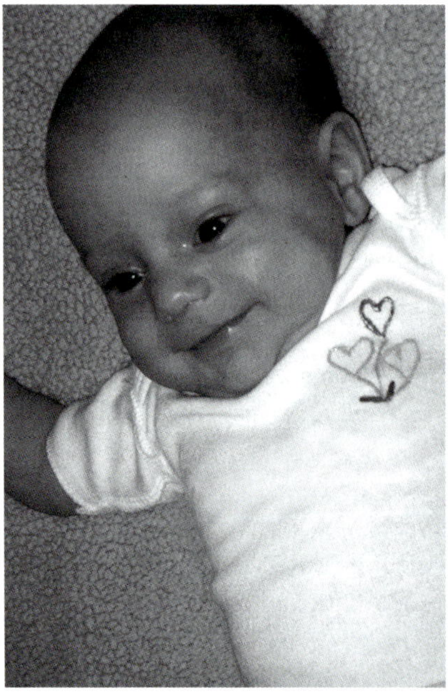

Abbildung 6-3: Benjamin mit 6 Monaten

Ich erkenne jetzt auch, wie viel ich noch lernen musste, nachdem wir ihn mit nach Hause genommen hatten. Ich bin überzeugt davon, dass es unserem Sohn als einem glücklichen, gesunden Kleinkind aufgrund der Arbeit der Entwicklungsspezialistin heute weitaus besser geht. Unsere Art des Elternseins bestand stets darin, auf die Zeichen des Babys zu reagieren, aber zu Hause, auf uns allein gestellt, konnten wir uns nur schwer vorstellen, was er uns zu sagen versuchte. Unsere Entwicklungsspezialistin hatte eine einzigartige Ausbildung und leitete uns sanft an zu verstehen, was er uns sagte und wie wir ihm helfen könnten, organisiert zu sein. Wir lernten, dass er überfordert war, wenn er uns mit herrlichen, weit offenen Augen anschaute. Oder wenn wir ihn auf den Rücken legten, um die Windel zu wechseln, änderten sich aufgrund der Lage die Hautfarbe und die Atmung. Und wenn er bei dem Versuch zu saugen jammerte, war es ihm in diesem Augenblick einfach zu viel. So bekamen wir nach und nach die Werkzeuge, um ihm wachsen und gedeihen zu helfen. Ich lernte, dass ich ihn genau beobachten und Dinge tun lassen musste, wenn er dazu bereit war. Er würde es uns wissen lassen, wenn es Zeit für den nächsten kleinen Schritt war.

Die Empfindlichkeit von Babys verstehen

Die folgenden Leitlinien können hilfreich sein, um die entwicklungsbedingten Probleme zu verstehen, welche die Fähigkeit eines genesenden Säuglings beeinflussen, neue und zunehmend komplexe Reize zu vertragen. Diese Prinzipien können Eltern und Betreuungspersonen darin unterstützen, ihre Interaktionen mit diesen Säuglingen individuell zu gestalten.

Frühgeborene oder kranke Säuglinge sind besonders empfindlich für sensorischen Input

Die Grenze dessen, was ein Baby vertragen kann, ist bei jedem Baby unterschiedlich. Säuglinge können durch ihr Verhalten ihre ganz individuellen Botschaften signalisieren und zeigen, mit wie viel von der Aktivität sie zurechtkommen. Für eine Liste des Stressverhaltens siehe Tabelle 5-2.

Selbst positive Stimuli können erdrückend sein

Auch wenn ein Baby Stimme und Gesicht eines Elternteils heute genossen haben mag, kann es morgen oder zu einem anderen Zeitpunkt nervös oder sehr müde erscheinen, wenn ein Elternteil zu spielen versucht. Es ist hilfreich, diese Anzeichen von Stress zu erkennen und eine Aktivität weniger intensiv zu gestalten oder schlichtweg einzustellen und den Säugling einfach nur sanft zu knuddeln, wenn dies eintritt. Aufmerksam auf das Baby zu achten kann auch bedeuten, ihm dabei zu helfen, mit einer Stimulation zurechtzukommen oder sie zu regulieren.

Sensorischen Input bei Bedarf minimieren

Mit zunehmender Reifung lernt ein Baby, eingehende Stimuli zur regulieren und damit umzugehen. Das Ausmaß an Stimuli, das ein Baby bewältigen kann, ist eine entwicklungsbedingte Funktion, die mit der Zeit reift und mit dem Säugling wächst, während dieser lernt, mit Aktivität aus der Umgebung umzugehen und sie zu integrieren. Eltern, die mit ihrem Kind kontinuierlich zu interagieren versuchen und seinem Bedürfnis nach Anpassungen entgegenkommen, können erfolgreich sein und werden mit zunehmender Entwicklung ihrer Beziehung zu ihrem Baby immer selbstsicherer (Als et al., 2003; Feldman et al., 2002; Griffin, Wishba & Kavanaugh, 1998).

Von einer hochgradig stimulierenden Aktivität zu einer Aktivität auf niedrigerem Niveau überzugehen, kann das sensorische Input auf ein Minimum reduzieren. Es kann sogar notwendig werden, Stimuli ganz zu beseitigen und mit dem Baby zu entspannen. Ein krankes oder frühgeborenes Baby braucht unter Umständen länger, um mit Aktivitäten zurechtzukommen und Kontrolle über die Stimuli in der Umgebung (z. B. Licht, Geräusche, Bewegungen um es herum) zu erlangen (Holditch-Davis et al., 2003). Für stete, ausgewogene Verhaltensweisen siehe Tabelle 5-1.

Verhaltensprobleme

Babys, die zu früh geboren wurden, zu klein oder krank sind, bereiten ihren Eltern und Betreuungspersonen oft zusätzliche Probleme. Abgesehen davon, dass sie extrem empfindlich für Außenreize sind, können diese Babys noch reizbarer oder nervöser sein. Die folgenden Ausführungen enthalten Anregungen, wie man Babys bei diesen Herausforderungen unterstützt.

Reizbare oder nervöse Säuglinge

Manche Säuglinge sind leicht übererregt und zeigen überhöhte Grade an Aktivität, begleitet von Reizbarkeit und langen Phasen mit nicht zu beruhigender Agitiertheit und Schreien. Bei einem Baby mit einem chronischen Leiden kann ein Teufelskreis in Gang kommen, wenn die Agitiertheit das Atmen unterbricht und es dem Baby sehr erschwert, seine Atmung zu kontrollieren und gleichzeitig zu versuchen, sich zu beruhigen. Mit solch einer Episode umzugehen kann höchste Sensibilitätskompetenz der Eltern erfordern. Unterstützende Interventionen konzentrieren sich gegebenenfalls darauf, diese Zyklen zu verhindern oder den Zyklus steigender Agitiertheit zu verlangsamen.

Es gibt eine Reihe von Gründen, weshalb ein Baby reizbar oder nervös werden kann, auch wenn es bisweilen scheint, als geschehe es ohne ersichtlichen Grund. Es ist hilfreich zu wissen, dass viele Babys, die erst vor kurzer Zeit aus der Neugeborenenstation nach Hause gekommen sind, oft sehr müde und durch die neue Umgebung sowie den Wechsel nach Hause überfordert sind. Säuglinge, die krank waren und auf der Intensivstation versorgt wurden, sind tendenziell weniger reif und haben Schwierigkeiten, mit der eigenen Erschöpfung und dem Umgebungswechsel zurechtzukommen. Für diese Säuglinge ist das Verlassen der Neugeborenen-Intensivstation wie der Umzug auf einen neuen Planeten.

Die Aufgabe, in einem vollkommen anderen Setting einen regelmäßigen Schlaf-Wach-Zyklus aufzubauen, macht Säuglinge oft überaus müde und nervös. Für Eltern, die nachts viele Stunden auf den Beinen sind, um ein nervöses

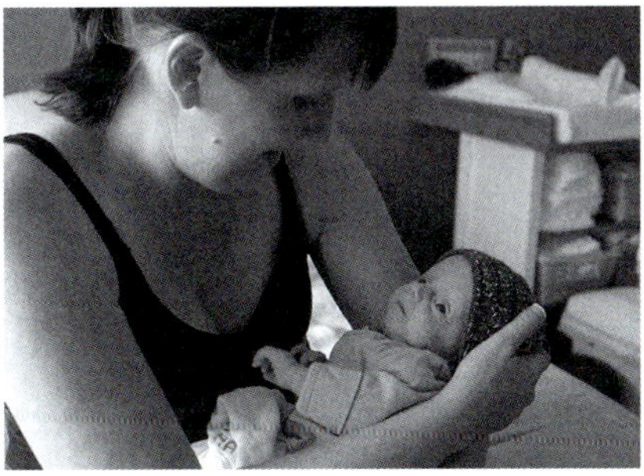

Abbildung 6-4: Benjamin zu halten, beruhigt ihn.

Baby zu trösten, kann dies eine noch weniger erträgliche Situation schaffen. Es wird für Eltern und Betreuungspersonen wichtig zu erkennen, dass die Anpassung für das Baby (und für sie selbst) einer Erörterung mit Fachleuten und anderen Eltern bedarf. Eltern werden sich darauf konzentrieren müssen, ihr eigenes Niveau der Ruhe und Gesundheit aufrechtzuerhalten, um mit einem nervösen, reizbaren Baby umgehen zu können.

Strategien für reizbare oder nervöse Säuglinge

Die folgenden Leitlinien können von Nutzen sein, um die häusliche Umgebung für Säuglinge in dem Bemühen umzugestalten, eine Überstimulierung zu verhindern. Werden Babys auf diese Weise unterstützt, können sie neue Umgebungen und Situationen besser vertragen. Im Folgenden finden sich einige Anregungen zur Unterstützung nervöser oder reizbarer Säuglinge. Bitte beachten Sie, dass zwar viele dieser Anregungen bei den meisten Babys Wirkung zeigen, dass jedoch das, was bei einem Baby funktioniert, nicht unbedingt auch bei einem anderen klappt. Eltern müssen sich Zeit nehmen, um festzustellen, welche Strategien bei dem jeweiligen Kind am besten wirken:

- Versuchen Sie, Ereignisse oder Aktivitäten zu verhindern, die zu Reizbarkeit führen können. Ein Muster oder eine Ursache zu ermitteln, kann nützlich sein, um zu verhindern, dass es überhaupt so weit kommt.
- Führen Sie Tagebuch über den Grad des Wachseins, Schlafens, Schreiens und der Nervosität im Laufe des Tages oder der Woche. Achten Sie auf Muster oder Ereignisse, die zur Erschöpfung oder Nervosität beitragen.
- Wenn das Baby zu schreien beginnt, versuchen Sie, mit der einen Hand seine Füße und/oder mit der anderen seinen Kopf zu umfassen, *ohne sich zu bewegen*, indem Sie das Kind einfach nur halten.
- Das Licht um das Baby herum stets gedämpft zu halten, kann die Nervosität reduzieren. Das Baby einer über ihm befindlichen Lichtquelle oder hellem Tageslicht durch ein Fenster auszusetzen, kann es leicht überfordern.
- Reduzieren Sie die Exposition gegenüber plötzlichen lauten Geräuschen, lautem Sprechen, einem lauten Fernseher oder zahlreichen Personen auf ein Minimum. Dies kann hinsichtlich des Toleranzniveaus des Babys etwas bewirken.
- Reduzieren Sie den visuellen Input um das Baby herum, indem Sie jegliches Spielzeug oder bewegliche Objekte, die in oder über seinem Bett hängen, entfernen. Diese Spielzeuge und Mobiles können überfordern.

- Finden Sie heraus, welche Maßnahmen helfen, um das Baby zu beruhigen, wie etwa, es im Arm zu halten, es sanft zu wiegen oder ihm schützenden Halt zu geben. Zu Vieles auf einmal zu versuchen, kann das Baby nur noch nervöser machen, daher ist es am besten, immer nur eine Sache auf einmal zu probieren und wirken zu lassen, ehe man zu einer anderen Maßnahme übergeht.
- Legen Sie das Baby zurück ins Bett, decken Sie es langsam und sanft zu und halten Sie es, während es im Bett liegt, um Aktivität und Bewegungen zu verringern.
- Legen Sie das Baby in eine Tragevorrichtung, die weich ist und nahe an der Brust des Elternteils liegt. Dies kann das Baby beruhigen, vor allem, wenn es sich einrollen und entspannen kann, wie im Mutterleib.
- Finden Sie Wege heraus, wie sich Ihr Baby gerne selbst beruhigt (z.B. Saugen und/oder Greifen nach der Hand eines Elternteils, Stemmen der Füße gegen das Bettzeug) und helfen Sie dem Baby zu lernen, dass es diese Wege, sich zu beruhigen, hat.

Probleme beim Füttern

Ein Baby, das seine ersten Monate oder länger unter Intensivversorgung verbringt, trifft auf viele Faktoren, welche die Entwicklung der oralen Nahrungsaufnahme – aus dem Fläschchen oder der Brust – beeinflussen können. Auf der Neugeborenen-Intensivstation erforderte die Behandlung zur Förderung der Atmung unter Umständen Pflaster, Tuben und Sonden im Gesicht, die schädigende Reize verursachen, um die Vorrichtungen zur Beatmung zu befestigen. Babys auf der Neugeborenen-Intensivstation haben üblicherweise eine Magensonde und einen Beatmungstubus in Mund und Rachen. Eine Vielfalt an Behandlungsverfahren und medizinischen Prozeduren kann Beschwerden um Mund, Unterkiefer und Kehle herum bedeuten und könnte zu Überempfindlichkeit in diesen Bereichen führen (McGrath et al., 2004).

Babys auf der Neugeborenen-Intensivstation stehen erst dann zur Entlassung an, wenn ihr Körpergewicht einen Richtwert erreicht hat und sie die Fähigkeit zeigen, in ausreichendem Maße unabhängig Nahrung entweder aus der Flasche oder der Brust zu sich zu nehmen. Dies bedeutet, dass der Nahrungsaufnahme bzw. dem Füttern erhebliche Bedeutung zugemessen wird. Um Eltern bei den Mustern der Nahrungsaufnahme ihres Kindes zu helfen, ist es wichtig, das Spektrum der damit möglicherweise verbundenen Schwierigkeiten zu verstehen (vandenBerg, 1990b), darunter eventuell folgende:

- schwache Koordination des Saugens
- Schlucken beim Atmen
- geringes Energieniveau oder geringe Ausdauer
- Erschöpfung bei Fütterungen, die zu geringerer Nahrungsaufnahme führt
- Schwierigkeiten, mit Beginn des Füttern das Saugen einzuleiten
- Unreife oder Schwierigkeit bei der Koordination von Unterkiefer-, Zungen- und Lippenbewegungen
- Reizbarkeit und Nervosität
- Schwierigkeit beim Kontrollieren des Flüssigkeitsstroms.

Folgende Strategien fanden Eltern zur Erleichterung des Fütterungsprozesses hilfreich:

- Kontrollieren Sie die Anpassung der Umgebung, um das Baby zum Füttern in eine besänftigende Umgebung bringen zu können.
- Entspannen Sie sich gemeinsam mit dem Baby und machen Sie sich bewusst, dass dies eine besondere Zeit mit ihm ist.
- Halten Sie das Baby dicht am Körper, damit es Ihren Herzschlag und Ihre Atmung spüren und ihre Haut riechen kann.
- Beobachten Sie den Atemrhythmus des Babys beim Saugen und Entfernen Sie die Brustwarze/den Sauger, um ihm eine Pause zu gönnen, wenn es zu schnell oder zu langsam atmet.
- Setzen Sie die Interaktionen fort, je nachdem, inwieweit der Säugling erfolgreich ist. Warten Sie und pausieren sie, wenn er die Kontrolle verliert (erkennbar an Schwierigkeiten beim Atmen, Veränderungen der Hautfarbe und/oder Erschlaffen des Körpers).
- Um den Verbrauch von Energie zu verhindern, die für die Fütterung des Babys nötig ist, sollten Sie es vor oder kurz nach dem Füttern weder baden noch ihm ein längeres stimulierendes Ereignis vermitteln. Das Baden zwischen zwei Fütterungen oder an einen anderen Zeitpunkt zu verlegen, kann dem Baby helfen, Energie für die Nahrungsaufnahme zu sparen.
- Füttern Sie das Baby an einem ruhigen Ort bei gedämpftem Licht und niedrigen Geräuschpegeln (vermeiden Sie Gespräche in der Umgebung, Fernsehen und laute Musik).
- Begrenzen Sie das Füttern auf die häusliche Umgebung, wenn möglich, und vermeiden Sie neue Umgebungen, die das Baby zu stark anregen und ein erfolgreiches Füttern stören könnten.
- Legen Sie beim Füttern Pausen von drei bis fünf Minuten ein. Dies kann besonders hilfreich sein, wenn das Kind leicht ermüdet.

- Halten Sie die Anzahl der Betreuungspersonen, die das Baby füttern, konstant. Zu viele Betreuungspersonen können das Baby ermüden oder verwirren und seine Fähigkeit zur Nahrungsaufnahme hemmen.
- Versuchen Sie nicht, die Brustwarze/den Sauger beim Füttern im Mund des Babys umherzubewegen, da dies seine Bemühungen um Nahrungsaufnahme stören kann.

Viele Faktoren in Zusammenhang mit intensivmedizinischer Versorgung und Behandlung schwerer Erkrankungen können die Entwicklung der oralen Nahrungsaufnahme über die Brust oder das Fläschchen stören. Außerdem unterscheiden sich Babys in ihrer Fähigkeit und ihren Einschränkungen je nach dem Schweregrad ihrer Erkrankung, der Dauer des Klinikaufenthalts und dem Alter. Adaptionen und Betreuungsstrategien sind erforderlich, um diese frühe Nahrungsaufnahme zu fördern.

Probleme bei der Entwicklung des Schlaf- und Wachzustands

Um das Verhalten und die Entwicklung Neugeborener zu verstehen, ist es grundlegend, sich der Schlaf-Wach-Zyklen oder der Arten des «In-der-Welt-Seins» eines Säuglings bewusst zu sein und darüber Bescheid zu wissen. Der Schlaf ist eine Zeit bedeutsamen Wachstums und signifikanter Aktivität des Gehirns. Er fördert die neurosensorischen Eigenschaften eines Säuglings einschließlich der Entwicklung des Sehens, des Gehörs, des Tastsinns und des Olfaktoriums sowie der emotionalen Entwicklung. Kleine Kinder verbringen 50 % ihrer Zeit im REM-Schlaf oder in leichtem Schlaf. Schwankungen des Schlafrhythmus sind normal und diese Tatsache zu verstehen ist für Eltern beruhigend.

Normalerweise werden sechs grundlegende Schlaf-Wach-Zustände beschrieben: drei davon sind Schlafzustände und drei sind Wachzustände (Als, 1982; Brazelton/Nugent, 1995), und zwar folgende:

- *Tiefer Schlaf:* Das Baby befindet sich in einem erholsamen, ruhigen Schlaf, mit geschlossenen Augen und ohne Bewegungen unter den Augenlidern und es atmet ziemlich gleichmäßig.
- *Aktiver Schlaf:* Das Baby schläft, bewegt sich jedoch oder zeigt unter Umständen Augenbewegungen unter den Lidern.
- *Schläfrigkeit:* Das Baby scheint die Augen teilweise offen zu haben und zu versuchen, einzuschlafen oder aufzuwachen.

Die Wachzustände sind folgende:

- *Ruhiger Wachzustand:* Das Baby ist ruhig und bewegt sich nicht, seine Augen sind fokussiert und glänzend geöffnet.
- *Aktiver Wachzustand:* Das Baby ist nervös oder unruhig und bewegt sich, während es wach ist.
- *Schreien:* Das Baby schreit kräftig.

Junge Säuglinge vollziehen Übergänge von einem Zustand zum anderen, mit anderen Worten: Sie erwachen aus dem Schlaf und sind wach oder fallen wieder auf eine Schlafstufe zurück. Eltern und Betreuungspersonen können beobachten, ob ihr Kind reibungslos von einem Zustand in den anderen übergehen und ob es den Zustand beibehalten kann. Ist das Baby beispielsweise imstande, reibungslos aus dem Schlaf in einen Wachzustand oder aus der Schläfrigkeit zum Wachsein übergehen?

Zum Termin entbundene Neugeborene kommen mit allen sechs Schlaf- und Wachzuständen verfügbar zur Welt. Frühgeborene verfügen bei der Geburt jedoch unter Umständen nur über drei spezielle Zustände (diffuser Schlaf, schläfrig, kaum wach), weil sie weniger reif sind. Mit fortschreitendem Wachstum und zunehmender Reifung entwickeln sich weitere Zustände (umschriebener leichter und tiefer Schlaf, Hellwach-Sein, Schreien). Frühgeborene und weniger reife Neugeborene werden daher zunächst unterschiedliche Muster ihrer Schlaf-, Wach- und Schreizustände zeigen. Die Mindestbandbreite der Zustände kann leichten Schlaf, Schläfrigkeit und sehr kurzes Hochschrecken umfassen. Mit dem Übergang der Säuglinge nach Hause lernen Eltern und Betreuungspersonen die Schlaf- und Wachrhythmen ihres Kindes auf der Neugeborenen-Intensivstation zu beobachten und das Erreichen von Tiefschlaf und täglichen Wachzyklen zu Hause zu unterstützen.

Frühgeborenen kann es anfangs schwerfallen, wach zu werden, und sie können den Wachzustand eventuell nicht für längere Zeit aufrechterhalten. Manche Neugeborene auf der Neugeborenen-Intensivstation sind unter Umständen nicht imstande, die überfordernden Reize herauszufiltern und könnten auf ihre Umgebung reagieren und empfindlich werden. Dies kann zu nervösen Bewegungen und Schreien oder zu langen Schlafphasen führen (Als, 1999). Im Zuge der Reifung zeigen Frühgeborene kurze Phasen eines ruhigen Wachzustands und sind nach und nach in der Lage, sich auf Reize wie etwa ein Gesicht zu konzentrieren. Eltern darin zu unterstützen, die realistische Bandbreite der Möglichkeiten in der Zustandsentwicklung von Babys, die auf der Neugeborenen-Intensivstation waren, zu verstehen, hilft ihnen, enttäuschende und belastende Interaktionen mit ihrem Kind zu vermeiden. Wenn ein Neugeborenes durch den Verbrauch von Energie zur Aufrechterhaltung von Wachzuständen oder durch Schauen überfordert wird, kann es das zeigen, was Brazelton (1973) als den «Preis der Aufmerksamkeit» beschrieben hat. Manche Säuglinge versuchen unter Umständen, zu schauen und wach zu werden und zeigen Müdigkeit und Stress durch Meidungsverhalten und Abwenden des Blicks oder indem sie sich gegen den Input wehren (Als, 1999). Wenn Eltern und Betreuungspersonen abwarten und sorgsam auf die Fähigkeit des Babys achten, seine Umgebung zu verarbeiten, beginnen sie die Reaktionen des Säuglings zu verstehen. Ein weniger reifes, genesendes Neugeborenes, das gestresst wurde und eine Krankheit durchsteht, kann hinsichtlich seiner Fähigkeit, mit Umgebungsreizen wie Licht, Lärm und Betriebsamkeit zurechtzukommen, Schwankungen zeigen. Die Fähigkeit zum Umgang mit diesen Inputs bei gleichzeitigem Aufrechterhalten von Atmung, Verdauung und anderen Funktionen wurde gestört. Um die Fähigkeit eines jeden Säuglings zur optimalen Anpassung an seine einzigartige Umgebung zu unterstützen, müssen Betreuungspersonen flexibel und auf die individuellen Verhaltensmuster und Verträglichkeitsreaktionen eingestimmt sein. Maßnahmen werden ineffektiv, wenn sie nicht in geeigneter Weise strukturiert und zeitlich abgestimmt sind, um bei dem von der Neugeborenen-Intensivstation heimkehrenden Baby Übermüdung, Überstimulation oder wachsenden Stress zu vermeiden. Sobald ein Säugling jedoch zunehmend in der Lage ist, Reize aus der Umgebung zu modulieren, lernt er zu interagieren und seine eigenen physiologischen Bedürfnisse zu beherrschen, was ihn dann dazu bringt, sich erfolgreich seiner Außenwelt zu widmen. Diese Fähigkeiten der Aufmerksamkeit und Wahrnehmung der Umgebung sowie der Reaktionsbereitschaft gegenüber Betreuungspersonen helfen dem Baby zu erkennen, dass die Welt und die Eltern ruhig, angenehm und sicher sind.

Strategien zur Unterstützung des Schlafens und Wachens

Frühgeborene und/oder Babys, die von der Neugeborenen-Intensivstation nach Hause kommen, zeigen erhebliche Schwankungen ihrer Schlafmuster. Ein bei ihnen häufig vorkommendes Schlafmuster ist der aktive (d.h. leichte) Schlaf. Ruhiger Schlaf ist gekennzeichnet durch das Fehlen von Augenbewegungen und eine regelmäßige Atmung. Beim Eintritt eines Säuglings in den aktiven Schlaf können Augenbewegungen zu erkennen sein. Leichter Schlaf fördert das Gedächtnis und neuronale Verbindungen, tiefer Schlaf hingegen das Wachstum, er gilt als essenziell für Ruhe, Erholung und Heilung und sollte daher unterstützt werden. Nach dem Verlassen der Neugeborenen-Intensivstation schläft ein Baby unter Umständen länger oder – falls die Umgebung auf der Neugeborenen-Intensivstation gut abgestimmt war – kürzer als erwartet oder als auf der Neugeborenen-Intensivstation beobachtet wurde. Die Schlafrhythmen des Babys können sich sogar erheblich verändern. Zu den Strategien zur Unterstützung stabiler Schlafrhythmen gehören:

- Lassen Sie sanfte Musik spielen oder verwenden Sie ein Nachtlicht. Babys im Übergang von der Neugeborenen-Intensivstation nach Hause sind mit Geräuschen vertraut und brauchen diesen zusätzlichen Input unter Umständen, um besser zu schlafen. Nach den ersten paar Wochen können Eltern dies nach und nach weglassen.
- Begrenzen Sie während der ersten Wochen die Anzahl der Besucher bei Ihnen zu Hause. Es reduziert den Stress für das aus der Neugeborenen-Intensivstation nach Hause gekommene Kind auf ein Minimum und hilft dem Baby, sich an die neue Umgebung anzupassen.
- Verhelfen Sie dem Baby zu einem ruhigen, erholsamen, entspannten Schlaf auf dem Rücken mit einer «Wiedereinschlaf-Position». Helfen Sie dem Baby beim Übergang in den Tiefschlaf, indem Sie es mit den Händen halten. Legen Sie Ihre Hände sanft und langsam auf Kopf und Füße des Babys und lassen Sie sie dort, während Sie das Baby stetig und ruhig halten, bis es einschläft.
- Stellen Sie fest, ob das Baby Schmerzen hat, hungrig oder äußerst erschöpft ist. Es ist wichtig, sich um diese Bedürfnisse zu kümmern.
- Bleiben Sie bei Ihrem Kind, um sicherzustellen, dass der Tiefschlaf auch beibehalten wird. Er tritt ein, wenn die Augen des Babys geschlossen sind, die Atmung regelmäßig und das Baby sehr still ist.
- Frühgeborene können sehr empfindlich gegenüber Geräuschen und optischen Eindrücken in ihrer Umgebung sein. Manche Aktivitäten, wie etwa in den Park, in ein Geschäft oder Einkaufen zu gehen, sollten nicht Teil des anfänglichen Übergangs nach Hause sein. Diese Aktivitäten einzuschränken hilft dem Baby auch, allmählich eine Selbstregulation aufzubauen und sich an die Aktivitätsgrade anzupassen.

Strategien zur Selbstberuhigung

Die Fähigkeit, sich selbst zu trösten und zu beruhigen legt das Fundament für viele spätere Entwicklungsfunktionen, wie etwa das Management von Schlaf-Wach-Zyklen, Emotionen, sozialen Fähigkeiten und Interaktionen. Neugeborene beginnen schon im Mutterleib, sich selbst zu beruhigen, indem sie an ihren Händen saugen, ihre Hände ineinanderlegen und halten, die Füße gegen die Wand des Uterus stemmen und sich mit dem gesamten Körper in gebeugter Stellung einrollen. Diese Fähigkeiten stehen Säuglingen auch nach der Geburt zur Verfügung, sind jedoch unter Umständen eingeschränkt und verschwinden während einer Erkrankung im Neugeborenenalter (Lawhon/Als, 2010). Während des Übergangs nach Hause kann ein Säugling diese Fähigkeiten jedoch wieder erlernen. Es ist nicht zu spät, ihn zu ermutigen, die Hand zum Mund zu führen, um sich zu beruhigen **(Abb. 6-5)**, an einem Schnuller zu saugen oder die Hand einer Betreuungsperson oder seine eigene Hand zu ergreifen und festzuhalten (Palmer, 1993).

Eltern können nach der ganz individuellen Aktivität und dem Beruhigungsmuster, die bzw. das ein Säugling entwickelt, Ausschau halten.

Im Folgenden findet sich eine Aufstellung von Selbstberuhigungsstrategien, die Neugeborene anwenden, um sich zu beruhigen oder zu besänftigen. Nicht jedes Baby setzt alle dieser Strategien ein (Als, 1982):

- Berühren von Mund und Gesicht mit der Hand
- Verschränken beider Hände
- Greifen und Festhalten
- Stemmen der Füße oder Beine gegen die Decke oder das Bett
- Einrollen des Körpers in eine gebeugte Stellung
- Berühren eines Beins mit dem Fuß und Halten dieser Stellung
- Saugen
- Um-sich-Schauen.

Nach dem Leben auf der Neugeborenen-Intensivstation kann es einem Baby auch zu Hause schwerfallen, zu schlafen. Vielleicht sollten die Eltern oder Betreuungspersonen den Kinderarzt des Kindes in der Primärversorgung oder

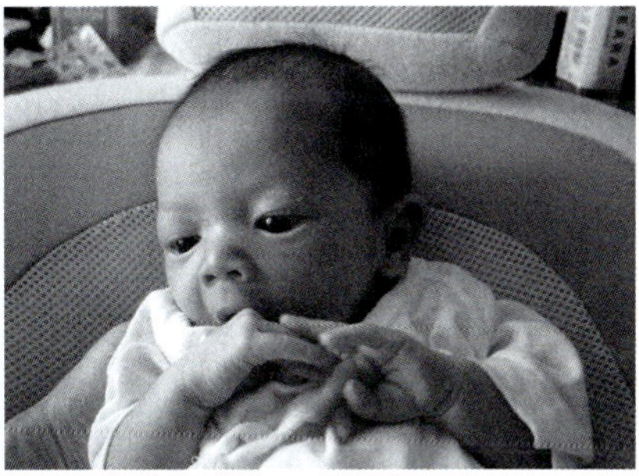

Abbildung 6-5: Serena versucht, an ihren Fingern zu saugen

über die Klinik, in der das Baby geboren wurde, eine Ambulanz für Entwicklungsnachsorge aufsuchen. Dort könnte man den Schlaf des Babys evaluieren und den Eltern könnte geholfen werden, mit den Schlafproblemen des Babys zurechtzukommen. Eine erneute stationäre Aufnahme und/oder eine fortlaufende Krankheit kann diese Rhythmen unterbrechen und erfordert unter Umständen professionelle Hilfe und Interventionen.

Interaktionsprobleme

Neugeborene zeigen die Grade der Wahrnehmung ihrer Umgebung und ihrer Interaktion mit den Eltern und Betreuungspersonen durch ruhiges, aufmerksames Wachsein, aktives Wachsein oder Schreien (Als/Butler, 2005; Brazelton, 1973). Verlässt ein Frühgeborenes die Neugeborenen-Intensivstation, befindet sich der Zustand der Wachsamkeit bei dem Säugling noch in der Entwicklung und ist wichtig, weil er dem Baby hilft, bei den Betreuungspersonen Reaktionen hervorzurufen. Aufmerksames Wachsein bedeutet, dass der Säugling unter Umständen sehr daran interessiert ist, seine Betreuungspersonen anzustarren oder anzuschauen oder Empfänglichkeit für Aktivitäten oder Stimuli in der Umgebung zu zeigen.

Für Eltern und Betreuungspersonen eines Neugeborenen ist es wichtig, sorgfältig die variablen Schlaf- und Wachrhythmen des Babys zu beobachten. Darauf zu achten, was das Erreichen des Tiefschlafs bei dem Baby unterstützt und was Bemühungen, sich den Betreuungspersonen zuzuwenden, stört, kann wichtige Hinweise zur Unterstützung eines festen Schlafs und reibungsloser Übergänge in den Wachzustand liefern. Die ganz individuellen Schlaf- und Wachrhythmen eines jeden Babys kennenzulernen und sich darum zu bemühen, tägliche Pflegezyklen (z.B. das Baden des Babys) um diese Schlaf-Wach-Niveaus herum zu strukturieren, kann dem Säugling helfen, eine gewisse Beständigkeit beim Schlafen und Wachsein zu erreichen.

Ein Frühgeborenes ist unter Umständen nicht so leicht imstande, zu schauen, zu beobachten und zuzuhören, wie ein gesunder, reifer Säugling. Einem genesenden Baby, das krank war, kann es zu Anfang schwerfallen, einen aufmerksamen Wachzustand zu erreichen und unter Umständen ist es außerstande, lange Zeit wach zu bleiben. Manchen Babys mag es schwerfallen, die lauten oder hektischen Ereignisse zu Hause herauszufiltern. Unter Umständen reagieren sie auf die meisten der Geräusche und optischen Stimuli um sie herum. Wie in Kapitel 5 (s. Tab. 5-2) beschrieben, können die Anzeichen von Schwierigkeiten den Stresspegel des Säuglings widerspiegeln und Verhaltensweisen wie unregelmäßige Atmung, Veränderungen des Muskeltonus in den Gliedmaßen und am Kopf, Reizbarkeit, Erschöpfung, Erbrechen, Durchbiegen des Rückens, Ausweichen des Blicks, vermehrte Aktivität oder intensives Schreien umfassen (Als, 1982, 1999). Manche Babys zeigen Veränderungen im Zustand des aufmerksamen Wachseins, mit verhangenem Blick, die wie ein «ermüdeter aufmerksamer Wachzustand» wirken, oder sie zeigen eventuell weit geöffnete Augen mit einem Verhalten, das als *hyperwachsam* (Als, 1982, 1999) bezeichnet wird. Diese Hinweise seitens des Babys könnten dessen Bedürfnis signalisieren, die Interaktion abzubrechen und auszuruhen. Indem Eltern und Betreuungspersonen diese Muster lernen, können sie die Interaktion unter Umständen abbrechen, bevor das Baby gestresst wird. Manche Babys zeigen diese Reizempfindlichkeit in ihrer häuslichen Umgebung noch Monate nach der Entlassung von der Neugeborenen-Intensivstation. Unterstützung durch Entwicklungsspezialisten kann Eltern und Betreuungspersonen helfen, diese Botschaften des Säuglings zu erkennen, die eine Empfindlichkeitsreaktion signalisieren, und dem Säugling zu helfen, eine Überstimulation zu vermeiden. Dies wird oft als «Unterstützen der Regulation des Säuglings» bezeichnet und ist ein zentrales Ziel der Unterstützung der häuslichen Entwicklung von Frühchen, die von der Neugeborenen-Intensivstation kommen.

Sobald Babys längere Phasen des Wachseins und der Aufmerksamkeit durchhalten können, nimmt ihre Ansprechbarkeit für ihre Eltern und Betreuungspersonen zu. Wie aufregend ist das für Eltern, wenn ihr Kind beginnen kann, sie anzuschauen, zu lächeln, auf ihre Gesichter und Stimmen zu reagieren und ihnen sogar mit dem Blick zu folgen, wenn sie sich bewegen! Es ist nicht mehr ganz so notwendig, aufmerksam zu sein und genau auf Signale von Erschöpfung und Stress zu achten. Indem Babys reifen und mehr Energie bekommen, nimmt auch ihre Aufmerksamkeit zu und wird fokussierter und stärker reguliert (s. Tab. 5-1), während sie in Gesichter schauen und ihre unmittelbare Umgebung beobachten und zugleich die innere Stabilität aufrechterhalten.

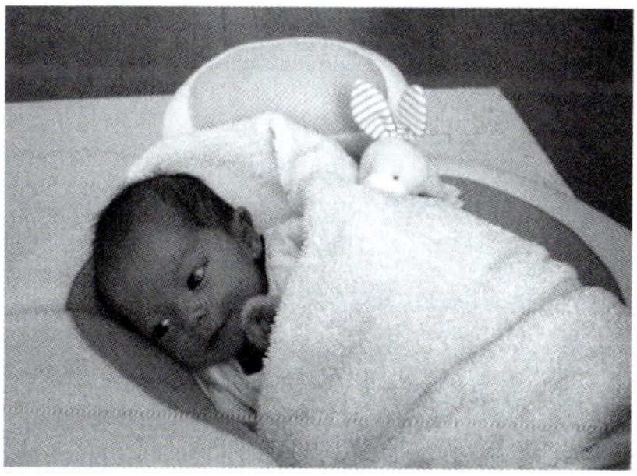

Abbildung 6-6: Serena entspannt sich und schaut umher.

Ich hatte den Eindruck, dass wir es geschafft haben würden, wenn mein Baby mich direkt anschauen könnte. Vergangene Woche hat es genau das getan. Ich konnte nicht aufhören zu weinen. Für mich war es das Ende eines sehr langen Weges.

Zum Abschluss

Wenn ein Baby imstande ist, Verbindung zu einem Elternteil oder einer Betreuungsperson aufzunehmen, indem es Blickkontakt herstellt, sich entspannt und sich an einer sanften Stimme freut, dann beschäftigt sich der Elternteil bzw. die Betreuungsperson mit dem Kind. Zunächst wird das Baby jeweils nur für kurze Phasen verfügbar sein, deren Dauer und Häufigkeit jedoch mit der Reifung zunehmen. Es wird jedoch noch einige Monate lang hilfreich sein, die Umgebung anzupassen, indem man Licht und Lärm reduziert und nur zu Zeiten interagiert, in denen der Säugling gut ausgeruht ist und Bereitschaft signalisiert.

Eltern beginnen dann zu erkennen, dass die so lange ersehnte Beziehung tatsächlich stattfindet. Sie sehen jetzt, dass sie die wichtigsten Personen in der Welt ihres Babys sind, und diese neue Ebene der Verantwortlichkeit und Interaktion hilft ihnen zu erkennen, dass sie sich aufeinander einstimmen und miteinander verbinden. Diese Ebene zu erreichen bedeutet, dass Eltern trotz Frühgeburt und Hospitalisierung eine bereichernde Beziehung aufbauen können. Nach großer Ungewissheit und harter Arbeit haben sie erkannt, dass diese Beziehung kostbar und außergewöhnlich ist.

Informationsblätter

Folgende Informationsblätter aus Anhang E am Schluss des Buches liefern Zusatzinformationen zu den in diesem Kapitel erörterten Themen:

- Wieder zu Hause: Was steht an?
- Die Zeichen Ihres Babys erkennen
- Füttern Ihres Babys
- Lagerungsund Handhabungsstrategien zur Fürsorge für Ihr Baby
- Kommunizieren mit Ihrem Baby
- Spielen mit Ihrem Baby
- Ihrem Baby Lernen helfen
- Bewegungsförderung für Ihr Baby
- Anregungen zur Unterstützung der Entwicklung im ersten Lebensjahr

Kapitel 7
Unterstützen von Familien

- Wie Fachpersonen sich mit Familien zusammenschließen können, um sie zu unterstützen
- Aufbauen von Stärken und Ressourcen der Familie
- Würdigen der Verschiedenartigkeit von Familien
- Wertschätzen und Unterstützen des kulturellen Hintergrundes und der Überzeugungen einer Familie
- Strategien, um Familien kennenzulernen und effektiv mit ihnen zusammenzuarbeiten

> Ich erinnere mich noch an das erste Mal, dass ich in den Inkubator spähte [...] völlig verängstigt und mit der Frage, was die Zukunft wohl bringen würde. Wir haben einiges hinter uns.

> Eines Tages schaut Ihr Kind Sie an und Sie stehen auf dem Gipfel der Welt. Am nächsten Tag gibt es ein neues Problem und all Ihre Zweifel und Ängste kehren zurück. Es ist wie auf einer Achterbahn! Ich frage mich immer, ob ich das Richtige tue.

> Als Frühinterventionist habe ich stets große Achtung vor Familien. Die Bedürfnisse ihrer Babys sind unter Umständen erheblich und fordern von der Familie größere Anpassungen. Aber irgendwie schaffen es die meisten Familien, diese Kraft aufzubringen und zu tun, was sie tun müssen, um dem Baby zu helfen.

Wie bei allen neuen Beziehungen brauchen Eltern und ihre Kinder Zeit und Erfahrung miteinander, um sich kennenzulernen. Die ersten Tage zu Hause sind eine gute Zeit, um die Erfahrungen zu durchleben, die ihnen während der Hospitalisierung des Babys entgangen sind – eine Zeit des Haltens, Kuschelns und Sprechens mit dem Baby und miteinander. Da die Erlebnisse bei der Geburt nicht den erwarteten entsprachen, braucht eine Familie unter Umständen zusätzliche Unterstützung und Informationen, während sie für das Baby sorgt und diese wichtige Beziehung aufnimmt.

Fachpersonen, wie Pflegende, Entwicklungsspezialisten und Frühinterventionisten können Familien darin unterstützen, diese Zeit zu strukturieren und zu lernen, wie man auf das zu früh geborene oder bei der Geburt hospitalisierte Kind reagiert und für es sorgt. Da sich diese Babys von ihren Erfahrungen bei der Geburt und der frühen Erkrankung erholen, sind sie unter Umständen nicht auf dieselben Erfahrungen vorbereitet, wie ein gesundes, reifes Baby, und ihre Reaktionen sind auch nicht dieselben. Fachkräfte können bei einer Familie, deren Mitglieder ihr gemeinsames Leben mit dem Baby beginnen, unschätzbare Unterstützung leisten. Mit zunehmender Genesung des Babys tritt auch dessen Fähigkeit zu sozialer Interaktion hervor. Fachpersonen können Eltern und anderen Familienmitgliedern helfen, die jeweiligen Arten zu erlernen, in denen ihr Baby auf sie reagieren kann.

Dieses Kapitel konzentriert sich darauf, wie Fachkräfte Familien assistieren und unterstützen können, liebevolle und zufriedenstellende Beziehungen zu ihrem Baby aufzubauen. Die hilfreichsten und qualitativ hochwertigen Praktiken sind typischerweise die eines familienzentrierten Ansatzes, bei dem sich Familienmitglieder und Fachpersonen wirklich zusammentun, um sich um die

Bedürfnisse des Kindes und der Familie zu kümmern. Außerdem respektieren und achten familienzentrierte Praktiken die Vielfältigkeit von Familien. Fachpersonen sind daher gehalten, sich Gedanken zu machen über das Spektrum an Überzeugungen, Wertvorstellungen und Annahmen, die Familien in den Prozess des Kinderaufziehens einbringen, sowie darüber, wie sich Unterstützungsstrategien individuell gestalten lassen, um diese unterschiedlichen Perspektiven zu integrieren und zu respektieren.

Unterstützen von Familien beim Kennenlernen ihres Babys

Familien, die sich von der frühen Hospitalisierung ihres Kindes erholen, brauchen unter Umständen Unterstützung bei dem, was sie am besten tun, nämlich für das Wohlergehen ihres Babys zu sorgen und eine liebende Beziehung zu diesem neuen Familienmitglied aufzubauen (Abb. 7-1).

Die Beziehung zwischen Eltern und Baby wurde oft mit einem Tanz verglichen, bei dem sich jeder Partner auf den anderen einstimmt und lernt, sich synchron mit dem Verhalten und den Reaktionen des Anderen zu bewegen und darauf zu reagieren. Dabei können der Gesundheitszustand des Babys und sein Verhalten es den Eltern erschweren, diese Synchronizität herzustellen. Fachpersonen können Eltern bei diesem Prozess des Aufbauens einer Beziehung zu dem Baby sowie bei sensiblen, stützenden Interaktionen unterstützen.

Ein frühgeborenes Baby muss einen abrupten Übergang vom Mutterleib in eine Umgebung voll kalter Luft, Lärm und hellem Licht vollziehen. Wie in Kapitel 2 beschrieben unterscheidet sich das Ambiente der Neugeborenen-Intensivstation stark von dem, das gesunde, reife Neugeborene in der Klinik erleben. Oft werden während oder kurz nach der Geburt außergewöhnliche

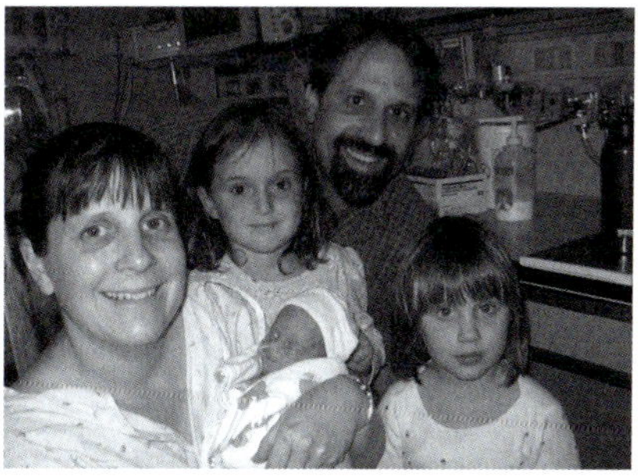

Abbildung 7-1: Benjamins Familie

oder notfallmäßige medizinische Prozeduren vorgenommen, um das Leben dieser Babys zu retten oder ihren Zustand zu bessern. Diese Prozeduren beinhalten oft die Verabreichung von Sauerstoff, besonderen Nährstoffen und Medikamenten, die ihrerseits wiederum Stressquellen für das Baby sein können.

Babys müssen darum ringen, in dieser neuen Welt hochgradig belastender Bedingungen ein strukturiertes Muster oder eine geordnete Methode des Funktionierens aufrechtzuerhalten. Bei Frühgeborenen ist das zentrale Nervensystem noch nicht bereit, mit dieser äußeren Umgebung zurechtzukommen, und die Babys erscheinen überempfindlich gegenüber dieser neuen Welt und den durchgeführten Behandlungen. Es ist jedoch wichtig, daran zu denken, dass die meisten Babys bei denselben grundlegenden Entwicklungszielen anlangen, selbst wenn sie dabei verschiedene Wege nehmen.

Professionelle als Partner von Familien bei einem familienzentrierten Ansatz

Bei Babys, die ihr Leben auf der Neugeborenen-Intensivstation begonnen haben, bestehen im Allgemeinen einige spezielle Pflegevoraussetzungen und -anforderungen. Die meisten Familien profitieren von einer Unterstützung durch Fachpersonen, die in diesen Entwicklungsfragen über besondere Erfahrung und Ausbildung verfügen und den Familien wertvolle Informationen darüber liefern können, wie man sich den Bedürfnissen des neuen Babys anpasst. Diese Fachpersonen sind normalerweise Entwicklungsspezialisten und Frühinterventionisten, die aus Berufen der Gesundheitsversorgung sowie der Lehre und Ausbildung stammen und über eine spezielle Ausbildung im Arbeiten mit Babys mit besonderen Bedürfnissen verfügen.

Wie diese Fachpersonen bei Familien Pflege und Unterstützung leisten, kann dabei ebenso wichtig sein wie das, *was* sie an Information geben und an Unterstützung leisten. Ein *familienzentrierter* Dienstleistungsansatz gilt seit mehreren Jahrzehnten als Standard einer qualitativ hochwertigen Pflege (American Academy of Pediatrics, 2003; Dunst, Trivette & Deal, 1994; Maternal and Child Bureau/Health Resources and Services Administration, 2009; Trivette/Dunst, 2000). Der Kern eines familienzentrierten Ansatzes besteht in einer Partnerschaft zwischen Familien und Fachpersonen, indem sie zusammenarbeiten, um die Bedürfnisse des Kindes und der Familie zu erfüllen. Diese Partnerschaft beruht auf gegenseitigem Respekt und Anerkennung der Fähigkeiten, die beide Seiten in die Interaktion einbringen. Dabei wird besonderer Wert darauf gelegt, effektive Praktiken auf den Stärken einer jeden Familie aufzubauen.

Entscheidend für den Aufbau und die Aufrechterhaltung von Beziehungen und Partnerschaften mit Familienmitgliedern sind effektive Kommunikationsstrategien (Hanson/Lynch, 2004). Eine zentrale Strategie besteht im aktiven Zuhören, wobei die zuhörende Person sowohl auf die ausgesprochenen als auch die unausgesprochenen Versuche der Übermittlung von Informationen und Gefühlen achtet. Fachpersonen müssen Eltern Gelegenheit geben, ihre Sorgen und Gefühle zu äußern. Bisweilen kann das Ungesagte genauso wichtig sein wie das Gesagte. Während es Individuen aus manchen Kulturen nichts ausmacht, sich offen zu äußern, kommunizieren andere unter Umständen weniger direkt **(Abb. 7-2)**.

Es kann für Fachpersonen nützlich sein, das Gespräch gegenüber den Familienmitgliedern zu paraphrasieren, um sicherzustellen, dass es korrekt verstanden wurde. Effektive Kommunikation bedeutet auch, keine Annahmen zu machen und die Fähigkeit des Gegenübers zu berücksichtigen, das Gesagte zu verstehen. Angesichts der Vielfalt unter Familien werden sich Eltern hinsichtlich ihrer Sprachfähigkeiten, ihrer Bildung und ihrer Kenntnisse über Dienstleistungen und Dienstleistungssysteme ganz erheblich unterscheiden. Fachpersonen müssen sich davor hüten, unnötigen Jargon und Abkürzungen zu verwenden (z. B. Hb, PT, LBW), weil sie für die meisten Familien keine Bedeutung haben. Die meisten Familien schätzen auch eine klare und ehrliche Kommunikation in Bezug auf den Zustand ihres Kindes und die Empfehlungen der Fachpersonen.

Ein kleines Beispiel eines Hausbesuchs soll einige der wesentlichen Bestandteile familienzentrierter Dienstleistungen hervorheben.

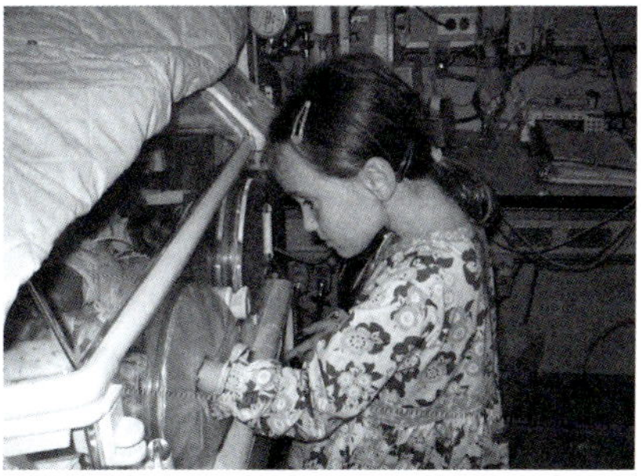

Abbildung 7-2: Benjamins Schwester lernt ihn kennen

Bonnie, eine Frühinterventionsspezialistin, kommt zu Familie Martin nach Hause in der Erwartung, den Eltern bei Problemen mit dem Füttern von Baby Sophie zu helfen. Sie hat sich mit dem Thema befasst und mit einer Spezialistin für Esseneingeben gesprochen. Bonnie bringt einige Informationen mit, die die Familie erbeten hat. Bei der Ankunft findet sie Sandra, Sophies Mutter, durch Übermüdung erschöpft und den Tränen nahe vor. Sandra war die ganze Nacht mit Sophie auf, die jetzt agitiert ist und wirkt, als habe sie Verstopfung. Tom, Sandras Ehemann, hat sich den Nachmittag von der Arbeit freigenommen und ist mit ihrem 3-jährigen Kind im Park. Statt die Informationen über das Füttern vorzubringen, die sie eigentlich besprechen wollte, setzt sich Bonnie mit Sandra hin und hört deren Sorgen über den Schlaf und die Gesundheit des Babys zu. Bonnie fragt Sandra nach ihren nächtlichen Versuchen, Sophie zum Schlafen zu bringen, und gemeinsam entwerfen sie Wege, um Sophie zu besänftigen. Als Sandra Sophie im Arm hält und sie durch Wickeln in gebeugter Stellung und sanftes Wiegen an ihrem Körper tröstet, nickt Bonnie und sagt ihr, sie scheine da schon eine erfolgreiche Strategie zu haben. Sie unterstützt Sandra auch, sich in der Praxis ihres Pädiaters nach der Verstopfung ihres Babys zu erkundigen.

In dieser kurzen Begegnung wird eine Reihe familienzentrierter Techniken eingesetzt. Erstens hört Bonnie ernsthaft und aktiv Sandras Sorgen zu und bespricht die für die Familie wichtigen Angelegenheiten statt ihrer eigenen professionellen Themen. Dann hilft sie Sandra, Sophies Verhalten zu verstehen, und gemeinsam denken sie darüber nach, wie man Sophie besänftigen und ihr in den Schlaf helfen könnte. Bonnie denkt darüber nach, wie effektiv Sandra beim Umsetzen der Haltetechniken und beim Anrufen des Arztes wegen der Obstipation des Babys ist. Daraufhin lächelt Sandra und erscheint erfreut. Gemeinsam bauen Bonnie und Sandra eine Beziehung gegenseitigen Respekts auf, die die Tür für eine effektive Unterstützung von Sophies Entwicklung öffnet.

Aufbauen aus Stärken und Ressourcen heraus

Jede Familie hat – unabhängig von ihrer Belastung – Ressourcen und Stärken. Auch jedes Baby hat Stärken, selbst wenn es sehr krank oder fragil ist. Wenn Fachpersonen damit konfrontiert sind, Gesundheitsdienstleistungen und Entwicklungsunterstützung zu erbringen, um sich um die medizinischen und verhaltensbezogenen Bedürfnisse des Säuglings zu kümmern, ist es leicht, bei dem zu bleiben, was benötigt wird oder nicht stimmt. Üblicherweise wird die

Entwicklung des Kindes beurteilt und Behandlungsziele und -methoden werden geplant. Bei diesem Prozess liegt der Hauptschwerpunkt oft auf den Schwierigkeiten und Bedürfnissen. Dabei bringen auch Babys und Familien eine ganze Reihe von Stärken in den Interventionskreis ein und Fachpersonen sind in der Position, Familienmitgliedern beim Entdecken dieser Stärken und Ressourcen zu helfen.

Wenn eine Familie ihr Baby nach einem Aufenthalt auf der Neugeborenen-Intensivstation nach Hause bringt, ist dies unter Umständen die erste Gelegenheit, sich wirklich um die Versorgung des Kindes zu kümmern. Es ist nur natürlich, sich zu wünschen und zu hoffen, diese Zeit möge dem Ideal entsprechen. Wie bei den meisten neu hinzugekommenen Babys werden Eltern und andere Familienmitglieder durch diese neuen Anforderungen – unabhängig von der Freude darüber, das Baby nach Hause zu bringen – unter Umständen ermüdet und gestresst. Außerdem haben diese Eltern Wochen oder Monate des Leidens und in vielen Fällen traumatische Nachrichten über die Frühgeburt und die Gesundheitsprobleme ihres Babys hinter sich. Wenn dann die Eltern nach der Heimkehr bei der Fürsorge für das neue Baby Stress und Entmutigung zeigen, kann die Fachkraft sie unterstützen, indem sie ihnen hilft, einige der Stärken des Säuglings zu erkennen.

Es ist wichtig, dass Ärzte versuchen, gegenüber den Eltern, die durch die Belastungen in Zusammenhang mit ihrem Neugeborenen zu diesem Zeitpunkt möglicherweise gestresst sind, die Stärken des Babys hervorzuheben. Wichtig ist, den Eltern möglichst viele gute Nachrichten geben zu können. So mögen die Eltern beispielsweise entnervt sein, weil das Baby viel schreit oder beim Füttern ständig alles wieder ausspuckt. Die Fachperson kann diese Schwierigkeiten als solche würdigen und helfen, das Verhalten des Babys zu *deuten* oder *umzudeuten*. So könnte sie den Eltern beispielsweise sagen: «Ja, es ist frustrierend, dass er so viel schreit. Aber ich bin erstaunt, wie gut Justin Ihnen seine Bedürfnisse vermitteln kann.» Unter Umständen möchte die Fachperson auch etwas über die Stärken der Eltern sagen, wie zum Beispiel: «Machen Sie ruhig weiter. Ich weiß, dass es Ihnen schwergefallen ist, sich mit seinen Schwierigkeiten mit dem Schlafen und beim Füttern zu arrangieren, aber irgendwie schaffen Sie es immer. Sie scheinen einander wirklich zu unterstützen und sich Strategien auszudenken, um die Betreuungsaufgaben ausgewogen zu verteilen.» Fachpersonen können Eltern helfen *neue Meilensteine der Entwicklung*, wie etwa die Gewichtszunahme des Babys oder seine Fähigkeit, länger zu schlafen oder länger wach zu bleiben, *zu erkennen und zu feiern*. Jede dieser Verhaltensweisen kann für besorgte Eltern, die ängstlich auf Genesung und Wachstum ihres Babys achten, eine große Sache sein.

Stärken und Ressourcen eines Babys unterscheiden sich jeweils ganz erheblich. Fachkräfte können Familien helfen, diese Ressourcen zu ermitteln und diese Unterstützungen zu nutzen, um dem Baby und der Familie optimal zu dienen. Einige gemeinsame Stärken und Ressourcen, die Familien beim Versorgen ihrer Kinder und beim Bewältigen zusätzlicher Herausforderungen durch das neue Baby einbringen können, sind:

- die Beziehung der Eltern untereinander
- Unterstützung durch andere Familienmitglieder, hilfsbereite Nachbarn oder KollegInnen
- religiöse und spirituelle Unterstützung
- emotionale und spürbare Unterstützung (z. B. Versorgung des Kindes, Nahrung, Transport) durch Freunde und Organisationen, die sich um Bedürftige kümmern.

So mag beispielweise eine Tante in der Lage sein, ein paar Wochen lang täglich vorbeizuschauen, um das Haus aufräumen zu helfen und sich um die Wäsche zu kümmern. Vielleicht lädt die Familie von nebenan die ältere Schwester des Babys nach dem Kindergarten für ein paar Stunden zu sich ein, um mit den eigenen Kindern zu spielen. Oder die religiöse oder spirituelle Gruppe organisiert ein paar Wochen lang die Lieferung von Mahlzeiten usw. All dies kann für Familien eine enorme Unterstützung bedeuten und auch unabhängig von dem typischen Wirkungsbereich von Frühinterventionisten und Entwicklungsspezialisten können Fachpersonen Familien ihre Ressourcen entdecken helfen und sie ermutigen (oder befähigen), diese Ressourcen bei Bedarf einzusetzen.

Älteren Geschwistern helfen

Die Ankunft eines neuen Babys, vor allem eines Babys mit besonderen Bedürfnissen hinsichtlich Entwicklung und medizinischer Versorgung, kann für ein älteres Geschwister schwierig sein. Die Aufmerksamkeit der Eltern muss sich auf das sehr anspruchsvolle neue Baby konzentrieren. Auch Schwestern und Brüder mussten sich an die Geburt des Kindes anpassen und haben unter Umständen die Verlagerung von Zeit und Aufmerksamkeit der Eltern auf das neue Baby in der Klinik, auf familiäre Sorgen und den Stress, wann das neue Baby wohl nach Hause kommen könnte, gespürt **(Abb. 7-3)**.

Unter Umständen zeigen sie Ess- oder Schlafstörungen oder Übergangsschwierigkeiten (z. B. in die Schule zu gehen, zur Großmutter zu gehen, an der

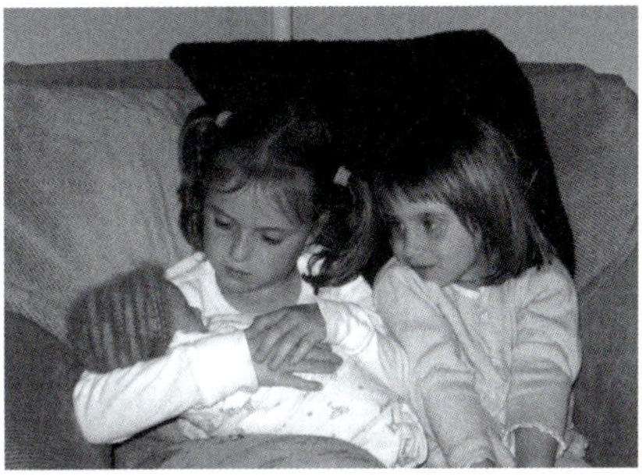

Abbildung 7-3: Benjamins Schwester hält ihn im Arm

Geburtstagsparty eines Freundes teilzunehmen). Eltern fühlen sich oft zwischen den Bedürfnissen des neuen Babys und denen ihrer übrigen Kinder hin und her gerissen. Unter Umständen fühlen sie sich, als müssten sie an zwei Orten gleichzeitig sein. Vielleicht haben sie auch das Bedürfnis, das neue Baby vor Überstimulierung, Infektionen und Eingriffen der Außenwelt zu schützen. Dies kann für die Freunde der Geschwister und für andere Familienmitglieder die Gelegenheiten einschränken, die Familie zu Hause zu besuchen und Zeit mit ihr zu verbringen. Fachpersonen können Familien unterstützen, während sie diese sich verlagernden Anforderungen angehen und ein Gleichgewicht in ihren neuen Verantwortlichkeiten finden, indem sie Eltern zuhören und anerkennen, dass es sich bei diesen Dingen um häufige typische Reaktionen auf die Ankunft eines neuen Babys handelt. Sie können Eltern helfen, intensiv darüber nachzudenken, wie man Brüder und Schwestern sowie andere Familienmitglieder in die Versorgung des neuen Babys einbindet und wo man bei Bedarf Hilfe von außen sucht, um besondere Probleme anzugehen.

Kommunale Ressourcen und soziale Unterstützung finden

Fachpersonen können auch eine entscheidende Rolle dabei spielen, Familien beim Ermitteln, Lokalisieren und Beschaffen von kommunalen Ressourcen und Sozialhilfe zu unterstützen. Viele Eltern suchen nach Informationen über das Aufziehen und die Entwicklung von Kindern, um zu erfahren, wie sie mit ihrem Kind spielen und für Lerngelegenheiten sorgen können, die seine Entwicklung fördern. Manche Familien suchen unter Umständen auch nach Informationen über Frühgeburt, niedriges Geburtsgewicht oder frühe Krankheiten. Es gibt viele auf lokaler Ebene, auf der Ebene der Bundesländer und landesweit agierende Organisationen, die sich auf Kinder spezialisieren, deren

Entwicklung bei der Geburt gefährdet ist. Einige davon wurden gegründet und werden betrieben von Eltern, die besonders auf die Unterstützung von Familien ausgerichtet sind. Viele dieser Organisationen unterhalten auch Webseiten, die für Eltern auf Informationssuche eine Fundgrube nützlicher Fakten und Ideen sind.

Wenn Fachpersonen Familien darin unterstützen, an Ressourcen zu gelangen, ist es wichtig, zu berücksichtigen, dass der Zugang manchen Familien schwerer fällt als anderen. Fragen der zu Hause gesprochenen Sprache, der Bildungsgrad, Zugang zu Computern oder Bibliotheken sowie die Leichtigkeit und Erfahrung in der Kontaktaufnahme zu Organisationen und kommunalen Ressourcen beeinflussen die Fähigkeit der Eltern, an diese Ressourcen zu gelangen und diese Information zu bekommen. Fachpersonen können eine entscheidende Rolle spielen, Familien beim Erreichen dieser Ziele und beim Zugang zu den benötigten Ressourcen zu helfen. In Kapitel 8 und den Anhängen C und D werden übliche Ressourcen beschrieben, nach denen Eltern hospitalisierter Kinder suchen können. Diese Ressourcen können ein guter Ausgangspunkt für die Suche nach weiteren Informationen sein.

Wichtige Ressourcen für Familien sind nicht nur offizielle Einrichtungen und Organisationen in der Gemeinde, sondern auch eher informelle Arten der Unterstützung. Informelle persönliche Netzwerke, wie etwa Familie, Freunde, Nachbarn, andere Eltern und Kollegen, sorgen normalerweise für wertvolle soziale Unterstützung. In Forschungsstudien wurde dokumentiert, welche Rolle diese Netzwerke bei der Unterstützung von Familien und beim Vermitteln der Ergebnisse für Kinder und Familien spielen (Dunst, Trivette & Jodry, 1997).

Fachpersonen können Familien helfen, indem sie die wertvolle Rolle anerkennen, welche diese Unterstützungen im Leben der Familie spielen, und Familienmitglieder ermutigen, die Mittel und Möglichkeiten zu entwickeln, um Zeit mit Bezugspersonen und mit Personen zu verbringen, die sie unterstützen. Manche Familienmitglieder mögen sich wohler fühlen, mit Personen aus ihrer eigenen kulturellen und/oder spirituellen Gemeinschaft zusammenzuarbeiten. Diese Helfer dienen oft insofern als Kulturvermittler, als sie sowohl über den kulturellen Hintergrund der Familie als auch über die Dienstleistungssysteme der Gemeinschaft bzw. Gemeinde Bescheid wissen. Außerdem sind familiäre Ressourcenzentren und Elternnetzwerke an vielen Orten zu finden (z.B. Eltern von Frühgeborenen, von Zwillingen oder von Mehrlingen) und diese Ressourcen können Familien wertvolle Informationen und Unterstützung geben.

Manche Familien stehen in Zusammenhang mit der Geburt eines in seiner Entwicklung gefährdeten Kindes oder darüber hinaus enorm vielen Problemen gegenüber. So mögen sie beispielsweise erheblichen finanziellen Belastungen ausgesetzt sein, ihre Beziehungen zu anderen Familienangehörigen und/oder Freunden können gestört sein, in ihrem Berufsleben kann sich der Status ändern und sie ringen mit Verantwortlichkeiten gegenüber anderen Kindern oder Familienmitgliedern. Jede Familie ist anders und wird andere Probleme haben. Auch ändern sich Bedürfnisse einer Familie mit der Zeit und abhängig von Lebensereignissen, die zum Stress beitragen können (z.B. Umzüge, Arbeitsplatzwechsel, Krankheit, Trennung/Scheidung, Geburten, Todesfälle). Unter Umständen wünschen Familien eine Überweisung an formelle Unterstützungssysteme oder -dienste in der Gemeinde, um ihnen beim Herangehen an diese Probleme zu helfen. So können beispielsweise Frühinterventionisten Familien helfen, Einrichtungen und Organisationen in der Gemeinde zu finden, die auf Unterbringung, Sozialdienstleistungen und sonstige Unterstützung im Bereich Gesundheit spezialisiert sind.

Zur Vielfältigkeit von Familien

So wie keine zwei Babys einander gleichen, sind auch die Familien dieser Babys verschieden. Familien unterscheiden sich in jeder nur vorstellbaren Hinsicht: kultureller Hintergrund, zu Hause gesprochene Sprache, Lebensweise, sozioökonomischer Status, Bildungsgrade, spirituelle Praktiken usw. Manche Familien bestehen unter Umständen nur aus zwei Personen: einem Elternteil und einem Kind. Andere bestehen aus Mutter, Vater und einem oder mehreren Kindern. In manchen Familien sind die Eltern gleichen Geschlechts und andere wieder umfassen einen ganzen Stamm oder Clans von Individuen, die miteinander verwandt und einander verpflichtet sind. Familienmitglieder können im selben Haushalt leben oder auch nicht. Fachpersonen werden die Familienmitglieder bitten müssen, ihre Familien- und Lebenssituation zu beschreiben, bevor sie Vermutungen darüber anstellen, wer ein Familienmitglied ist und wer nicht.

Rollen von Familienmitgliedern

Die Rollen von Familienmitgliedern variieren in gleicher Weise. Fachpersonen werden feststellen müssen, wer die zentralen Betreuungspersonen sind, und die Hauptentscheidungsträger hinsichtlich der Pflege und Versorgung des Kindes ermitteln müssen. Diese Informationen werden Familien liefern und vorgefasste Meinungen oder Annahmen sollten vermieden werden.

Familien in schwierigen Umständen

Der sozioökonomische Status kann sich erheblich auf die Fähigkeit einer Familie auswirken, für Kinder zu sorgen und sie zu unterstützen. In Familien, die in Armut leben oder um Nahrung, Unterkunft und/oder Gesundheitsversorgung ringen, dreht sich das tägliche Dasein unter Umständen ausschließlich um das Überleben. Diese Familien haben unter Umständen weder die physischen noch die emotionalen Ressourcen, mit ihren Kindern zu spielen oder viele der Aktivitäten durchzuführen, die Fachpersonen für nötig halten mögen. Außerdem können manche der von der Neugeborenen-Intensivstation kommenden Säuglinge infolge hochriskanter Praktiken und Erfahrungen der Eltern in eine Risikosituation hineingeboren worden sein. Zu diesen Praktiken und Erfahrungen können Drogen- und Alkoholmissbrauch, Rauchen, eine fehlende Schwangerschaftsvorsorge sowie häusliche Gewalt gegenüber der Mutter gehören. Diese Babys und ihre Familien stehen zusätzlichen Risiken gegenüber und zeigen oft recht komplexe Bedürfnisse. Fachpersonen sind hier in besonderem Maße gefordert, ihre Vorurteile und vorgefassten Ansichten über richtige Elternschaft hintanzustellen, um diese Familien effektiv zu unterstützen. Oft ist das leichter gesagt als getan. Diese Situationen werden es wahrscheinlich erfordern, mit anderen Kollegen und kommunalen Diensten zusammenzuarbeiten, um für ein nachhaltiges Unterstützungsnetz für das Baby und seine Familie zu sorgen.

Ermitteln der Rolle von Kultur in der Art, wie Familien ihr Baby sehen

In den von ihnen versorgten Familien werden Fachpersonen einer starken kulturellen und sprachlichen Vielfalt begegnen. Wie man diesen breitgefächerten Querschnitt von Familien am besten unterstützt, ist zu einer wichtigen Frage auf dem Gebiet der Gesundheitsversorgung, Ausbildung und Sozialdienste geworden. Diesem wichtigen Thema muss Aufmerksamkeit gewidmet werden, um kulturell bedingte Missverständnisse und Auseinandersetzungen zu vermeiden, während Familien und Dienstleister zusammenarbeiten, um sich um die Bedürfnisse von Kindern und Familien zu kümmern.

Werte und Überzeugungen einer Familie

Der Einfluss der Kultur ist derart subtil und ein solch grundlegender Teil im Leben eines Individuums, dass sich die meisten Menschen dessen nicht einmal bewusst sind. Wirklich alle Familienroutinen und -interaktionen sind tief in die kulturellen Werte und Überzeugungen der Familie eingebettet (Spicer, 2010). So schlafen beispielsweise manche Babys mit im Bett ihrer Eltern, während andere ein eigenes Bett und Zimmer haben. Manche Babys verbringen tagsüber viel Zeit in Tragetüchern und -gurten am Körper der Mutter oder des Vaters, andere sind auf einem Wiegenbrett, in einer Wiege, einem Kinderbett oder einem Laufstall. Manche Familien verfügen über ein breites Spektrum an Personen, die sich um das Baby kümmern, aber nicht unbedingt durch Blutsbande gebunden sind, in anderen Familien wird das Baby nur durch die biologischen Eltern oder primär durch ein Kindermädchen versorgt. Es gibt alle möglichen Varianten des Betreuungsstils und der Betreuungsmöglichkeiten für Babys; die richtige Art ist subjektiv und wird von den Überzeugungen, Werten und dem Hintergrund der Familie beeinflusst.

Die kulturellen Werte einer Familie beeinflussen auch ihre Erwartungen an Entwicklungsziele und -meilensteine des Kindes. In manchen Kulturen werden frühzeitiges Erkunden und Mobilität bei Kindern gefördert, und sie erhalten viele Gelegenheiten, ihre frühen motorischen Fähigkeiten selbst auszuprobieren. In anderen Kulturen werden Babys über längere Zeiträume getragen, und es wird eher Abhängigkeit von ihren Betreuungspersonen als Unabhängigkeit gefördert. In manchen Familien gilt es unter Umständen als Norm für Säuglinge, selbstständig aus einem Becher zu trinken oder einen Löffel zu benutzen, während andere es für angemessener halten, dass das Kind im Arm gehalten und von Betreuungspersonen oder älteren Geschwistern gefüttert wird. All dies sind Beispiele dafür, wie sich kulturelle Sichtweisen auf die Ziele und das Alter auswirken können, in dem Kinder einige Meilensteine ihrer Entwicklung erreichen.

Bei manchen Familien können sich die Annahmen hinsichtlich der Versorgung und Aufzucht von Kindern (einschließlich Gesundheit und Gefahren) radikal von denen der dominanten oder Mehrheitskultur unterscheiden. Eins ist gewiss: Angesichts des Spektrums an Familienmerkmalen betrachten oder erleben verschiedene Familien dieselben Gegebenheiten unter Umständen jeweils ganz anders. Kommt ein Baby beispielsweise mit einer Behinderung zur Welt, mögen manche kulturelle Gruppen glauben, dies sei auf einen Zufall zurückzuführen. Sie entscheiden sich, ihr Schicksal zu akzeptieren und führen die Familienpraktiken und -verfahrensweisen fort, wie sie es für jedes Kind täten. Andererseits können sie auch beschließen, aktiv zu intervenieren, in der

Hoffnung, die Erkrankung bzw. den Zustand des Babys zu verbessern oder gar zu heilen. Dies steht in starkem Gegensatz zu Mitgliedern anderer Gruppen, die einen Elternteil oder Vorfahren für das Unglück des Babys verantwortlich machen. Manche führen die Erkrankung bzw. den Zustand gar auf Geister, Dämonen oder Gespenster zurück. Diese Annahmen hinsichtlich der Zuweisung oder Kausalität beeinflussen auch Ansichten über die Behandlung. Die Reaktionen können von stiller Akzeptanz des eigenen Schicksals und Resignation bis hin zu energischen und aktiven medizinischen Interventionen durch eine medizinische Einrichtung voller hochtechnischer Geräte und hochgradig ausgebildete Fachkräfte der Gesundheitsversorgung reichen.

Weitgehend aufgrund kultureller und spiritueller Praktiken werden sich Familien auch hinsichtlich der Ressourcen unterscheiden, auf die sie zur *Heilung und Gesundheitsversorgung* zurückgreifen. Für viele Familien wird die Quelle der Gesundheitsversorgung in westlich ausgebildeten Ärzten und anderen Gesundheitsdienstleistern bestehen. Bei anderen können Heiler auch Schamanen, Priester, Wahrsager, *Curanderos*, Medizinmänner oder andere Führungspersonen mit besonderen Kräften umfassen, die die von einer bestimmten Personengruppe als therapeutische Agenzien akzeptiert werden. Diese Heiler können bei ihren Heilpraktiken besondere Zeremonien, Rituale, Gesänge, Substanzen oder Gegenstände, wie Amulette, verwenden. Wird ein Baby als Notfall in eine Klinik eingeliefert, werden diese Heilpraktiken unter Umständen überschattet durch die Notwendigkeit, lebensrettende Notfallmaßnahmen durchzuführen. So wird das Klinikpersonal bei der stationären Aufnahme beispielsweise hin und wieder wertgehaltene Amulette abnehmen, die dem Kind um den Hals gehängt oder ans Handgelenk gebunden wurden. Die Wertvorstellungen und Praktiken der Familie nicht zu respektieren kann die Intervention beeinträchtigen und dazu führen, dass die Familie die Behandlung zurückweist und die Zusammenarbeit mit dem Klinikpersonal ablehnt. Fachpersonen sind wohlberaten, Familien nach ihren Überzeugungen und Praktiken zu fragen. Mit eingeborenen Heilern und Praktiken in dem jeweils möglichen Ausmaß zusammenzuarbeiten kann ein kulturell kongruenteres Vorgehen und letztlich auch ein günstigeres Ergebnis für das Baby und die Familie sicherstellen.

Effektives transkulturelles Arbeiten

Die Unterschiedlichkeit von Familien kann für Fachpersonen, die sie versorgen und unterstützen, eine Herausforderung darstellen. Jede Familie ist einzigartig und stellt ihre eigenen Anforderungen. Manche Familienpraktiken, wie etwa die Anwendung nichtwestlicher Heilpraktiken (z.B. Amulette, Kräuter) oder das Vertrauen in spirituellen Schutz und spirituelle Lösungen mag auf manche Fachpersonen fremdartig wirken. Unter Umständen lehnt eine Familie professionelle Hilfe durch eine Fachkraft sogar ab. Andererseits bietet Vielfalt den Fachpersonen bei ihrer Tätigkeit zur Sicherung positiver Entwicklungsergebnisse bei gefährdeten Babys und deren Familien auch viele neue Lernmöglichkeiten und -erfahrungen. Diese Gelegenheiten offenen Herzens und Geistes zu ergreifen liefert Fachpersonen bei ihrer Tätigkeit zur Unterstützung der Entwicklung des Kindes eine Richtschnur für den Aufbau effektiver Partnerschaften mit Familien.

> Es ist mir schwergefallen, die Arten, in denen Familien Dinge tun, akzeptieren zu lernen. Als ich mit der praktischen Tätigkeit [als Frühinterventionsfachkraft] begann, meinte ich wirklich, auf alles eine Antwort zu haben. Mit der Zeit habe ich gelernt, Familien zu vertrauen. Und wissen Sie was ... ich bin erfolgreicher.

Transkulturelle Kompetenz zu entwickeln ist eine wesentliche Fähigkeit aller Fachpersonen, die mit Familien und kleinen Kindern arbeiten (Lynch & Hanson, 2011). Dieser Lernprozess beinhaltet, die eigenen Wertvorstellungen, Überzeugungen und Annahmen zu untersuchen und etwas über die Überzeugungen und Praktiken von Individuen aus anderen Kulturen zu lernen. Jeder Mensch hat eine Kultur und diese Kultur beeinflusst Verstehens- und Lebensweisen. So tief sind diese Werte und Sichtweisen verinnerlicht, dass sie sich sogar nur schwer ermitteln oder beschreiben lassen. Daher fühlen sich Fachpersonen unter Umständen belastet oder gestört, wenn sie Familien begegnen, die sich im Hinblick darauf, was sie essen, wie sie ihren Haushalt organisieren, wen sie als Familienmitglied betrachten, wie sie Krankheiten behandeln, für ihre Babys sorgen, was sie hinsichtlich der Krankheiten ihres Babys glauben usw. von ihnen unterscheiden. Indem Fachpersonen mit ihren eigenen Sichtweisen in Berührung kommen und Informationen über andere Werte und Überzeugungen von Familien gewinnen, können sie kulturelle Missverständnisse vermeiden und eine effektivere Kommunikation entwickeln und Partnerschaften mit Familien aufbauen. Unterschiedliche Herangehensweisen an die Pflege, Versorgung und Behandlung von Kindern zu verstehen, zu respektieren und zu würdigen ermöglicht es der Fachperson, effektiver mit einem breiten Spektrum von Kindern und Familien, wie sie sich in der heutigen Gesellschaft finden, zu arbeiten.

Respektvolle Strategien für die Arbeit mit Familien

Fachpersonen mögen es nützlich finden, von Familien Informationen über deren Überzeugungen und Anliegen in Bezug auf Bereiche wie Schwangerschaft, Geburt, Stillen/Füttern, Kinderpflege/-versorgung, Mutterschaft, Praktiken des Großziehens von Kindern, Krankheit/Behinderung/Gefährdung und Gesundheitsbehandlungen zu erhalten, um gemeinsam mit den Familien effektiver Strategien dafür zu entwickeln, sich um Belange in Verbindung mit der Entwicklung des Babys zu kümmern. Am besten lassen sich die Informationen gewinnen, indem man Beziehungen zu Familienmitgliedern aufbaut und eher über Gespräche oder Geschichten, die im Laufe der Zeit erzählt werden, als durch einen kalten, unpersönlichen schriftlichen Fragebogen oder ein einmaliges Interview etwas über ihre Gefühle und Wünsche erfährt. Für manche Familien sind indirekte Methoden der Kommunikation kulturell respektvoller als sie direkt nach einem Anliegen oder einer Erkrankung zu fragen, eine direkte Konfrontation kann als Beschämung empfunden werden. Fachpersonen, die bemüht sind, eine Beziehung zu der Familie aufzubauen, und sich die Zeit nehmen, etwas über die effektivste Art der Kommunikation mit der Familie in Erfahrung zu bringen, sind beim Entwickeln einer engen Arbeitspartnerschaft zweifellos erfolgreicher.

Auch Familien können die Initiative ergreifen und Fachpersonen helfen, ihre Bedürfnisse und Sichtweisen zu verstehen. Unter Umständen fragen Familienmitglieder eine Fachperson nach Dienstleistungsoptionen oder nach der Bedeutung eines Begriffs oder Eingriffs. Auch beschreiben sie Fachpersonen möglicherweise ihre Familienroutinen und -traditionen und benennen ihre Anliegen und Ziele.

Beachten kultureller Höflichkeitsformen

Kulturelle Höflichkeitsformen zu beachten verbessert die effektive Kommunikation einer Fachperson mit Familienmitgliedern. Zu diesen Höflichkeitsformen können Formen des Grüßens, Arten der verbalen und nonverbalen Kommunikation sowie korrektes Verhalten beim Hausbesuch bei einer Familie gehören.

Angemessenes Begrüßen von Familienmitgliedern Im Hinblick darauf, wie sich Menschen, die sich nicht gut kennen, formeller (z. B. Herr oder Frau Wong) oder informeller (z. B. mit Vornamen) Grußformen bedienen sollten, gibt es erhebliche kulturelle Unterschiede. Fachpersonen wird geraten, sich einer formellen und respektvollen Form zu bedienen, sofern nicht ein Familienmitglied signalisiert, dass Informalität bevorzugt würde.

Auch die Reihenfolge der Begrüßung sollte überlegt sein. In manchen Kulturen sollten die Familienmitglieder ihrem Alter nach begrüßt werden, beginnend mit der ältesten Person (z.B. einer Großmutter oder einem Großvater). Auch das Geschlecht kann hinsichtlich der Reihenfolge der Begrüßung ein Faktor sein; in manchen Familien sollten beispielsweise Männer zuerst begrüßt werden. Bei Erstbegegnungen ist Berührung (selbst ein Händeschütteln) nicht angemessen, sofern das Familienmitglied nicht seine Bereitschaft dazu zeigt. Dies gilt vor allem für Frauen. Auch Umarmen, Küssen, einen Arm um die Schultern des Betreffenden zu legen oder ihm auf die Schulter zu klopfen gelten in vielen Kulturen als ebenso unangemessen wie das Übereinanderschlagen der Beine, das Zeigen mit dem Finger, das Berühren des Kopfes oder ein längerer direkter Blickkontakt. Scherzendes und frotzelndes Verhalten sollten auch als «Eisbrecher» am besten vermieden werden.

Einhalten unausgesprochener Verhaltensregeln Bei der Familie zu Hause sollten Fachpersonen unausgesprochene Verhaltensregeln beachten und kulturelle Tabus meiden. In vielen Haushalten ist es beispielsweise angebracht, vor dem Eintreten die Schuhe auszuziehen. In manchen Haushalten kann es wichtig sein, von der Familie angebotene Speisen oder Getränke anzunehmen, sofern nicht ein guter Grund besteht, diese Gastfreundschaft abzulehnen. Fachpersonen sollten es vermeiden, Komplimente über Dekor oder Gegenstände im Haushalt zu machen, da sich die Familie genötigt sehen kann, den Gegenstand anzubieten, oder es kann die Aufmerksamkeit in unziemlicher Weise auf materielle Besitztümer lenken. Auch sollten Fachpersonen sehr darauf achten, die Verhältnisse der Familie oder Arrangements im Haushalt nicht zu kritisieren. Manche Familien werden kleine Geschenke als Zeichen der Wertschätzung anbieten. Auch wenn sich die Fachperson durch das Überreichen von Geschenken unwohl fühlt, kann es für die Familie bedeutsam und wichtig sein. Es ist ein Privileg und eine Ehre, zu einer Familie nach Hause eingeladen zu werden oder an ihrem Leben teilzuhaben und die Gelegenheit zu bekommen, mit ihrem Kind zu arbeiten. Einige einfache Höflichkeitsformen zu zeigen, kann diese Erfahrung verbessern.

Spezielle Tipps für das Interagieren in kulturell höflicher Weise mit einigen der großen kulturellen Gruppen in den USA finden sich bei Lynch und Hanson (2011). Lynch und Hanson liefern auch Informationen über die geographischen und historischen Wurzeln verschiedener kultureller Gruppen sowie über die Werte und Überzeugungen in Bezug auf Familie, Kinderaufzucht, Ausbildung, Gesundheitsversorgung, Tod und Sterben sowie Gesundheitsgefährdungen und Behinderung. Dieser Hintergrund für das frühere und das heutige Leben bestimmter Gruppen hilft Fachpersonen, grundlegende Informationen und Einblicke in die Werte und Neigungen von Familien zu gewinnen, die diese kulturellen Wurzeln teilen.

Familienpraktiken verstehen

Der Zeitraum um die Geburt eines Frühgeborenen, das eine Krankheit hat oder von sonstigen Geburtskomplikationen betroffen ist, ist eine Zeit großer Emotionen und starker Belastungen für die Familie des Babys. Es ist auch eine besonders intime Zeit für die Familie. Genau bei dieser Art von Umständen kann der kulturelle und spirituelle Hintergrund der Familie eine noch beherrschende Rolle spielen. Ansichten in Bezug auf Krankheit, Gefährdung, Geburt, Tod, Kinderaufzucht, Geben und Empfangen von Hilfe sowie Behandlungen sind allesamt mit den Werten und Praktiken der eigenen Familie und deren Überlieferung verbunden.

Fachkräfte sollten es nützlich finden, ein Verständnis der familiären Überzeugungen und Praktiken in Bezug auf die Erkrankung bzw. den Zustand des Kindes und auf Familienroutinen zu entwickeln. Annahmen von Familienmitgliedern über die Situation des Babys und ihre Ziele und Erwartungen hinsichtlich des Kindes können erheblichen Einfluss auf ihr Verständnis und die Bereitschaft zur Beteiligung an Interventionen ausüben, welche die Fachperson empfiehlt. Die folgenden Fragen können helfen, Fachpersonen anzuleiten oder auf wichtige Überlegungen bei der Arbeit mit Familien mit verschiedenem kulturellen Hintergrund aufmerksam zu machen (siehe auch Wayman, Lynch & Hanson, 1991).

Frühe Betreuungspraktiken Familiäre Werte und Überzeugungen beeinflussen in hohem Maße, wer sich um das Baby kümmert und wie dies geschieht. Berücksichtigen Sie bei der Arbeit mit Familien mit verschiedenem kulturellen Hintergrund folgende Fragen:

- Wer sind die *primären Betreuungspersonen* des Babys? Die Mutter? Der Vater? Die Großeltern? Geschwister?
- Wie lange wird das Baby von der/den primären Betreuungsperson(en) getrennt bleiben?

- Hat die Betreuungsperson noch weitere Verpflichtungen in Haushalt oder Beruf (z. B. Führen des Haushalts, Arbeiten außer Haus)?
- Welche *Ernährungspraktiken* gibt es für das Baby? Wer füttert es? Welche Art von Nahrung bekommt es? Welche Überzeugungen herrschen hinsichtlich des Stillens gegenüber der Flaschenfütterung? Wann werden Babys abgestillt? Wer bereitet die Nahrung des Babys zu? Gibt es spezielle Erwägungen bei der Zubereitung oder Tabus in Bezug auf den Umgang mit Nahrung und deren Zubereitung? Sind sich die Familienmitglieder hinsichtlich der Ernährungspraktiken einig?
- Wie sind die *Schlafmodalitäten* des Babys? Schläft das Baby im selben Raum wie die Eltern? Schläft es im Bett der Eltern? In welchem Alter sollte das Baby nicht mehr nahe bei der Mutter schlafen? Gibt es eine festgelegte Routine zur Schlafenszeit? Welche Erwartungen hegt die Familie hinsichtlich des nächtlichen Erwachens des Babys?
- Wie reagieren Familienmitglieder, wenn das Baby *schreit*? Was geschieht, wenn das Baby nachts schreit? Wieviel Zeit verstreicht, bevor erwartet wird, dass die Betreuungsperson ein schreiendes Kind auf den Arm nimmt?

Familiäre Wahrnehmungen von Krankheit und Behinderung Familiäre Sichtweisen und Überzeugungen hinsichtlich des Grundes einer Krankheit oder eines Zustands variieren erheblich. Kulturelle Perspektiven können eine entscheidende Rolle in deren Wahrnehmung spielen. Betrachten Sie folgende Fragen:

- Was glauben Familienmitglieder in Bezug auf die *Ursache* oder *Bedeutung* der Krankheit oder des Zustands bei der Geburt?
- Gibt es kulturelle oder religiöse Faktoren, die ihre Wahrnehmungen prägen?
- Suchen Familienmitglieder außerhalb der Familie nach Informationen oder Unterstützung?
- Machen sich die Familienmitglieder Sorgen darüber, dass das Baby sterben könnte?
- Sind die Familienmitglieder besorgt, dass das Baby eine Behinderung oder Entwicklungsverzögerung hat oder bekommen kann? Um welche Behinderung handelt es sich? Wie fühlen sich die Familienmitglieder dabei?
- Was weiß die Familie über die Art der Behinderung oder Gefährdung?

Suche nach Hilfe und Interventionen Manche Familien sehen kein Problem darin, außerhalb der Familie nach Hilfe zu suchen und glauben an die Macht frühzeitiger Interventionen. Für andere ist dies eine eher fremdartige Vorstellung oder widerspricht ihrem Überzeugungssystem. Manche Kulturen haben keine Vorstellung von westlichen Medizintechniken und ihre Sprache beinhaltet keine Worte für diese Behandlungen. Es folgen einige Fragen, die bei der Arbeit mit Familien berücksichtigt werden sollten:

- Auf wen greifen Familienmitglieder zurück, wenn es um Informationen über die Gesundheitsversorgung, Behandlungen oder Interventionen für das Baby geht? Familienmitglieder? Freunde? Volksheilkundler? Hausarzt? Fachärzte?
- Welchem Ansatz messen Familienmitglieder in Bezug auf Gesundheitsbedürfnisse Bedeutung bei? Setzen sie auf westliche medizinische Dienstleistungen oder auf einen eher ganzheitlichen Ansatz?
- Wie sehen Familienmitglieder ihre Rolle im Hinblick auf Interventionen? Akzeptanz? Glauben sie, dass das, was sie tun können, für das Baby von Bedeutung ist?
- Welche Vorstellung haben Familienmitglieder angesichts der Tatsache, dass viele Kinder nach ihrer Risikogeburt für längere Zeit in einer Klinik oder Einrichtung der Gesundheitsversorgung sind, von dem Klinikumfeld, der Chirurgie, der Technologie und den medikamentösen Behandlungen? Verstehen sie die Begriffe, die zur Beschreibung der Erkrankung und Behandlung ihres Kindes dienen? Stimmen sie damit überein? Wie geht es ihnen mit ihren Erfahrungen?

Familien kennenlernen, um ihnen optimal zu helfen

Es ist wichtig, sich den Beitrag zu vergegenwärtigen, den ein kultureller Hintergrund, eine Kultur und ein System von Überzeugungen leisten. Geschieht dies nicht, kann der Aufbau einer effektiven Arbeitsbeziehung mit der Familie gestört werden. Manche Praktiken einer Familie mögen Fachpersonen als unvertraut wahrnehmen. Familien wiederum haben unter Umständen religiöse oder kulturelle Überzeugungen, die dazu führen, dass sie klinische Behandlungen und medizinische Empfehlungen, wie etwa Medikamente und eine Operation, als für ihr Kind schädlich betrachten. Sollten sich die Ansichten von Fachpersonen des Gesundheitsversorgungssystems nicht mit denen der Familie decken, können Kulturberater – Personen, die sich mit den Werte- bzw. Überzeugungssystemen der Familie und der Fachpersonen auskennen und sie verstehen – eine nützliche Rolle spielen, um Differenzen zu beseitigen und Verständnis zu fördern. Kommt ein Baby zu früh zur Welt oder ist es krank, werden viele Erwartungen und Hoffnungen einer Familie gestört. Wenn Fachpersonen die Ziele und vorgefassten Meinungen der Familie nicht verstehen, werden ihre Ziele und ihre Anpassung nach der Geburt des Kindes schwieriger zu verstehen sein. Sich mit der Familie zusammenzutun ist wesentlich für die Förderung optimaler Entwicklungsergebnisse des Babys. Dies ist nur dann möglich, wenn Fachpersonen jede Anstrengung unternehmen, die Familienmitglieder kennenzulernen und deren Wissen und Annahmen hinsichtlich der Situation des Babys sowie deren Ziele und Erwartungen in Bezug auf das Baby zu ermitteln. Fachpersonen werden niemals so sein und Dinge so tun wie die Familie. Sie werden jedoch imstande sein, die Situation der Familie auf respektvolle Weise zu verstehen und sensible und fürsorgliche Dienstleistungen für das Baby und die Familie zu erbringen.

Fachpersonen kennenlernen, um ihnen beim Unterstützen zu helfen

Kommunikation ist keine Einbahnstraße. Familien, die beim Kennenlernen der Fachpersonen in ihrem Leben eine aktive Rolle einnehmen, bauen wahrscheinlich effektivere Arbeitsbeziehungen zu ihnen auf. Unter Umständen versuchen Familienmitglieder, die Rollen von Fachpersonen, ihre Verantwortlichkeiten und Dienstleistungseinrichtungen zu verstehen. Vielleicht finden sie es auch vorteilhaft, der Fachperson ihre eigenen Ziele, Familienroutinen und -traditionen zu erklären, vor allem, wenn diese von den angebotenen Dienstleistungsoptionen abzuweichen scheinen. Auch Fachpersonen sind menschliche Wesen und haben gute und schlechte Tage. Manchmal passt man gut zueinander und bei manchen Gelegenheiten fühlen sich Familienmitglieder und Fachpersonen weniger wohl miteinander. Familienmitglieder können helfen, Fachpersonen zu einer erfolgreicheren Zusammenarbeit mit ihnen anzuleiten, indem sie Feed-back geben und die Fachpersonen auf die Bedürfnisse des Kindes und der Familie aufmerksam machen.

Zum Abschluss

Fachpersonen können eine entscheidende Rolle spielen, Familien darin zu unterstützen, sich um die Entwicklung ihrer Kinder zu kümmern und sie zu fördern. Spezialisten für kindliche Entwicklung und in pädiatrischer Fachpflege ausgebildete Fachkräfte können Eltern helfen, erfüllende und emotional enge Beziehungen zu ihrem neuen Baby einzugehen. Dies beinhaltet oft, Familienmitglieder darin zu unterstützen, die singulären Bedürfnisse und Zeichen eines neuen Babys zu erkennen, um dessen Bedürfnisse durch Familienroutinen optimal zu befriedigen und effektive Wege der Kommunikation mit dem Baby zu entwickeln. Die von den Fachpersonen eingesetzten Techniken und die Probleme, denen sie begegnen, variieren von Familie zu Familie. Diese Arbeit lässt sich nicht über einen Kamm scheren. Die Vielfältigkeit von Familien in der heutigen Welt unterstreicht die Bedeutung, Dienstleistungen flexibel, kulturell respektvoll und entgegenkommend zu erbringen. Fachpersonen sind gefordert, ihren Kommunikationsstil auf die jeweilige Familie und ihre Ziele auf die Bedürfnisse, Anliegen, Werte und Überzeugungen einer jeden Familie zuzuschneiden. Angenehme und effektive Partnerschaften zwischen Eltern und Fachkräften lassen sich erreichen, wenn Fachpersonen diese Gelegenheiten mit offenem Herz und Geist ergreifen.

Informationsblätter

Folgende Informationsblätter aus Anhang E am Schluss des Buches liefern Zusatzinformationen zu den in diesem Kapitel erörterten Themen:

- Die Zeichen Ihres Babys erkennen
- Kommunizieren mit Ihrem Baby
- Anregungen zur Unterstützung der Entwicklung im 1. Lebensjahr
- Die Familie kennenlernen.

Kapitel 8
Auffinden von Ressourcen für Kinder mit besonderen Bedürfnissen

Dieses Kapitel ist ausschließlich auf die USA zugeschnitten und lässt sich nicht in allen Bereichen auf den deutschsprachigen Raum adaptieren!

- Kommunale Möglichkeiten des Nachverfolgens und Evaluierens der Entwicklung von Kindern
- Kommunale Frühinterventionsdienste
- Arten von Fachpersonen, die Assessments und Frühinterventionen durchführen
- Herausfinden von Bedenken hinsichtlich der Entwicklung eines Kindes
- Quellen für Informationen und das Auffinden von Dienstleistern

Er schien sich einfach nicht wie andere Kinder zu entwickeln. Ich hatte wirklich den Eindruck, er bräuchte etwas Hilfe von außen.

Ich bin hier, um Familien zu unterstützen ... ihnen die Hand zu halten. (Dienstleistungskoordinator für Frühinterventionsdienste in der örtlichen Gemeinde)

Frühgeborene oder Neugeborene mit niedrigem Geburtsgewicht beginnen ihr Leben auf andere Weise. Da der Verlauf bei ihnen ganz unterschiedlich sein kann, ist es wichtig, ihre Entwicklung engmaschig zu verfolgen und zu überwachen, vor allem in den ersten Monaten und Jahren nach der Geburt. Ein von der Neugeborenen-Intensivstation entlassenes Baby wird regelmäßige Dienstleistungen benötigen, um Entwicklungsprobleme anzugehen, und bei manchen dieser Babys werden unter Umständen langfristige Entwicklungsverzögerungen oder -abweichungen diagnostiziert. Wie dem auch sei, die meisten Familien von Babys, die von der Neugeborenen-Intensivstation entlassen werden, werden während der ersten Lebensjahre des Kindes mit Fachpersonen aus einer Reihe von Fachgebieten zusammenarbeiten, um die entwicklungsbezogenen Bedürfnisse ihres Kindes zu erfüllen.

Babys, die auf der Neugeborenen-Intensivpflegestation versorgt wurden, reichen von kranken Frühgeborenen und Reifgeborenen bis hin zu Babys mit niedrigem Geburtsgewicht und Frühgeborenen, die lediglich lernen müssen, zu essen und zuzunehmen. Es ist daher wichtig, dass Familien und Fachpersonen eng zusammenarbeiten, um die Entwicklung des Kindes zu überwachen. Familien sollten in engem Kontakt zu ihrem Pädiater und anderen Gesundheitsfachpersonen, wie etwa Pflegenden, stehen. Diese Fachkräfte können auf Entwicklungsprobleme screenen und Kinder zu weiteren Assessments und Entwicklungsdienstleistungen überweisen. Viele Kinder werden an Frühinterventionsdienste überwiesen, um ihre Entwicklungsprobleme zu bearbeiten. Bei den in Frühintervention befindlichen Kindern erfordern manche Erkrankungen bzw. Situationen unter Umständen nur kurzfristige Überwachung und Interventionstechniken. Bei anderen Kindern werden eventuell langfristige Entwicklungsverzögerungen oder Probleme diagnostiziert, die vielfältige Dienstleistungen, wie etwa Schulung, Physio- oder Ergotherapie und Sprach- bzw. Sprechtherapie, erfordern.

In den meisten Kommunen sind Ressourcen zur Ermittlung von Entwicklungsproblemen sowie zur Schulung und Behandlung von Kindern, die spezielle Dienstleistungen benötigen, verfügbar. In diesem Kapitel wird erörtert, welche Arten von Diensten bzw. Dienstleistungen erforderlich sein können, welches Spektrum an Fachdisziplinen sie abdecken und was Eltern und Fachpersonen tun können, um Kinder herauszufinden und zu überweisen, die eine intensivere Überwachung und Versorgung benötigen.

Arten von Diensten

Auf kommunaler Ebene finden sich mehrere Arten von Diensten, darunter Nachsorgeambulanzen oder -programme für Säuglinge, kommunale Pflegedienste und Frühinterventionsdienste.

Nachsorgeambulanzen oder -programme

Nachsorgeprogramme für Säuglinge werden normalerweise von Kliniken betrieben und bieten Ambulanzen bzw. Sprechstunden für das Screening und die Überwachung der Entwicklung von Babys, die von einer Krankheit genesen, zu früh geboren oder operiert wurden, genetische Störungen haben oder ein zu niedriges Geburtsgewicht hatten. Oft steht ein Team aus Fachpersonen zum Assessment und zur Untersuchung von Babys bereit. Das Team kann Ärzte (Pädiater und Neonatologen), Pflegende, Psychologen, Sozialarbeiter, Physio- und/oder Ergotherapeuten, Sprech- und Sprachtherapeuten sowie Spezialisten für Hör- und Sehstörungen umfassen.

In diesen Ambulanzen werden Kinder regelmäßig nachbetreut und ihre Gesundheit sowie ihr Hör- und Sehvermögen werden untersucht. Oft werden alle Bereiche der Entwicklung beurteilt, darunter auch die neurologische Entwicklung, Grob- und Feinmotorik (Gebrauch großer und kleiner Muskeln), die kognitive und sozioemotionale Entwicklung, mit zunehmendem Alter auch die Fähigkeiten zur Selbsthilfe und Kommunikation (Gestik, Sprechen, Sprache). Auf der Grundlage dieser Assessments wird ein Entwicklungsprofil des Kindes erstellt. Dergestalt lässt sich jedwede Verzögerung oder Abweichung in der Entwicklung feststellen und überwachen oder mit der Zeit nachbetreuen. Bei Bedarf können Kinder zu weiteren Assessments und Frühinterventionsdiensten überwiesen werden.

Nachsorgeleistungen sind nützlich zur Erkennung und Diagnostik von Gesundheitszuständen in Zusammenhang mit der Primärerkrankung oder mit der die neurologische Entwicklung betreffenden Krankheit eines Kindes und sollten frühestmöglich erfolgen. Familien werden darin unterstützt, jedwede Entwicklungsprobleme zu verstehen und zu lernen, wie sie die Entwicklung ihres Kindes optimieren. Solche Dienstleistungen können Eltern und anderen Familienmitgliedern helfen, sich in der Fürsorge für das Kind informierter und kompetenter zu fühlen, und helfen, weiter für ihr Kind einzustehen. Die Beteiligung der Familie ist für das Kind entscheidend und Familien brauchen genaue Informationen und Unterstützung, um ihre Ziele zu erreichen.

Kommunale Pflegedienste

Kommunale Pflegedienste umfassen im Allgemeinen ambulante Pflegedienste, häusliche Gesundheitsversorgung und Einrichtungen der allgemeinen Gesundheitspflege (*public health nurse agencies*) sowie andere Dienstleister für Kinder, die von einer Krankheit genesen. Die Überweisung an diese Dienste erfolgt, wenn nach der Entlassung aus der Klinik Bedarf an Überwachung medizinischer Beschwerden besteht. Manche Babys brauchen nach der Entlassung unter Umständen für kurze Zeit häusliche Pflege.

Manche Säuglinge und Familien benötigen besondere Dienstleistungen und Konsultationen in speziellen Bereichen, wie etwa dem Füttern oder Pflegen, oder zur Befriedigung eines bestimmten Gesundheitsbedarfs. Die Klinikmitarbeiter, welche die Entlassung vornehmen, unterstützen Familien normalerweise darin, sich diese Dienstleistungen beim Übergang von der Klinik nach Hause zu verschaffen.

Frühinterventionsdienste

Umfassende Frühinterventionsdienste für Kinder, bei denen eine Behinderung oder die Gefahr einer Behinderung besteht, werden von Bundesstaaten[6] zur Verfügung gestellt. Je nach Bundesstaat und Gemeinde können sie bei verschiedenen öffentlichen oder privaten Einrichtungen angesiedelt sein. Oft werden sie von Schul- oder Gesundheitseinrichtungen geleistet und arbeiten normalerweise mit Sozialdiensten oder Einrichtungen der psychiatrischen Versorgung sowie Einrichtungen für Personen mit Entwicklungsstörungen zusammen.

Das nationale Engagement für die Frühintervention begann in den 1980er-Jahren durch Bundesgesetz[7], um die Entwicklung von Säuglingen und Klein-

6 Gemeint sind US-Bundesstaaten. [A. d. Ü.]
7 Bundesstaatenübergreifend auf US-nationaler Ebene [A. d. Ü.]

kindern mit Behinderungen zu verbessern und Familien dabei zu unterstützen, die Bedürfnisse ihrer Kinder zu erfüllen (Education of the Handicapped Act Amendmends von 1986 [PL 99-457]). Der Plan auf Bundesebene, in dem die Richtlinien für Frühinterventionsdienste festgelegt sind, nennt sich «Program for Infants and Toddlers with Disabilities (Part C) under the Individuals with Disabilities Education Improvement Act (IDEA) of 2004 (PL 108-446)». Es handelt sich um ein Finanzierungsprogramm des Bundes, das Bundesstaaten darin unterstützt, staatsweite Programme von Frühinterventionsdiensten zu unterhalten. Die Dienste variieren etwas von Bundesstaat zu Bundesstaat und die einzelnen Bundesstaaten haben unterschiedliche designierte Führungseinrichtungen oder Einrichtungen, die für die Durchführung dieses Programms verantwortlich sind.

Auch ob Kinder für diese Dienste in Frage kommen, variiert entsprechend den jeweiligen Regularien von Bundesstaat zu Bundesstaat. In jedem Bundesstaat wird eine Reihe spezifischer Eignungsanforderungen gestellt. Sie umfassen normalerweise Entwicklungsverzögerungen in einem oder mehreren wichtigen Entwicklungsbereichen sowie erwiesene Risikozustände in Verbindung mit einer verzögerten Entwicklung, wie etwa das Down-Syndrom oder Zerebralparese. Manche Bundesstaaten dehnen diese Kriterien auf ein breiteres Spektrum an Kindern aus, die aufgrund bestimmter Risikozustände in Frage kommen können, wie etwa Frühgeburtlichkeit, ein niedriges Geburtsgewicht oder andere Geburtskomplikationen.

Eltern und Fachpersonen sollten ruhig ihren Pädiater, ihre örtlichen Schulbehörden oder eine Gesundheitseinrichtung kontaktieren, um Informationen über ein Screening, ein Assessment und mit Entwicklung befasste Dienste zu erhalten. Eine ausgezeichnete Online-Ressource ist das National Dissemination Center for Children with Disabilities (http://nichcy.org). Sie bietet Zugang zu zahlreichen Informationsquellen. Dieses Zentrum bietet:

- Informationen und Informationsblätter zu verschiedenen Arten von Behinderung
- Darstellungen von Bundesgesetzen, die sich auf rechtliche Bestimmungen zur Sonderpädagogik erstrecken (IDEA), sowie weitere Gesetze zur Behinderung
- Erläuterungen des speziellen Ausbildungsprozesses einschließlich Evaluation, Eignung und Dienst-/Dienstleistungsarten
- Basisinformationen über Frühinterventionsdienste.

Es bietet auch eine aktuelle Liste mit bundesstaatlichen und nationalen Organisationen, Behindertengruppen und durch Werbung finanzierten Informationszentren. Familienmitglieder und Fachpersonen können auch die Website des National Early Childhood Technical Assistance Center (http://www.nectac.org) besuchen, um bundesstaatliche Part-C-Koordinatoren und Projekte für die frühe Kindheit in einem bestimmten geographischen Bereich zu finden. Auch die örtlichen und bundesstaatlichen Schul- und Gesundheitsbehörden können diese Informationen für den jeweiligen Bundesstaat oder die Gemeinde liefern.

Frühinterventionsdienste können folgender Art sein:

- Gesundheitsdienste
- Pflegedienste
- medizinische Dienste zur Diagnose und Evaluation
- Sonderpädagogik oder Sonderunterricht
- Ergotherapie
- Physiotherapie
- Sprech- und Sprachtherapie
- Audiologie
- Hilfsmitteltechnik
- Ernährung
- Familienberatung
- psychologische Dienste
- Sozialarbeit
- Transport
- Tagespflegedienste und
- Dienstleistungskoordination.

Die bei einem Kind und einer Familie zu erbringenden Dienstleistungen werden anhand einer umfassenden und multidisziplinären Evaluation der Entwicklung des Kindes festgelegt. Ist man der Ansicht, dass das Kind in Frage kommt, wird anhand dieses Assessments ein individuell zugeschnittener Dienstleistungsplan für die Familie (*individualized family service plan*, IFSP) für das jeweilige Kind und die jeweilige Familie erstellt. Der IFSP ist ein schriftlicher Plan, in dem die aktuellen Entwicklungsniveaus des Kindes sowie die Ressourcen, Belange und Prioritäten der Familie in Zusammenhang mit der Verbesserung der Entwicklung ihres Kindes ausgewiesen sind. Außerdem werden die Ergebnisse, die für das Kind und die Familie erwartet werden, die zu erbringenden Dienstleistungen, die für diese Dienstleistungen Verantwortlichen sowie die Kriterien und Zeitschienen für deren Abschluss aufgeführt. Die Familien sind aufgefordert, sich aktiv an allen Facetten der Evaluation und des

Interventionsprozesses zu beteiligen, werden jedoch nicht zum Erhalt von Dienstleistungen verpflichtet.

Dieses Programm schreibt vor, dass Interventionsdienste größtenteils in den natürlichen Umgebungen des Kindes oder, mit anderen Worten, in den Settings geleistet werden müssen, in denen die Kinder leben und Pflege und Versorgung erhalten. Für Kleinkinder ist dieses Setting natürlich normalerweise das Zuhause der Familie. Die Frühintervention kann aber auch andere Settings, wie etwa eine Pflege- und Betreuungseinrichtung für Kinder, beinhalten. Viele Service-Modelle in der Frühintervention beruhen auf häuslichen Dienstleistungen. In diesen Modellen kommen Fachpersonen zu den Familien nach Hause, um sich mit Familienmitgliedern zu beraten und unmittelbar mit dem Baby an Aktivitäten zu arbeiten, die seine Entwicklung verbessern können. Andere Dienstleistungen werden in Zentren angeboten, zu denen Familien ihr Kind bringen.

Für Frühinterventionsdienste empfohlene Praktiken

Die Merkmale von Frühinterventionsprogrammen und -dienstleistungen, welche die folgenden Eigenschaften haben, gelten als «empfohlene Praktiken» (Sandall, Hemmeter, Smith & McLean, 2005):

- ein familienzentrierter oder -fokussierter Ansatz, bei dem die aktive Beteiligung und Partnerschaft mit Familienmitgliedern ermutigt und gefördert werden
- ein Team-Ansatz beim Erbringen von Dienstleistungen, bei dem verschiedene Fachpersonen zusammenarbeiten, um das Kind und die Familie zu unterstützen
- häusliche Dienstleistungen für sehr fragile oder chronisch kranke Babys
- fortlaufende Unterstützung für Familienmitglieder
- umfassende Evaluation oder umfassendes Assessment der Entwicklung des Babys in allen Entwicklungsbereichen, Anregungen zu pädagogischen und therapeutischen Aktivitäten sowie fortlaufende Evaluation oder Assessment des Behandlungsprogramms
- Koordination von Aktivitäten mit den anderen Einrichtungen und/oder Fachpersonen, mit denen die Familie und das Kind im Hinblick auf dessen Entwicklung zu tun haben
- Dienstleister, die über den sprachlichen und kulturellen Hintergrund der Familie Bescheid wissen und den Bedürfnissen des breiten Spektrums an Familien, die Dienstleistungen erhalten, respektvoll gegenüberstehen.

Feste Mitarbeiter dieser Programme oder Dienste sollten imstande und bereit sein, den Anliegen von Eltern aktiv zuzuhören und den vielen verschiedenen Überzeugungssystemen, Werten und Gebräuchen von Familien respektvoll gegenüberstehen, um Familien zu helfen, ihre Prioritäten und Ressourcen herauszufinden und ihnen die Art von Unterstützung zu verschaffen, die sie in ihren Gemeinden brauchen und wünschen.

Arten von Fachpersonen

Ein breites Spektrum an Fachpersonen aus verschiedenen Bereichen kann ein Assessment und Frühinterventionsdienstleistungen erbringen, um die Entwicklung eines Babys zu unterstützen, wie unter anderem folgende:

- *Neonatologen:* Pädiater mit Fachausbildung in der Fürsorge für kranke Neugeborene
- *Pädiater (vor allem auf Entwicklung spezialisierte Pädiater):* Ärzte, die sich auf die Fürsorge für Kinder spezialisieren
- *staatlich geprüfte Pflegepersonen:* examinierte Pflegende, die einen großen Teil der täglichen medizinischen Pflege und Versorgung in der Klinik leisten und bei der Entlassung eng mit Familien zusammenarbeiten
- *auf die frühe Kindheit spezialisierte Sonderpädagogen oder Frühinterventionisten:* Lehrpersonen oder Spezialisten für kindliche Entwicklung, die speziell ausgebildet sind, um Kindern mit angeborenen Behinderungen oder gefährdeten Kindern zu helfen, über verschiedene Entwicklungsbereiche (sozioemotional, kognitiv, kommunikativ, motorisch und im Bereich der Selbsthilfe) hinweg lernen und sich weitestmöglich entwickeln zu können
- *Ergotherapeuten:* Spezialisten in feinmotorischer Entwicklung einschließlich Lagerung, Handling, Nahrungsaufnahme, sensorische Verarbeitung, sozioemotionale Interaktion und Spiel
- *Physiotherapeuten:* Spezialisten in motorischer Entwicklung einschließlich Lagerung, Handling, Nahrungsaufnahme und Förderung der motorischen Entwicklung
- *Sprech- und Sprachpathologen und -therapeuten:* Spezialisten in Kommunikationsentwicklung (Sprechen/Sprache)
- *Audiologen:* Spezialisten im Assessment des Gehörs
- *Sozialarbeiter:* examinierte Spezialisten, die ausgebildet sind, um Familien mit psychosozialen Problemen zu helfen

- *Psychologen und Berater:* examinierte Spezialisten, die ausgebildet sind, um die Entwicklung von Kindern zu beurteilen und Familien mit psychosozialen Problemen zu helfen
- *Ernährungsberater/Ernährungswissenschaftler:* Spezialisten in Ernährungsbedürfnissen.

In den meisten Fachbereichen kann man sich während der Vorbereitung auf den Beruf im Umgang mit Früh- und Neugeborenen oder in Pädiatrie spezialisieren. Fachpersonen mit diesem Schwerpunkt sind dazu ausgebildet, mit sehr kleinen Kindern und deren Familien zu arbeiten. Sie lernen auch, wie man über Kooperationsmodelle mit anderen Fachpersonen im Team zusammenarbeitet. Diese Fähigkeiten sind für qualitativ hochwertige Dienstleistungen wichtig.

Herausfinden von Bedenken hinsichtlich der Entwicklung des Babys

Jedes Kind ist ein Individuum und jede Familie hat unterschiedliche Werte und Sichtweisen, wie sich ein Kind entwickelt. Es kann schwierig festzustellen sein, wann die Entwicklung eines Kindes Anlass zur Sorge ist. Oft sind es jedoch die Eltern, die den Verdacht hegen oder nach und nach merken, dass ihr Kind Entwicklungsstörungen hat. Ihre Beobachtungen und Meinungen sind von entscheidender Bedeutung und müssen wertgeschätzt werden. In geeigneter Position, eine Möglichkeit zu weiterer Evaluation oder eventuell erforderliche Dienstleistungen herauszufinden, sind außerdem jene Fachpersonen, die eng mit Kindern und Familien zusammenarbeiten, wenn sie die Klinik verlassen und den Übergang nach Hause vollziehen. Zu diesen Personen gehören normalerweise Pflegende, der Arzt der Primärversorgung des Kindes sowie Entwicklungsspezialisten der Neugeborenen-Intensivstation. Manchmal werden kurz nach dem Übergang des Kindes nach Hause zusätzliche Versorgungsbedarfe deutlich. In anderen Fällen werden die Entwicklungsstörungen erst nach mehreren Monaten erkennbar. Auch wenn einige Entwicklungsprobleme nur vorübergehender Natur sein können, muss man sich rechtzeitig um sie kümmern, um weitere Probleme zu verhindern und die Ergebnisse der Entwicklung des Kindes zu optimieren.

Je eher die Bedürfnisse eines Kindes identifiziert werden, desto rascher kann es spezialisierte Dienstleistungen erhalten, die seinen Bedürfnissen entsprechen. Diese Dienstleistungen können schwerere Entwicklungsstörungen verhindern und helfen, die Entwicklung des Babys zu fördern und seine Familie zu unterstützen.

Eltern, Betreuungspersonen und Fachpersonen möchten unter Umständen weitere Beobachtungen anstellen und einen Spezialisten konsultieren, wenn sie im Wachstum und in der Entwicklung des Babys regelmäßig die im Folgenden genannten Punkte wahrnehmen.

Schlafen und Wachen

- Bekommt das Baby keinen regelmäßigen Schlaf?
- Schläft das Baby den ganzen Tag und ist es die ganze Nacht wach?
- Schreit und strampelt das Baby die meiste Zeit?

Füttern

- Lehnt das Baby eine volle Mahlzeit ab?
- Erhält das Baby weniger Kalorien als nötig?
- Mag das Baby das Gefühl von Nahrung im Mund nicht?
- Spuckt das Baby oft?
- Meidet das Baby die Nahrungsaufnahme?

Sehen

- Fällt es dem Baby schwer, Gegenständen oder Menschen mit dem Blick zu folgen (nach drei Lebensmonaten)?
- Reibt sich das Baby oft die Augen?
- Sind die Augen des Babys gerötet, wässrig oder verkrustet?
- Scheint es dem Baby schwerzufallen, Blickkontakt aufzunehmen oder zu fokussieren?

Hören

- Reagiert das Baby weder auf starken Lärm noch auf Geräusche?
- Schaut das Baby nicht in die Richtung von Geräuschen oder Lärm?
- Hat das Baby häufig Ohren-, Nasen- oder Racheninfektionen?
- *Bei älteren Säuglingen:* Reagiert das Baby nicht, wenn sein Name gerufen wird?

Bewegung

- Hat das Baby steife oder sehr schlaffe Arme und Beine?
- Wendet sich das Baby ab, wenn es im Arm gehalten oder geknuddelt wird?
- Ist das Baby auch nach vier bis fünf Lebensmonaten außerstande, seinen Kopf aufrecht zu halten?
- Kann das Baby sich im Alter von etwa sechs bis acht Lebensmonaten nicht herumrollen?

Kommunikation

- Kräht und lächelt das Baby in den ersten sechs Lebensmonaten nicht?
- Brabbelt das Baby nach etwa sechs bis acht Lebensmonaten nicht?

Soziale Interaktion während der Betreuung

- Wehrt sich das Baby dagegen, berührt oder im Arm gehalten zu werden?
- Ist das Baby nur sehr schwer zu beruhigen oder zu trösten?
- Meidet das Baby Blickkontakt?
- Ist das Baby nicht imstande, sich an einem Spiel zu beteiligen (z. B. sich beim Nachahmen mit einem Elternteil oder einer Betreuungsperson auszutauschen)?

Mehrere Organisationen bieten hilfreiche Ressourcen über entwicklungsbezogene Meilensteine und besorgniserregende Zeichen an. Eine ausgezeichnete Quelle sind die Centers for Disease Control (CDC). Zu den Materialien auf ihrer Website gehören «Learn the Signs. Act Early» (erhältlich unter www.cdc.gov./ncbddd/actearly/index.html) sowie ein Büchlein zum Herunterladen, *Milestone Moments* (erhältlich unter http://www.cdc.gov./milestones). Die Texte stehen auf Englisch und Spanisch zur Verfügung.

Es ist wichtig zu berücksichtigen, dass sich Kinder in unterschiedlichem Tempo entwickeln. Auch können langwierige oder regelmäßige Erkrankungen oder Klinikaufenthalte die Entwicklung eines Babys zurückwerfen. Desgleichen bedeutet Frühgeburtlichkeit, dass das Baby zusätzlich Zeit braucht, um zu wachsen und sich zu entwickeln, weil es zu früh auf die Welt kam. Beim Ermitteln, wann bei einem Kind ein bestimmter Entwicklungsmeilenstein zu erwarten ist, muss der Grad der Frühreife berücksichtigt werden (siehe Anhang B, Altersbegriffe – chronologisches und korrigiertes Alter). Die in diesem Kapitel aufgeführten Probleme sind lediglich Anhaltspunkte. Jedes einzeln oder unregelmäßig auftretende Problem ist unter Umständen nicht besorgniserregend. Zeigt ein Baby jedoch Problemmuster oder bleiben diese Probleme bestehen, ist gegebenenfalls eine weitere Evaluation oder ein zusätzliches Assessment erforderlich.

Wie Sie Dienstleistungen bekommen

Kinder und deren Familien werden von vielen Seiten her an diese kommunalen Dienstleistungen verwiesen. Jede/r kann eine Überweisung vornehmen: ein Elternteil, ein Arzt, eine Pflegeperson, ein Nachbar, ein anderes Familienmitglied, ein Kinderbetreuer usw. Überweisungen stammen oft vom Primärarzt des Babys (z.B. einem Pädiater) oder vom Klinikpersonal. Wenn eine dieser Fachpersonen Bedenken hat, kann sie sich direkt an das örtliche Frühinterventionsteam oder eine entsprechende Einrichtung wenden. Auch die Eltern oder andere Familienmitglieder nehmen oft direkte Überweisungen vor. Sie können die örtlichen Gesundheits- oder Schulbehörden anrufen, um etwas über die Ressourcen zur Überweisung und über Dienstleistungen in ihrer Gemeinde zu erfahren. Bisweilen sind andere Fachkräfte aus der Gesundheitsversorgung, der Schule oder den Sozialdiensten in der Gemeinde mit den Bedürfnissen des Kindes und der Familie vertraut und nehmen unter Umständen die Überweisung zur weiteren Evaluation der Entwicklung des Kindes und zu den Dienstleistungen für Kind und Familie vor.

Finanzierung

Die meisten Frühinterventionsdienste werden zumindest zum Teil aus öffentlichen Mitteln unterstützt und stehen Familien daher kostenlos oder auf der Grundlage gestaffelter Gebühren zur Verfügung. Manche Dienste werden auch durch die Kinderkrankenversicherung abgedeckt. Es gibt zahlreiche Optionen und die Familien arbeiten am besten eng mit den Behörden und Einrichtungen zusammen, die solche Dienste verwalten, um die für das Kind und die Familie besten Optionen zu finden. Der für das Kind zuständige Sozialarbeiter ist eine große Hilfe für Familien, die nach Finanzierungsmöglichkeiten für die Frühinterventionsdienste bei ihrem Kind suchen.

Informationsquellen

Eltern und Fachkräften steht ein breites Spektrum an Informationsquellen zur Verfügung, um sie darin zu unterstützen, Entwicklungsstörungen zu verstehen und Formen der Behandlung sowie kommunale Ressourcen zu ermitteln. Viele Ressourcen stehen online auf Websites zur Verfügung. Das National Dissemination Center for Children with Disabilities (http://nichcy.org) kann als Ausgangspunkt für das Auffinden von Diensten und Informationen über entwicklungsbezogene Behinderungen gelten.

Partnerschaft zwischen Familie und Fachperson

Oft sind es die Eltern, die als Erste eine Entwicklungsstörung bei ihrem Kind feststellen, aber das Verhalten von zu früh oder mit einer Erkrankung geborenen Babys kann schwer zu entschlüsseln sein. Bisweilen sind Fachpersonen mit Erfahrung in Frühentwicklung die Ersten, die sich über ein Entwicklungsproblem oder Entwicklungsbedarf Gedanken machen.

Wenn die Entwicklung eines Kindes Sorgen bereitet, sollte dies überprüft werden. Eltern und Fachkräfte, die zusammenarbeiten, können sicherstellen, dass diese Entwicklungsbedarfe frühzeitig festgestellt werden. Anhand einer Evaluation durch Spezialisten, die im Assessment der kindlichen Entwicklung ausgebildet sind, lassen sich diese Bedenken ansprechen und die nötige Hilfe kann empfohlen werden. Auch die Familie sollte sich einbringen und ihr Beitrag sollte während des gesamten Assessmentprozesses wertgeschätzt werden. Die frühzeitige Diagnose und Identifizierung von Entwicklungsstörungen kann zu Schulungs- und Behandlungsprogrammen führen, welche die Störungen beseitigen oder verhindern können, dass sie komplizierter werden oder zunehmen.

Fachpersonen werden dann am erfolgreichsten Unterstützung leisten können, wenn sie wirklich Respekt gegenüber den Belangen und Prioritäten der Familie sowie gegenüber den Wertvorstellungen und Überzeugungen von Familienmitgliedern hinsichtlich der Entwicklung ihres Kindes zeigen. So kann beispielsweise eine Mutter ihre Besorgnis zum Ausdruck bringen, dass ihr Kind nicht schlucken kann oder dass es den einen Arm nicht so viel bewegt wie den anderen. Die Fachperson kann diesen Bedenken zuhören und das Kind dann bei der Fütterung oder wenn es sich bewegt weiter beobachten. Familienmitgliedern zuzuhören und sie nach ihren Beobachtungen und ihrem Eindruck über das kindliche Verhalten zu fragen wird ganz entscheidende Informationen liefern. Die Familie sollte nicht nur Quelle für Informationen über das Baby, sondern echter Partner beim Festlegen dessen sein, was für die Familie und die Entwicklung des Kindes am besten und erforderlich ist. Diese Art offenen Dialogs tritt mit größerer Wahrscheinlichkeit dann ein, wenn die Fachperson konzertierte Anstrengungen unternimmt, die Familienmitglieder kennenzulernen, indem sie sie bittet, das Baby und seine Entwicklung sowie die Bedeutung, die sie für sie hat, zu beschreiben. Familienmitglieder sehen die Bedeutung des Verhaltens eines Kindes oft ganz anders als die Fachperson. Auch muss die Familie die Sorgen über das einzelne Kind im Rahmen der Familie verorten und die Bedürfnisse aller Familienmitglieder in ein ausgewogenes Verhältnis bringen **(Abb. 8-1)**.

Wenn die Priorität der Familie darin liegt, Essen auf den Tisch oder ein Dach über den Kopf zu bekommen, ist sie unter Umständen weniger imstande, sich zu diesem Zeitpunkt im Leben der Familie um die Erziehung und Gesundheitsbedürfnisse des Babys zu kümmern.

Kommunikation zwischen Familienmitgliedern und Fachpersonen verläuft in beide Richtungen. Familien mögen das Bedürfnis haben, über ihre Erfahrungen auf der Neugeborenen-Intensivstation oder die Wehen und die Geburt zu sprechen. Unter Umständen möchten sie ihre Familienroutinen und

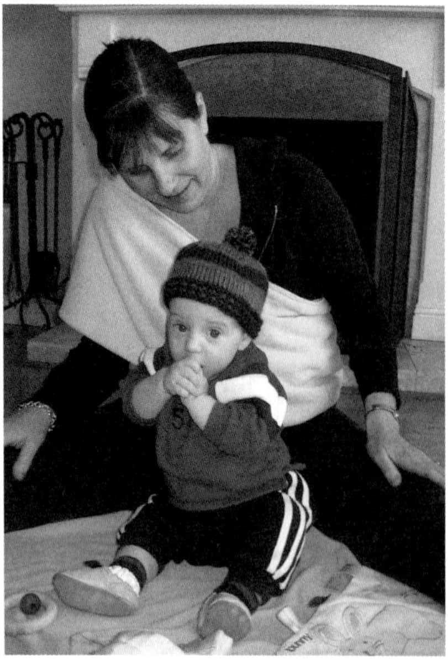

Abbildung 8-1: Mama und Benjamin lernen Entwicklungsstrategien

-prioritäten beschreiben. Ebenso hat auch die Fachperson Gelegenheit, zu beobachten und klinische Eindrücke von der Entwicklung des Kindes zu sammeln, die sie der Familie mitteilt. Unter Umständen bedarf es ausgedehnter und wiederholter Beobachtungen und Assessments, um sich vollkommen darüber klar zu werden, ob tatsächlich eine Entwicklungsstörung vorliegt.

Beim Erstellen eines Unterstützungsplans für das Kind sollte die Fachperson die Ressourcen der Familie berücksichtigen. Sprechen Familienmitglieder Deutsch[8]? Können sie mit der örtlichen Behörde für diese Dienstleistungen Kontakt aufnehmen und sich dort bei Bedarf durchsetzen? Ist die Familie imstande und bereit, sich schriftliches Material und Quellen über das Internet oder aus Bibliotheken zu beschaffen? Befindet sich die Familie finanziell in geordneten Verhältnissen und kann sie ihren Grundbedarf (z. B. Nahrung, Unterkunft, Transport) decken? Verfügt die Familie über ein soziales Unterstützungsnetzwerk, wie andere Familienmitglieder, mit dem sie in Kontakt steht? Soziale Unterstützung kann auch von außerhalb der Familie durch Personen wie Nachbarn, Freunde vor Ort und/oder Kollegen erfolgen. Diese Menschen leisten unter Umständen wertvolle emotionale Unterstützung und Fürsorge für die Familie sowie praktisch spürbare Unterstützung, wie etwa die Versorgung des Kindes und Transport.

Wenn Eltern hinsichtlich der Entwicklung eines Kindes besorgt sind, können Fachpersonen eine zentrale Rolle spielen, indem sie wesentliche Unterstützung leisten. Wie in jeder Beziehung wird auch die Partnerschaft zwischen Familie und Fachperson dadurch gefestigt, dass sich beide Seiten verpflichten, Informationen offen und ehrlich zu übermitteln. Den umfangreichen Entwicklungsbedarfen des Kindes lässt sich durch diese Teamarbeit am besten dienen. Wenn ein Baby eine Entwicklungsstörung hat, können Eltern und Fachpersonen zusammenarbeiten, um sicherzustellen, dass die Bedarfe des Babys ermittelt und zusätzliche Dienstleistungen erbracht werden, um seine optimale Entwicklung zu unterstützen.

Zum Abschluss

Auch wenn Kinder, die ihr Leben infolge einer Frühgeburt oder Krankheit auf der Neugeborenen-Intensivstation beginnen, einem höheren Risiko von Entwicklungsstörungen ausgesetzt sind, können Krankheiten bzw. Zustände oft

8 Im Original natürlich am. Englisch [A. d. Ü.]

vorübergehend sein, sich korrigieren, bessern oder mildern lassen, wenn die Entwicklungsbedarfe der Kinder frühzeitig ermittelt und Frühinterventionsleistungen erbracht werden. Es stehen zahlreiche kommunale Dienste zur Verfügung, um diese Probleme des Kindes und der Familie anzugehen. Dazu gehören Gesundheits- und sonderpädagogische Dienste, die Entwicklungsassessments durchführen, sowie Dienste, die auf kurz- und langfristige Unterstützung in allen Bereichen der kindlichen Entwicklung (z. B. Motorik, Sprechen/Sprache, Sehen, Hören, sozioemotionaler Bereich, Kognition) ausgerichtet sind. Manche Entwicklungsstörungen bei Kindern sind vorübergehender Natur und verlaufen sich mit der Zeit, während andere einen längeren Einsatz von Spezialausrüstung, Therapie oder sonderpädagogischen Techniken erfordern, um die Entwicklung des Kindes im Laufe der Jahre zu unterstützen. Diese frühen Dienstleistungen können sicherstellen, dass Kinder ihr optimales Potenzial entfalten und ihre Familien als aktive Partner in ihren Stadtteil und ihre Gemeinde eingebunden werden.

Die wesentliche Tatsache, die Eltern während der gesamten Aufzucht eines von der Neugeborenen-Intensivstation gekommenen Kindes **(Abb. 8-2)** bedenken müssen, ist, *dass sie die Entwicklung ihres Babys beeinflussen können.*

Die Beurteilung eines Kindes durch einen Elternteil beruht auf dessen solider Kenntnis des Kindes durch seine Beziehung und seine Interaktionen. Fachpersonen müssen der Erfahrung von Eltern vertrauen. Eine Fachperson kann Eltern Informationen und Wissen über die Situation ihres Säuglings geben, muss die Eltern jedoch die Anwendung von Wissen auf deren eigene Weise und im Rahmen ihrer einzigartigen Beziehung zu ihrem Kind erleben lassen. Im

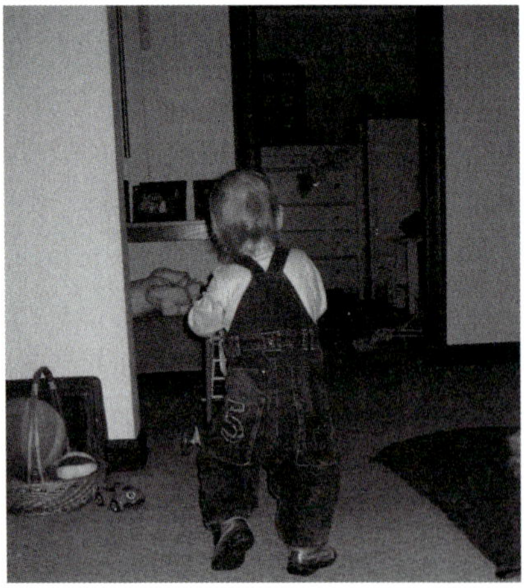

Abbildung 8-2: Jemand, der die Neugeborenen-Intensivstation hinter sich hat, erkundet seine Welt

gesamten Buch haben wir die Bedeutung der Beziehung zwischen Eltern und ihren Kindern hervorgehoben. Die Forschung hat gezeigt, dass die kognitive und emotionale Beziehung, die Eltern mit ihrem Kind aufbauen, dessen Wachstum und Entwicklung nach einer frühen Erkrankung und Frühgeburt durch alle Stadien hindurch unterstützt. Eine positive Beziehung, die um Kontinuität und Beständigkeit bemüht ist, kann die Fähigkeit eines Kindes fördern, sich in Bezug auf die eigene Person gut zu fühlen und von seiner Umgebung zu lernen. Nur Eltern und ständige Primärbetreuungspersonen können für das reichhaltige, liebevolle Setting sorgen, in dem die Entwicklung des Kindes gedeiht. Selbstwertgefühl und Selbstvertrauen bei einem Kind zu fördern, trägt in hohem Maße dazu bei, ein Gefühl für die eigene Person und das Wissen aufzubauen, dass es bedingungslos geliebt wird. Dem Kind während des gesamten Säuglingsalters und in der frühen Kindheit wertvolle medizinische und sonderpädagogische Chancen zu verschaffen und Partnerschaften mit Fachpersonen einzugehen, die wesentliche Informationen liefern können, wird der Familie helfen, das Kind dabei zu unterstützen, die Person zu werden, die es werden sollte.

Ricky kam im Gestationsalter von 26 Wochen zur Welt. Für seine Eltern kam es völlig unvermutet, als seine Mutter, Alexandra, zur Frühentbindung ihres Erstgeborenen eilig in die Klinik gebracht wurde. Angesichts der unerwarteten Umstände seiner Geburt und seines anschließenden längeren Aufenthalts auf der Neugeborenen-Intensivstation beobachteten sie in den ersten Monaten ängstlich sein Wachstum. Seine ersten Monate waren angefüllt mit vielen Ernährungsproblemen und Schwierigkeiten beim Aufbau seiner Schlaf-Wach-Zyklen. Eben als Rickys Verhalten sich zu stabilisieren begann, merkten seine Eltern nach und nach, dass sein linker Arm steif erschien und er oft einfach nur vor sich hin zu starren schien, statt den Blick im Raum umherwandern zu lassen. Alexandra und Rickys Vater, David, teilten ihrem Kinderarzt ihre Bedenken mit und wurden an Fachpersonen überwiesen, die ein komplettes Entwicklungsassessment von Rickys Verhalten vornahmen. Bei Ricky wurden eine Zerebralparese und Sehstörungen diagnostiziert und er wurde an Frühinterventionsdienste überwiesen. Alexandra und David schreiben es dem Frühinterventionsteam zu, ihrem Sohn geholfen zu haben, diese frühen Probleme zu überwinden. Zu dem Fachkräfteteam gehörten ein Sonderpädagoge für Kleinkinder, ein Physiotherapeut und ein Augenarzt. Ricky und seine Familie erhielten regelmäßig Besuch von Angehörigen des Teams und Alexandra und David lernten, was sie tun konnten, um Rickys Entwicklung zu unterstützen. Heute besucht Ricky den Kindergarten seines Stadtviertels. Er geht langsamer und beschwerlicher als die meisten anderen Kinder und trägt eine Brille, die für ein Kind im Kindergarten genau passt. Aber er spielt auf dem Spielplatz mit den anderen Kindern, hat zwei enge Freunde gefunden und mag Schule.

Informationsblätter

Folgendes Informationsblatt aus Anhang E am Schluss des Buches liefert Zusatzinformationen zu dem in diesem Kapitel erörterten Thema: Die Familie kennenlernen.

Anhang A
Glossar

Die nachstehenden Begriffe können Ihnen im Laufe der Behandlung eines Babys in der Klinik oder bei anderen Dienstleistungen begegnen, die nach der Heimkehr eines Babys zu Hause erbracht werden. Dieses Glossar[9] soll als Hilfe zum Verständnis der komplexen Fachsprache oder des Vokabulars dienen, dass in Erörterungen über die weitere Behandlung von Babys verwandt wird, die krank waren und stationär behandelt wurden.

Antibiotikum – ein Medikament zur Behandlung von Infektionen und zum Abtöten von Bakterien oder zur Verringerung ihres Wachstums

Apnoe – eine Phase, in der die Atmung für 15 Sekunden oder länger aussetzt

Asphyxie – die Folge eines Sauerstoffmangels für die Zellen des Körpers und des Gehirns

Aspiration – Einatmen eines Fremdkörpers oder einer Fremdsubstanz (gewöhnlich Fertignahrung oder Mekonium) in die Lunge

Assessment of Preterm Infant Behavior [APIB] (Assessment des Frühgeborenenverhaltens) – eine formelle Entwicklungsevaluation der Reaktionen eines Neugeborenen und seiner Fähigkeit zur Integration von Reizen, die während des Assessments gesetzt werden. Das APIB ist ein diagnostisches Assessment der neurologischen Entwicklung, um Bandbreite und Funktionalität der Entwicklung eines Babys festzustellen.

Atemnotsyndrom – bei Frühgeborenen häufige Lungenerkrankung, verursacht durch einen Mangel an Surfactant, einer Substanz, welche die Lungenalveolen am Kollabieren hindert

Beatmung – Einsatz eines Beatmungsgeräts, um gleichmäßige Atemzüge (Sauerstoff und Druck) in die Lunge des Babys zu bewirken. Eine Intensivstation verfügt über mehrere Arten von Beatmungsgeräten entsprechend der Versorgung der jeweiligen Lungenerkrankung.

Bonding – frühe Gefühle von Nähe zwischen dem Baby und den Eltern; bezieht sich auf die Phase kurz nach der Geburt und den Prozess, in dessen Verlauf das Baby und seine Eltern/Betreuungspersonen eine Bindung aufbauen

Bradykardie – Abnahme bzw. Verlangsamung der Herzfrequenz auf unter 100 Schläge/min bei Säuglingen; kann isoliert oder bei Apnoe und/oder Zyanose auftreten

Bronchopulmonale Dysplasie (BPD) – chronisches Lungenleiden, gewöhnlich verursacht durch längerfristige Beatmung

Button-Gastrostomie – eine Modifikation der Gastrostomie mit einem Ventil in der Bauchwand. Die Säuglinge sollten zwei bis drei Monate alt sein und mindestens 4,5 Kilogramm wiegen. Nach dem Füttern lässt sich die Sonde entfernen und die Öffnung im Abdomen verschließen.

9 Adaptiert mit Genehmigung aus Hanson, M.J.; vandenBerg, K.A. (1993): *Homecoming for Babies after the intensive care nursery: A guide for parents in supporting their baby's early development* (pp. 31–33). Austin, TX: PRO-ED und vandenBerg, K.A.; Hanson, M.J. (1993). *Homecoming for Babies after the neonatal intensive care nursery: A guide for parents in supporting families and their infants' early development* (pp. 64–66). Austin, TX: PRO-ED

Chorioamnionitis – Infektion der Eihäute, welche die Amnionflüssigkeit im Uterus enthalten

Elektroenzephalogramm (EEG) – Test, bei dem die elektrischen Impulse des Gehirns gemessen werden.

Elektrokardiogramm (EKG) – Test, bei dem die elektrische Aktivität des Herzens gemessen wird

Endotrachealtubus – ein Tubus, mit dem über die Luftröhre bzw. Trachea Sauerstoff in die Lunge transportiert wird

eutroph (AGA, «appropriate for gestational age»; Reifgeborene) – beschreibt das Geburtsgewicht des Babys – zwischen der 10. und der 90. Perzentile für das Gestationsalter auf einem Diagramm für intrauterines Wachstum. Eutroph bedeutet, dass das Baby gemessen an der Zeit im Mutterleib ein angemessenes Wachstum hatte.

extrem hypotroph – ein Geburtsgewicht von weniger als 1500 Gramm

Extubation – Entfernen eines Endotrachealtubus

frühgeboren – bezeichnet einen Säugling, der vor der 37. Schwangerschaftswoche geboren wurde

Frühgeborenenretinopathie – eine Augenerkrankung, die bei manchen Frühgeborenen auftritt. Die Krankheit befällt die Netzhaut des Auges und geht mit einem raschen, unregelmäßigen Wachstum von Blutgefäßen einher, das zu Blutungen und Narbenbildung in der Netzhaut führen kann. Wurde früher als *retrolentale Fibroplasie* bezeichnet.

gastroösophagealer Reflux – rückwärts gerichteter Abfluss von Mageninhalt in den Ösophagus bzw. die Speiseröhre; kann Apnoe und/oder Bradykardie auslösen

Gastrostomie – eine operativ angelegte Öffnung in der Bauchwand, an der ein Teil des Magens befestigt werden kann. Durch diese Öffnung kann bei Babys mit Ernährungsproblemen, die oral nichts zu sich nehmen können, eine Ernährungssonde eingeführt werden.

Gestationsalter – Anzahl der Schwangerschaftswochen, die sich das Baby im Uterus befindet

Hydrozephalie – Stau von Liquor cerebrospinalis in den Ventrikeln bzw. Kammern des Gehirns. Der daraus resultierende Druck kann zu einer Vergrößerung des Kopfes und Hirnschäden führen.

hypertroph (LGA, «large for gestational age»; Übertragene) – ein Säugling, dessen Gewicht bei der Geburt auf einem Standarddiagramm für intrauterines Wachstum oberhalb der 90. Perzentile liegt. Das heißt, das Baby ist gemessen an der im Mutterleib verbrachten Zeit groß.

hypotroph (SGA, «small for gestational age») – ein Neugeborenes, dessen Gewicht auf einem Standarddiagramm für das Wachstum von Neugeborenen unterhalb der 10. Perzentile liegt. Das heißt, das Baby ist für die Dauer der im Mutterleib verbrachten Zeit zu klein.

hypotroph (SGA, «small for gestational age») – ein Säugling, der bei der Geburt 2500 Gramm wiegt (das Baby kann früh- oder reifgeboren sein)

Hypoxie – vorübergehender Sauerstoffmangel im Blut des Babys

Ikterus (**«Gelbsucht»**) – gelbe Färbung der Haut und der Skleren durch Ansammlung von Bilirubin

intraventrikuläre Hämorrhagie – Blutung bzw. Hämorrhagie in den Ventrikeln des Gehirns oder des umgebenden Gewebes

Känguruhen – die Praxis, den Säugling in direktem Hautkontakt (auf der Brust des Elternteils) zu halten, um für engen menschlichen Kontakt und für Interaktion zwischen Elternteil und Kind zu sorgen. Weitere Vorteile sind physiologische Stabilität, stabile

Vitalzeichen, verbesserter Schlaf, ruhige Wachzustände, verbesserte Gewichtszunahme und verbessertes Füttern/Stillen.

korrigiertes Alter – die Anzahl der Wochen oder Monate seit der Geburt des Babys abzüglich der Wochen oder Monate, die es vor dem eigentlichen Termin geboren wurde

Kurzdarmsyndrom – Infolge einer Infektion oder einer anderen Erkrankung hat ein Baby unter Umständen nur ein begrenztes Maß an gesundem Darm. Dieser Zustand schränkt die Fähigkeit des Darms, Nährstoffe und Wasser zu resorbieren, ein.

Mekonium – Material im fetalen Verdauungstrakt; wird gewöhnlich bei der Geburt ausgeschieden, kann aber auch im Uterus ausgeschieden werden

Monitor – ein Gerät, das Vitalzeichen wie Herzfrequenz, Blutdruck, Atmung und den Sauerstoffgehalt im Blut aufzeichnet

nasogastrale Sonde – kleine Ernährungssonde, die durch die Nase oder den Mund über den Ösophagus in den Magen eingeführt wird; dient der Sondenernährung, einem der Schritte von Patienten auf der Neugeborenen-Intensivstation auf ihrem Weg zu lernen, jede Nahrung oral aufzunehmen, was für die Entlassung erforderlich ist

nekrotisierende Enterokolitis – schwere entzündliche Darmerkrankung, die meist bei Frühgeborenen auftritt

Neugeborenen-Intensivstation – spezielle Station einer Klinik zur Versorgung schwerkranker Neugeborener. Eine Station der Ebene III ist personell besetzt mit hochspezialisierten, multidisziplinären medizinischen Fachpersonen mit der Zulassung, kranke Neugeborene unmittelbar nach der Geburt zu versorgen

offener Ductus arteriosus – ein Ductus arteriosus, der sich nach der Geburt nicht geschlossen hat, wie es normalerweise der Fall wäre. Der Ductus arteriosus ist ein kurzes Gefäß, das beim Fötus die Pulmonalarterie mit der Aorta verbindet. Vor der Geburt wird das Blut direkt aus dem rechten Ventrikel des Herzens zur Aorta geschickt und damit die Lunge umgangen.

Phototherapie – Lichtbehandlung bei Hyperbilirubinämie; Lichtwellen bauen indirektes Bilirubin ab, um dessen Ausscheidung mit dem Urin zu erleichtern

pränasale Sonde – ein weicher, mit Pflaster an der Oberlippe befestigter Plastikschlauch, über den befeuchteter Sauerstoff in die Nase abgegeben wird, um das Baby beim Atmen zu unterstützen

Raumluft – die Luft, die wir atmen und die 21 Prozent Sauerstoff enthält

reifgeboren – ein Säugling, der zwischen der 38. und 42. Schwangerschaftswoche geboren wird

Rooming-in – nächtlicher Aufenthalt in der Klinik mit dem Baby in der Nacht vor der Entlassung[10] als Probelauf, bei dem Eltern sich selbst um das Baby kümmern, wobei das Pflegepersonal zur Verfügung steht

Sepsis – eine Infektion, verursacht durch Mikroorganismen, welche in die Blutbahn eindringen und eine schwere Erkrankung auslösen können, die alle Systeme des Babys befällt

Sondenernährung – Ernährung über eine Magensonde, die über die Nase oder den Mund in den Magen eingeführt wird

Steißlage – eine Lage der Füße oder des Gesäßes des Babys im Geburtskanal, noch vor dem Kopf des Babys

10 In Deutschland erstreckt sich dies nicht nur auf die letzte Nacht in der Klinik, sondern auf einen längeren Aufenthalt eines Elternteils. [A. d. Ü.]

Tachykardie – eine abnorm hohe Herzfrequenz, gewöhnlich mehr als 160 Schläge/min

Trachea – die Röhre, welche sich vom Rachen bis zu den Bronchien erstreckt; auch als *Luftröhre* bezeichnet

Untersuchungen bei Sepsis – das Sammeln und Untersuchen von Blut, Urin und Liquor cerebrospinalis zur Überprüfung auf Mikroorganismen, die eine Infektion verursachen können

Ventrikelseptumdefekt – ein Geburtsdefekt, bei dem sich in der Wand bzw. dem Septum zwischen den beiden unteren Herzkammern bzw. -ventrikeln ein Loch befindet

Verbundenheit – Beziehungen und emotionale Bande von Babys zu ihren Eltern oder primären Betreuungspersonen, die sich mit der Zeit entwickeln

Verhaltensorganisation – bezieht sich auf die Fähigkeit des Babys, auf Input aus der Umgebung zu reagieren und ihn zu integrieren. Sie umfasst das reibungslose Funktionieren der Physiologie des Säuglings mit motorischer Funktion und Zustandsfunktion.

Vorhofseptumdefekt – ein Geburtsdefekt, bei dem sich in der Wand (Septum) der beiden oberen Herzkammern (Vorhöfe) ein Loch befindet

Wärmestrahler – eine offenliegende Matratze, gewöhnlich auf einem Wagen, mit einer darüber angebrachten Wärmequelle; dient der Stabilisierung und dem Wärmen eines Babys unmittelbar nach der Geburt sowie dem leichten Zugang zum Baby für die Betreuung; kann für den Transfer in den Operationssaal verwandt werden

Zyanose – bläuliche Verfärbung der Haut des Babys, gewöhnlich verursacht durch Sauerstoffmangel

Anhang B
Altersbegriffe – chronologisches und korrigiertes Alter

Was ist das chronologische Alter?
Das chronologische Alter eines Säuglings entspricht der Anzahl der Wochen oder Monate seit seiner Geburt.

Was bedeutet «reifgeboren»?
Ein Säugling ist reifgeboren, wenn die Schwangerschaft zwischen 38 und 42 Wochen gedauert hat.

Was ist das korrigierte Alter?
Beim korrigierten Alter wird das Alter des Babys angepasst, um seine Entwicklung genauer nachzuverfolgen. Die Entwicklung des Babys beruht auf Fähigkeiten auf jeder Ebene seines Wachstums.

Was ist das korrigierte Alter vor dem eigentlichen Geburtstermin?
Wenn das Baby noch in einem Alter ist, das vor dem eigentlichen Termin liegt bzw. ein Frühgeborenes ist, so addieren Sie die Wochen seit der Geburt (Anzahl der Wochen im Mutterleib + Anzahl der Wochen seit der Geburt). Wenn das Baby zum Beispiel nach 28 Schwangerschaftswochen zur Welt kommt und jetzt 6 Wochen alt ist, so beträgt das korrigierte Alter für Frühgeborene 28 + 6 = 34 Wochen.

Beispiel

28 Wochen Schwangerschaft (Zeit im Mutterleib)
\+ 6 Wochen (Alter seit der Geburt)
34 Wochen beträgt das korrigierte Alter des Babys

Was ist das korrigierte Alter nach dem eigentlichen Geburtstermin?
Dies bezieht sich auf eine Altersanpassung zur Berücksichtigung von Frühgeburtlichkeit nach dem eigentlichen Termin. Wenn das Kind beispielsweise zehn Wochen zu früh (nach 30 Schwangerschaftswochen) geboren wurde, kam es zehn Wochen früher als erwartet. Um das korrigierte Alter nach der Heimkehr des Babys aus der Klinik zu berechnen, addieren Sie die Anzahl der Schwangerschaftswochen (in diesem Beispiel 30) und die Anzahl der Wochen seit dem eigentlichen Termin (seit der Geburt ist es nun 12 Wochen alt):

30 + 12 = 42 Wochen.

Da der eigentliche Geburtstermin des Babys um 40 Wochen herum lag, würde dies bedeuten, dass das korrigierte Alter des Babys zwei Wochen beträgt (Abzug der Wochen bis zur vollen Reife vom Alter des Babys).

Beispiel

30 Wochen Schwangerschaft (Zeit im Mutterleib)
+ 12 Wochen (Alter seit der Geburt)

---

42 Wochen (–40 Wochen für die Zeit, die das Baby bis zur vollen Reife im Mutterleib verbracht haben würde)

Zwei Wochen beträgt das korrigierte Alter des Babys.

Beispiel

6 Monate (Das Baby wurde vor 6 Monaten geboren)
– 4 Monate (Das Baby wurde 4 Monate *zu früh* geboren)

---

2 Monate beträgt das korrigierte Alter des Babys

Anhang C
Literatur- und Ressourcenverzeichnis

Englischsprachige Literatur und Ressourcen

Affleck, G., Tennen, H.;Rowe, J. (1991). *Infants in crisis: How parents cope with newborn intensive care and its aftermath.* New York, NY: Springer-Verlag.

Allen, M.C. (2008). Neurodevelopmental diagnosis and treatment. In P.J. Accardo (Ed.), *Capute and Accardo's neurodevelopmental disabilities in infancy and childhood* (3rd ed., Vol. I, pp. 199–226). Baltimore, MD: Paul H. Brookes Publishing Co.

Als, H. (1982). Toward a synactive theory of development: Promise of the assessment and support of infant individuality. *Infant Mental Health Journal, 3,* 229–243.

Als, H. (1984). *Manual for the Naturalistic Observation of the Newborn (preterm and full term)* (Rev. Vol.). Boston, MA: Children's Hospital.

Als, H. (1999). Reading the premature infant. In E. Goldson (Ed.), *Developmental interventions in the neonatal intensive care nursery* (pp. 18–85). New York, NY: Oxford University Press.

Als, H. (2004). Individualized developmental care for preterm infant. *Encyclopedia on Early Childhood Development.* Retrieved from http://www.child-encyclopedia.com/pages/PDF/AlsANGxp.pdf

Als, H. (2010). *Program guide: Newborn individualized developmental care and assessment program (NIDCAP): An education and training program for health care professionals.* Retrieved from http://www.nidcap.org

Als, H.; Butler, S. (2005). Neurobehavioral development of the preterm infant. In K.R. Martin, A. Fanaroff; M. Walsh (Eds.), *Fanaroff and Martin's neonatal perinatal medicine: Diseases of the fetus and infant* (8th ed., Vol. 2, pp. 1051–1068). St. Louis, MO: Mosby.

Als, H., Duffy, F.H., McAnulty, G.B., Rivkin, M.J., Vajapeyam, S.; Mulkern, R.V. (2004). Early experience alters brain function and structure. *Pediatrics, 113,* 846–857.

Als, H., Gilkerson, L., Duffy, F.H., McAnulty, G.B., Buehler, D.M., Buehler, D.M. ;Jones, K.J. (2003). A three center randomized controlled trial of individualized developmental care for very low birth weight preterm infants: Medical, neurodevelopmental, parenting and caregiving effects. *Developmental and Behavioral Pediatrics, 24*(6), 399–408.

Als, H.; Lawhon, G. (2004). Theoretic perspective for developmentally supportive care. In C. Kenner; J.M. McGrath (Eds.), *Developmental care of newborns and infants: A guide for health professionals* (pp. 47–59). St. Louis, MO: Mosby.

Als, H., Lawhon, G., Duffy, F.H., McAnulty, G.B., Gibes-Grossman, R. ; Blickman, J.G. (1994). Individualized developmental care for the very low birth weight infant: Medical and neurofunctional effects. *Journal of the American Medical Association, 272,* 853–858.

Als, H., Lester, B.M., Tronick, E.Z.; Brazelton, T.B. (1982). Toward a research instrument for the Assessment of Preterm Infants' Behavior (APIB). In H.E. Fitzgerald, B.M. Lester; M.V. Yogman (Eds.), *Theory and research in behavioral pediatrics* (pp.36–53). New York, NY: Plenum Press.

American Academy of Pediatrics. (2003). Family-centered care and the pediatrician's role. *Pediatrics, 112*(3), 691–696.

Bagwell, G.A.; Armstrong, V.L. (1998). Regionalization of care. In C. Kenner, J. Lott; A.A. Flandermeyer (Eds.), *Comprehensive neonatal nursing: A physiologic perspective* (2nd ed., pp. 144–151). Philadelphia, PA: W.B. Sanders.

Bennett, F.C. (2002). Low birth weight infants: Accomplishments, risks and interventions. *Infants ; Young Children, 15*(1), vi–ix.

Bennett, F.C. (2005). Developmental outcome. In M.G. MacDonald, M.D. Mullett; M.K. Seshia (Eds.), *Avery's neonatology: Pathophysiology and management of the newborn* (6th ed., pp. 1632–1651). Baltimore, MD: Lippincott Williams & Wilkins.

Brazelton, T.B. (1973). Neonatal Behavioral Assessment Scale. *Clinics in Developmental Medicine, 50.* Brazelton, T.B.; Cramer, B. (1990). *The earliest relationships.* Boston, MA: Addison-Wesley.

Brazelton, T.B., Koslowski, B. ; Main, M. (1974). The origins of reciprocity: The early mother–infant interaction. In M. Lewis; L.A. Rosenblum (Eds.), *Effect of the infant on its caregiver* (pp. 49–76). New York, NY: John Wiley & Sons.

Brazelton, T.B.; Nugent, J.K. (1995). *The Neonatal Behavioral Assessment Scale.* London, England: McKeith Press.

Browne, J.V. (2002). Considerations for touch and massage in the NICU. *Neonatal Network, 19*(1), 24–28.

Browne, J.V. (2003). New perspectives on premature infants and their parents. *Zero to Three, 15,* 4–12.

Browne, J.V. (2004). Early relationship environments: Physiology of skin-to-skin contact for parents and their preterm infants. *Clinics in Perinatology, 31(2),* 287–298.

Browne, J.V., MacLeod, A.M.; Smith-Sharp, S. (2000). *Family Infant Relationship Support Training (FIRST).* Denver, CO: Center for Family and Infant Interaction.

Browne, J.V., & Talmi, A. (2005). Family-based intervention to enhance infant–parent relationships in the neonatal intensive care unit. *Journal of Pediatric Psychology,30,* 667–677.

Buehler, D.M., Als, H., Duffy, F.H., McAnulty, G.B.; Liederman, J. (1995). Effectiveness of individualized developmental care for low risk preterm infants: Behavioral and electrophysiological evidence. *Pediatrics, 96,* 923–932.

Cone, T. (1985). *The history of the care and feeding of the premature infant.* Boston, MA: Little Brown & Co.

Davis, D.L.; Stein, M.T. (2004). *Parenting your premature baby and child: The emotional journey.* Golden, CO: Fulcrum.

de Haan, M.; Gunnar, M.R. (2009). *Handbook of developmental social neuroscience.* New York, NY: Guilford Press. 112 VandenBerg and Hanson

DeMier, R., Hynan, M.T., Hatfield, R.F., Varner, M.W., Harris, H.B.; Manniello, R.L. (2000). A measurement model of perinatal stressors: Identifying risk of postnatal emotional distress in mothers of high-risk infants. *Journal of Clinical Psychology,56,* 89–100.

Discenza, D. (2009). NICU parents' top ten worries at discharge. *Neonatal Network,28*(3), 201–203.

Duffy, F.H., Mower, G.D., Jensen, F.; Als, H. (1984). Neural plasticity: A new frontier for infant development. In H.E. Fitzgerald, B.M. Lester; M.W. Yogman (Eds.), *Theory and research in behavioral pediatrics* (Vol. 2, pp. 67–96). New York, NY: Plenum Press.

Dunst, C., Trivette, C.; Deal, A. (1994). *Supporting and strengthening families: Methods, strategies and practices* (Vol. 1). Cambridge, MA: Brookline Books.

Dunst, C., Trivette, C.; Jodry, W. (1997). Influences of social support on children with disabilities and their families. In M.J. Guralnick (Ed.), *The effectiveness of early intervention* (pp. 499–522). Baltimore, MD: Paul H. Brookes Publishing Co.

Education of the Handicapped Act Amendments of 1986, PL 99-457, 20 U.S.C. §§ 1400 *et seq.*

Feldman, R., Eidelman, A.I., Sirota, L.; Weller, A. (2002). Comparison of skin-to-skin (kangaroo) and traditional care: Parenting outcomes and preterm infant development. *Pediatrics, 110*(1), 16–26.

Fenwick, J., Barclay, L.; Schmied, V. (2001). Struggling to mother: A consequence of inhibitive nursing interactions in the neonatal nursery. *Journal of Perinatal and Neonatal Nursing, 15(2),* 49–55.

Fleisher, B.E., VandenBerg, K.A., Constantinou, J., Heller, J., Benitz, W.; Johnson, A. (1995). Individualized developmental care for very low birth weight premature infants. *Clinical Pediatrics, 34,* 523–529.

Flushman, B.; VandenBerg, K. (1984). *Developmental steps.* Campbell, CA: Children's Hospital Medical Center.

Gale, G., Flushman, B., Heffron, M.; Sweet, N. (2004). Infant mental health: A new dimension to care. In C. Kenner ; J. McGrath (Eds.), *Developmental care of newborns and infants: A guide for health professionals.* St. Louis, MO: Mosby.

Gale, G., Franck, L.S., Kools, S.; Lynch, M. (2004). Parents' perceptions of their infant's pain experience in the NICU. *International Journal of Nursing Studies, 41,* 51–58.

Gale, G.; Heffron, M.C. (2010). Developmental care and infant mental health: Essential strategies for optimal social emotional care of NICU families. In : C. Kenner ; J.M. McGrath (Eds.), *Developmental care of newborns and infants: A guide for health professionals* (pp. 123–140). Glenview, IL: National Association of Neonatal Nurses.

Gardner, S.; Goldson, E. (2006). The neonate and the environment: Impact on development. In G.B.N. Merenstein ; S.I. Gardner (Eds.), *Handbook of neonatal intensive care* (6th ed.). St. Louis, MO: Mosby/Elsevier.

Gennaro, S., Zukowsky, K., Brooten, D., Lowell, L.; Visco, A. (1990). Concerns of mothers of low birth weight infants. *Pediatric Nursing, 16,* 459–463.

George, C.; Solomon, J. (1999). Attachment and caregiving: The caregiving system. In J. Cassidy ; P.R. Shaver (Eds.), *Handbook of attachment: Theory, research and clinical application* (pp. 649–671). New York, NY: Guilford Press.

Glass, P. (1999). The vulnerable neonate and the neonatal intensive care environment. In G.G. Avery, M.A. Fletcher; M.G. McDonald (Eds.), *Neonatology:Pathophysiology and management* (5th ed.). Philadelphia, PA: Lippincott Williams & Wilkins.

Gorski, P.A. (1983). Premature infant behavioral and physiological responses to caregiving interventions in the intensive care nursery. In J.D. Call, E. Galenson; L. Tyson (Eds.), *Frontiers in infant psychiatry* (pp. 256–263). New York, NY: Basic Books.

Gorski, P.A.; VandenBerg, K.A. (1996). Infants born at risk. In M.J. Hanson (Ed.), *Atypical infant development* (2nd ed., pp. 85–114). Austin, TX: PRO-ED.

Gottfried, A.W.; Gaiter, J. (1985). *Infant stress under intensive care: Environmental neonatology.* Baltimore, MD: University Park Press.

Graven, S.N. (2004). Early neurosensory visual development of the fetus and newborn *Clinical Perinatology, 31,* 199–216.

Graven, S.N. (2006). Sleep and brain development. *Clinics in Perinatology, 31,* 199–216.

Graven, S.N. (2011). Early visual development: Implications for the neonatal intensive care unit and care. *Clinics in Perinatology, 38,* 671–683.

Graven, S.N.; Browne, J.V. (2008a). Guest editorial: Introduction and overview. *Newborn and Infant Nursing Reviews, 8*(4), 162–163.

Graven, S.N.; Browne, J.V. (2008b). Sensory development in the fetus, neonate, and infant: Introduction and overview. *Newborn and Infant Nursing Reviews, 8*(4), 169–172.

Graven, S.N.; Browne, J.V. (2008c). Sleep and brain development: The critical role of sleep in fetal and early neonatal brain development. *Newborn and Infant Nursing Reviews, 8*(4), 173–180.

Graven, S.N.; Browne, J.V. (2008d). Visual development in the human fetus, infant and young child. *Newborn and Infant Nursing Reviews, 8*(4), 194–197.

Griffin, T., Wishba, C.; Kavanaugh, K. (1998). Nursing interventions to reduce stress in parents of hospitalized preterm infants. *Journal of Pediatric Nursing, 13*(5), 290–295.

Hanson, M.J.; Lynch, E.W. (1989). *Early intervention: Implementing child and familyservices for infants and toddlers who are at-risk or disabled.* Austin, TX: PRO-ED.

Hanson, M.J.; Lynch, E.W. (2004). *Understanding families: Approaches to diversity, disability, and risk.* Baltimore, MD: Paul H. Brookes Publishing Co.

Hanson, M.J.; VandenBerg, K.A. (1993). *Homecoming for babies after the intensive care nursery: A guide for parents in supporting their baby's early development.* Austin, TX: PRO-ED.

Haynes, H., White, B.L.; Held, R. (1965). Visual accommodation in human infants. *Science, 148*(3669), 528–530. doi: 10.1126/science.148.3669.528

Holditch-Davis, D., Blackburn, S.T.; VandenBerg, K.A. (2003). Newborn and infant neurobehavioral development. In C. Kenner ; J.W. Wright (Eds.), *Comprehensive neonatal nursing: A physiologic perspective* (3rd ed., pp. 236–284). Philadelphia, PA: W.B. Saunders.

Holditch-Davis, D.; Miles, M.S. (2000). Mothers' stories about their experiences in the neonatal intensive care unit. *Neonatal Network, 19,* 13–21.

Hurst, I. (2001). Vigilant watching: Mothers' actions to safeguard their premature babies in the newborn intensive care nursery. *Journal of Perinatal and Neonatal Nursing, 15,* 39–58.

Individuals with Disabilities Education Improvement Act (IDEA) of 2004, PL 108-446, 20 U.S.C.§§ 1400 *et seq.*

Kenner, C.; McGrath, J.M. (2004). *Developmental care of newborns and infants: A guide for health professionals.* St. Louis, MO: Mosby/Elsevier.

Kochanek K.D., Kirmeyer, S., Martin, J.A., Strobino, D.M.; Guyer, B. (2012). *Annual summary of vital statistics: 2009.* Hyattsville, MD: Centers for Disease Control and Prevention, Division of Vital Statistics, National Center for Health Statistics. Lawhon, G.; Als, H. (2010). Theoretical perspective for developmentally supportive care. In C. Kenner ; J.M. McGrath (Eds.), *Developmental care of newborns and infants:A guide for health professionals* (pp. 19–42). Glenview, IL: National Association of Neonatal Nurses.

Lawhon, G.; Hedlund, R.E. (2008). Newborn individualized developmental care and assessment program: Training and education. *Journal of Perinatal and Neonatal Nursing, 22,* 133–144.

Lillas, C.; Turnbull, J. (2009). *Infant/child mental health, early intervention, and relationship-based therapies: A neurorelational framework for interdisciplinary practice.* New York, NY: W. W. Norton & Co.

Lucas, A., Morley, R., Cole, T.J., Lister, G.; Leeson-Payne, C. (1992). Breast milk and subsequent intelligence quotient in children born preterm. *Lancet, 339,* 261–264.

Ludington-Hoe, S., Morgan, K. ; Abouelfettoh, A. (2008, June). A clinical guideline for implementation of kangaroo care with premature infants of 30 or more weeks' postmenstrual age. *Advances in Neonatal Care, 8*(3), S3–S23.

Lynch, E.W.; Hanson, M.J. (2011). *Developing cross-cultural competence: A guide for working with children and their families* (4th ed.). Baltimore, MD: Paul H. Brookes Publishing Co.

March of Dimes Foundation. (2010, September). *PeriStats.* Retrieved from http://www.marchofdimes.com/peristats

Marin-Padilla, M. (1993). Pathogenesis of late-acquired leptomeningeal heterotopias and secondary cortical alterations: A Golgi study. In A.M. Galaburda (Ed.), *Dyslexia and de-*

velopment (pp. 64–89). Cambridge, MA: Harvard University Press. Maternal and Child Health Bureau/Health Resources and Services Administration. (2009). *Achieving and measuring success: A national agenda for children with special health care needs.* Retrieved from http://mchb.hrsa.gov/programs/specialneeds/ achievingsuccess.html

McAnulty, G., Duffy, F.H.; Butler, S. (2009). Individualized developmental care for a large sample of very preterm infants: Health, neurobehavior and neurophysiology. *Acta Paediatrica, 98*(12), 1920–1926.

McAnulty, G.B., Duffy, F.H., Butler, S.C., Bernstein, J.H., Zurakowski, D., & Als, H. (2010). Effects of the Newborn Individualized Developmental Care and Assessment Program (NIDCAP) at age 8 years: Preliminary data. *Clinical Pediatrics, 49*(3), 258–270.

McCormick, M.C. (1992). Advances in neonatal intensive care technology and their possible impact on the development of low birth weight infants. In S.L. Friedman & M.D. Sigman (Eds.), *The psychological development of low birth weight children: Advances in applied developmental psychology* (pp. 37–60). Norwood, NJ: Abel Publishing.

McGrath, J.M., Kenner, C., & Amspacher, K.A. (2004). Factors that can influence fetal development. In C. Kenner & J.M. McGrath (Eds.), *Developmental care of newborns and infants: A guide for health professionals* (pp. 134–156). St. Louis, MO: Mosby/Elsevier.

McLennan, J.E., Gilles, F.H., & Neff, R. (1983). A model of growth of the human fetal brain. In F.H. Gilles, A. Leviton, & E.C. Dooling (Eds.), *The developing human brain* (pp. 43–59). Boston, MA: John Wright.

Miles, M.S., Holditch-Davis, D., Schwartz, T.A., & Sher, M. (2007). Depressive symptoms in mothers of prematurely born infants. *Journal of Developmental & Behavioral Pediatrics, 28,* 36–44.

Minde, K. (2000). Prematurity and serious medical conditions in infancy: Implications for development, behavior, and intervention. In C.H. Zeanah (Ed.), *Handbook of infant mental health* (2nd ed., pp. 176–194). New York, NY: Guilford Press.

Minde, K., Whitelaw, A., Brown, J., & Fitzhardinge, P. (1983). Effect of neonatal complications in premature infants on early parent-infant interactions. *Developmental Medicine and Child Neurology, 25,* 763–777.

Moon, C. (2011). The role of early auditory development in attachment and communication. *Clinics in Perinatology, 38,* 657–669.

Nugent, J.K., Keefer, C.H., Minear, S., Johnson, L.C., & Blanchard, Y. (2007). *Understanding newborn behavior and early relationships: The newborn behavioral observations (NBO) system handbook.* Baltimore, MD: Paul H. Brookes Publishing Co.

Palmer, M. (1993). Identification of the transitional suck in the preterm infant. *Journal of Perinatal and Neonatal Nursing, 7,* 66–75.

Parlakian, R., & Lerner, C. (2006). *Early arrival: Finding the magic of everyday moments with your baby in the neonatal intensive care unit (NICU).* Washington DC: ZERO TO THREE.

Papousek, M., Schieche, M., & Wurmser, H. (2009). *Disorders of behavioral and emotional regulation in the first years of life: Early risks and intervention in the developing parent–infant relationship.* Washington, DC: Zero to Three.

Perez, L., & Newstetter, A. (2008). *Supporting parents after the NICU.* Oakland, CA: Mills College, Special Start Training Program.

Pettett, K.G., Sewell, S., & Merenstein, G.B. (2002). Regionalization and transport in perinatal care. In G.B. Merenstein & S.L Gardner (Eds.), *Handbook of neonatal intensive care* (5th ed., pp. 31–45). St. Louis, MO: Mosby.

Philbin, M.K. (2000). The influence of auditory experience on the behavior of preterm newborns. *Journal of Perinatology, 20,* S77–S87.

Ross, E., & Browne, J.V. (2002). *Baby regulated organization of systems and sucking (BROSS): The physical and developmental environment of the high-risk infant.* Training session, Clearwater, FL.

Rushing, W., & Ment, L.R. (2004). Preterm birth: A cost benefit analysis. *Seminars in Perinatology, 28,* 444–450.

Sammons, W.A., & Lewis, J.M. (1985). *Premature babies: A different beginning.* St. Louis, MO: Mosby.

Sandall, S., Hemmeter, M.L., Smith, B.J., & McLean, M.E. (Eds.). (2005). *DEC recommended practices: A comprehensive guide for practical application in early intervention/early childhood special education.* Missoula, MT: Division for Early Childhood.

Schore, A. (2003). *Affect dysregulation and disorders of the self.* New York, NY: W.W. Norton.

Shaw, R. (2009). The relationship between acute stress disorder and posttraumatic stress disorder in the neonatal intensive care unit. *Psychosomatics, 50* (2), 131–137.

Shaw, R.J., DeBlois, T., & Ikuta, L. (2006). Acute stress disorder among parents in the neonatal intensive care nursery. *Psychosomatics, 47,* 206–212.

Singer, L.T., Salvator, A., Guo, S., Collin, M., Lilien, L., & Baley, J. (1999). Maternal psychological distress and parenting stress after the birth of a very low birth weight infant. *Journal of the American Medical Association, 281*(9), 799–805.

Smith, K.M., Butler, S.; Als, H. (2007). Newborn individualized developmental care and assessment program (NIDCAP): Changing the future for infants and their families in intensive and special care nurseries. *Italian Journal of Pediatrics, 33,* 79–91.

Solomon, J., & George, C. (1999). Defining the caregiving system: Toward a theory of caregiving. *Infant Mental Health Journal, 17,* 183–197.

Spears, M., Leef, K., Epps, S., & Locke, R. (2002). Family reactions during infants' hospitalization in the neonatal intensive care unit. *American Journal of Perinatology,19*(4), 205–213.

Spicer, P. (2010). Cultural influences on parenting. *Zero to Three, 30*(4), 28–32.

Sroufe, L.A. (1996). *Emotional development: The organization of emotional life in the early years.* New York, NY: Cambridge University Press.

Stern, D.N. (1995). *The motherhood constellation: A unified view of parent-infant psychotherapy.* New York, NY: Basic Books.

Talmi, A., & Harmon, R.J. (2003). Relationships between preterm infants and their parents: Disruption and development. *Zero to Three, 24,* 13–20.

Trevarthen, C., Aitken, K.J., Vandekerckhove, M., Delafield-Butt, J., & Nagy, E. (2006). Collaborative regulations of vitality in early childhood: Stress in intimate relationships and postnatal psychopathology. In D. Cicchetti & D.J. Cohen (Eds.),

116 VandenBerg and Hanson *Developmental psychopathology: Developmental neuroscience* (2nd ed., Vol. 2). New York, NY: Wiley.

Trivette, C. ; Dunst, C. (2000). Recommended practices in family-based practices. In S. Sandall, M. McLean, & B. Smith (Eds.), *DEC recommended practices* (pp. 39–43). Longmont, CO: Sopris West.

Tronick, E.Z. (1989). Emotions and emotional communication in infants. *American Psychologist, 44*(2), 112–119.

VandenBerg, K. (1990a). Behavioral issues for infants with BPD. In C. Lund (Ed.), *Bronchopulmonary dysplasia: Strategies for total patient care* (pp. 113–152). Petaluma, CA: Neonatal Network.

VandenBerg, K. (1990b). Nippling management of the sick neonate in the NICU: The disorganized feeder. *Neonatal Network, 9*(1), 9–16.

VandenBerg, K. (2007). Individualized developmental care for high risk newborns in the NICU: A practice guideline. *Early Human Development, 63,* 433–442.

VandenBerg, K.A., & Franck, L.S. (1990). Behavioral issues for infants with bronchopulmonary dysplasia. In C. Lund (Ed.), *Bronchopulmonary dysplasia: Strategies for total patient care.* Petaluma, CA: Neonatal Network.

VandenBerg, K.A., & Hanson, M.J. (1993). *Homecoming for babies after the neonatal intensive care nursery: A guide for professionals in supporting families and their infants' early development.* Austin, TX: PRO-ED.

Volpe, J.J. (2008). *Neurology of the newborn* (5th ed.). New York, NY: Elsevier.

Wall, G. (1996). Feeding your baby. In J. Zaichkin (Ed.), *Neonatal intensive care: What every parent should know* (pp. 65–92). Petaluma, CA: NICU Ink.

Ward, K. (2001). Perceived needs of parents of critically ill infants in a neonatal intensive care unit (NICU). *Pediatric Nursing, 27*(3), 281–286.

Wayman, K.I., Lynch, E.W. ; Hanson, M.J. (1991). Home-based early childhood services: Cultural sensitivity in a family systems approach. *Topics in Early Childhood Special Education, 10*(4), 56–75.

Westrup, B., Bohm, B., Lagercrantz, H., & Stjernqvist, K. (2003). Preschool outcome in children born very prematurely and cared for according to newborn individualized developmental care and assessment program (NIDCAP). In *Developmentally supportive neonatal care: A study of the newborn individualized developmental care and assessment program (NIDCAP) in Swedish settings* (pp. VI:1–21). Stockholm, Sweden: Repro Print AB.

Westrup, B., Kleberg, A., von Eichwald, K., Stjernqvist, K.; Lagercrantz, H. (2000). A randomized controlled trial to evaluate the effects of the newborn individualized developmental care and assessment program in a Swedish setting. *Pediatrics, 105*(1), 66–72.

Allgemeine Ressourcen

Bradford, N. (2003). *Your premature baby: The first five years.* Buffalo, NY: Firefly Books.

Davis, D.L. ; Stein, M.T. (2004). *Parenting your premature baby and child: The emotional journey.* Golden, CO: Fulcrum Publishing.

Douglas, A. (2002). *The mother of all baby books: The ultimate guide to your baby's first year.* Indianapolis. In: Hungry Minds.

Garcia-Prats, J. ; Hornfischer, S. (2000). *What to do when your baby is premature.* New York, NY: Three Rivers Press.

Linden, D.W., Paroli, E.T.; Doron, M.W. (2000). *Preemies: The essential guide for parents of premature babies* (2nd ed.). New York, NY: Gallery Books.

Perez, L.M. (2007). *Preemie parents: Recovering from the baby's premature birth.* London, UK: Praeger.

Powell, K.A., Wilson, K.; Thompson, J. (2001). *Living miracles: Stories of hope from parents of premature babies.* New York, NY: St. Martins Press.

Repino, K. (2006). *Jacob's journal, evidence of hope: A window into the NICU.* Farmington Hills, MI: Grace Publishing.

Sears, W., Sears, J. ; Sears, M. (2004). *The premature baby book: Everything you need to know about premature babies: From birth to one year.* New York, NY: Little Brown & Co.

Stimpson, J. (2004). *Alex: The fathering of a preemie.* Chicago, IL: Academy Chicago.

Tracy, A.E., & Maroney, D.I. (1999). *Your premature baby and child: Helpful answers and advice for parents.* New York, NY: Berkeley Books.

Zaechkin, J. (2003). *Newborn intensive care: What every parent needs to know.* Petaluma, CA: NICU Ink.

Bücher für Kinder

Amadeo, D. (2005). *My baby sister is a preemie.* Grand Rapids, MI: Zonderkidz.
Collins, P.L. (1990). *Waiting for baby Joe.* Park Ridge, IL: Albert Whitman.
Lafferty, L.; Flood, N. (1998). *Born early: A premature baby story.* Fairview, MN: Fairview Press.
Pankow, V. (2011). *No bigger than my teddy bear* (2nd rev. ed.). Petaluma, CA: Family Books.
Wojahn, R.H. (2006). *Evan early.* Bethesda, MD: Woodbine House.

Fachbücher für Fachpersonen

Brazelton, T.B. (1992). *Touchpoints.* Cambridge, MA: Perseus Books.
Browne, J.V., MacLeod, A. ; Smith-Sharp, S. (2000). *Family infant relationship support training.* Denver, CO: Center for Family and Infant Interaction.
Browne, J., Talmi, A.; Immele, A. (n.d.). *A family guidebook: Supporting development of newborns and infants.* Denver, CO: Early Intervention Colorado. Available at http://www.ei-colorado.org
Parlakian, R.; Lerner, C. (2006). *Early arrival: Finding the magic of everyday moments with your baby in the neonatal intensive care unit (NICU).* Washington DC: ZERO TO THREE.
Rose, L. (2000) *Learning to love: The developing relationships between mother, father and baby during the first year.* Chamberwell, Victoria, Australia: Acer Press.
VandenBerg, K., Browne, J., Perez, L.; Newstetter, A. (2003). *Getting to know your baby.* Available at http://www.neonatology.ucsf.edu/sstp
ZERO TO THREE: National Center for Infants, Toddlers, and Families. (2000). *The magic of everyday moments* [Booklets]. Washington, DC: Author. Available at http://www.zerotothree.org

Nützliche Internetseiten

Early Intervention Colorado, *http://www.eicolorado.org*
Parents of Premature Babies Inc. (Preemie-L), *http://www.preemie-l.org/*
Preemie Links: Premature Baby Resource Websites by Allison Martin, *http://prematurity.org/preemiepgs.html*
Preemie Parenting, *http://www.preemieparenting.com/*Premature Baby Premature Child, *http://www.prematurity.org*

Chat-Seiten

http://www.preemie-l.org
Seeks to offer support and benefits for a wide range of experiences with premature infants. It is parent initiated, and parents may join the national organization.

http://www.preemies.org
Established to encourage parents of premature infants to talk with other parents using various Internet resources. The online chat sessions give parents a chance to interact together.
http://www.thepreemieplace.org/
A small organization for parents of premature infants and young children.

http://www.preemie-heart.eu/
Home of the Preemie Purple Hearts, developed to help families know they are not alone. The pendant of beautiful purple blown glass on a chain can remind families and parents that there are hundreds of others who keep them in their hearts.

Deutschsprachige Literatur und Ressourcen

Frühgeburt allgemein

Bucher, H.U. (2013). *Die Zukunft der Neonatologie: Möglichkeiten und Grenzen.* PRAXIS 102;15, 919–924. DOI: 10.1024/1661-8157/a001368.

Sarimski, K. (2000). *Frühgeburt als Herausforderung, psychologische Beratung als Bewältigungshilfe.* Göttingen: Hogrefe.

Entwicklung des Frühgeborenen

Hampel P., Kropf V.,Dikici S., König L., Gloger-Tippelt G., Petermann F. (2007). *Kognitive Entwicklung und sozial-emotionale Kompetenzen bei Frühgeborenen mit unterschiedlichen Bindungsrepräsentationen.* Kindheit und Entwicklung, 16;4, 220-228. DOI: 10.1026/0942-5403.16.4.220.

Jungman T. (2006). *Unreife bei der Geburt. Ein Risikofaktor für Sprachentwicklungsstörungen?* Kindheit und Entwicklung 15;3, 182-194. DOI: 10.1026/0942-5403.15.3.182.

Wolke D., Schulz, J., Meyer R. (2001). *Entwicklungslangzeitfolgen bei ehemaligen, sehr unreifen Frühgeborenen. Bayerische Entwicklungsstudie.* Monatsschrift Kinderheilkunde, 149;1, 53-61. DOI: 10.1007/s001120170009.

Bindung und Körperkontakt

Nantke S., Streit U. (2015). *Körperkontaktstörungen bei Frühgeborenen verhindern, erkennen und behandeln in*: Fähig zum Körperkontakt, 193–212. Heidelberg: Springer. DOI: 10.1007/978-3-642-41118-2_10.

Musiktherapie beim Frühgeborenen

Bisseger, M. (2000). *Grenzerfahrungen bei frühgeborenen Kindern und ihren Müttern.* In: Aldrige,D. (Hg.): Beiträge zur Musiktherapie, Kairos V. Bern: Verlag Hans Huber, 26–35.

Haslbeck, F. (2009). *Musiktherapie mit Frühgeborenen und ihren Eltern - Ansätze, Empirie und Erfordernisse.* Musiktherapeutische Umschau: Band 30, Ausgabe 4, 311–321. DOI: 10.13109/muum.2009.30.4.311.

Ernährung des Frühgeborenen/Logopädie

Biber D. (2012). *Logopädische Therapie bei Frühgeborenen unter den Aspekten der entwicklungsfördernden, familienzentrierten Pflege in:* Frühkindliche Dysphagien und Trinkschwächen, 199–211. Wien: Springer. DOI: 10.1007/978-3-7091-0971-7_14.

Erb L., Thiel-Bonney C., Cierpka M. (2014). *Zum Zusammenhang von Frühgeburtlichkeit und frühkindlichen Fütterstörungen.* Ärztliche Psychotherapie und Psychosomatische Medizin, 9;1, 19–25.

Haiden N. (2014). *Ernährung des Frühgeborenen. Fakten und Neuigkeiten.* Monatsschrift Kinderheilkunde, 162; 9, 785-791. DOI: 10.1007/s00112-014-3107-8.

Hübl N. (2012). *Logopädische Arbeit mit Frühgeborenen und Säuglingen. Die Behandlung von Frühgeborenen und Säuglingen auf der pädiatrischen Intensivstation als Logopädische Kernaufgabe.* Forum Logopädie 3;26, 12-16. DOI: 10.2443/skv-s-2012-53020120302.

Schmerz beim Frühgeborenen

Stoffel L., Cignacco E., Hamers J.P.H., Van Lingen R.A., McDougall J., Nelle M. (2005). *Die Effektivität nicht-medikamentöser Interventionen in der Schmerzbehandlung von Früh- und Termingeborenen. Eine systematische Literaturübrsicht.* Pflege 18;3,147–158. DOI: 10.1024/1012-5302.18.3.147.

Erfahrungen von Eltern nach einer Frühgeburt

Bruns-Neumann, E. (2006). *Das Erleben von Eltern nach der Frühgeburt ihres Kindes.* Pflege 19, Nr. 3, 146–155.

Heil D. (2014). *Transitionsprozess in der Neonatologie. Literaturanalyse.* Jukip, 4/2014, 185–188. DOI: 10.1055/s-0034-1386732.

Schütz Hämmerli N. (2012). *Elternschaft nach Frühgeburt. Erfahrungen, Herausforderungen und Auswirkungen auf das elterliche Belastungserleben.* Hebamme.ch 10/2012, 11-12.

Schütz Hämmerli N. (2013). *Elternschaft nach einer Frühgeburt: Verlust und Wiedergewinn einer Selbstverständlichkeit.* Hebamme.ch 06/2013, 10–13.

Nachsorge nach Frühgeburt allgemein

Gehrmann, A., Köhler-Sarimski, U., Roos, R., Sarimski, K. (2010). *Belastungserleben von Müttern ehemals sehr früh geborener Kinder und Zufriedenheit mit der Unterstützung in einem interdisziplinären Nachsorgeprojekt. Ergebnisse einer retrospektiven Befragung.* Frühförderung interdisziplinär, 3/2010, 99-111. DOI 10.2378/fi2010.art10d.

Höck S. (2009). *Aus der Praxis: Harl.e.kin-Nachsorge.* Frühförderung interdisziplinär, 3/2009, 28; 130–132.

Jotzo M. (2004).*Trauma Frühgeburt? Ein Programm zur Krisenintervention bei Eltern Entwicklung und Evaluation eines Interventionsprogramms für Eltern Frühgeborener während des Klinikaufenthaltes des Kindes.* Frankfurt am Main, Berlin, Bern, Bruxelles, New York, Oxford, Wien: Peter Lang.

Jotzo M.(2012). Eltern Früh- und Risikogeborener. In M. Cierpka (Hrsg.) *Handbuch der Säuglings-/Kleinkind-Beratung und Psychotherapie* (S. 365–372). Heidelberg: Springer.

Podeswik A., Porz F., Groeger K., Thyen U. (2009). *Sozialmedizinische Nachsorge für schwer und chronisch kranke Kinder. Eine neue Leistung der Krankenkassen.* Monatsschr Kinderheilkd 2009 · 157:129–135. DOI 10.1007/s00112-008-1838-0.

Porz F., Podeswik A. (2011). Aus der Praxis: *Frühe Begleitung und Case Management für Eltern von Frühgeborenen und kranken Neugeborenen.* Frühförderung interdisziplinär, 3/2011, 29, 157–161. DOI 10.2378/fi2011.art14d.

Internetressourcen und Adressen

Nachsorge nach Frühgeburt allgemein:

Augsburger Nachsorgemodell Bundesverband «Bunter Kreis»: Beschreibung der sozialmedizinischen Nachsorge «Bunter Kreis», Ziele und Angebote.

Kontakt:
Bundesverband Bunter Kreis e. V.
Stenglinstr. 2
86156 Augsburg
Telefon 0821 400 4841
Telefax 0821 400 174 840
E-Mail: info@bv.bunter-kreis.de
www.bunter-kreis-deutschland.de

Harlekin e. V.: Verein zur ganzheitlichen Förderung von Frühgeborenen, Risikoneugeborenen und chronisch kranken Kindern.

Kontakt:
Harl•e•kin e. V.
c/o Abteilung für Kinder- und Jugendheilkunde
Städtisches Klinikum München GmbH/
Krankenhaus Harlaching
Sanatoriumsplatz 2
81545 München
Telefon 089 / 452279 – 476
Fax 089 / 452279 – 749
E-mail: info@harlekin-verein.de
www.harlekin-verein.de

Unterstützung für Familien und Fachpersonen:

Bundesverband «Das frühgeborene Kind» e. V.
Umfassende Angebote und Links für Eltern und Fachpersonen. Verschiedene Adressen zu Unterstützungsangeboten, Informationsbroschüren zu verschiedenen Themen, Vereinszeitschrift, Hinweise zu Seminaren, Fortbildungen, Kongressen und Workshops.

Kontakt:
Bundesverband «Das frühgeborene Kind» e. V.
Speyerer Straße 5-7
60327 Frankfurt am Main
Telefon 069 / 58 700 990
Fax 069 / 58 700 999
e-mail: info@fruehgeborene.de
www.fruehgeborene.de

Verein Schreibabyhilfe
8712 Stäfa
www.schreibabyhilfe.ch/

Bindungsförderung

Emotionelle erste Hilfe: Bindungsförderung, Krisenintervention und Eltern-Baby-Therapie
www.emotionelle-erste-hilfe.org

Trauerverarbeitung nach Frühgeburt und perinatalem Kindstod

Fachstelle für Fehlgeburt und perinatalen Kindstod
Postfach 480
3000 Bern 25
Info-Telefon 031 / 333 33 60
Fax 031 / 333 33 62
E-mail fachstelle@fpk.ch
www.fpk.ch

Kleider für Frühgeborene ab Grösse 42/44 bei

www.babywalz.ch
www.babybutt-ch.erwinmueller.com

Internetforen

www.swissmom.ch/sonstiges/intros/fruehgeburt/
www.rund-ums-baby.de/fruehchen/

Zusammenstellung: Natascha Schütz-Hämmerli

Anhang D
Informationsblätter für Eltern

Auf den kommenden Seiten finden sich folgende Informationsblätter, die gemäß der nachstehenden Lizenzvereinbarung für Endverbraucher kopiert und verteilt werden dürfen:

- Wieder zu Hause: Was steht an?
- Die Zeichen Ihres Babys erkennen
- Füttern Ihres Babys
- Lagerungs- und Handhabungsstrategien zur Fürsorge für Ihr Baby
- Kommunizieren mit Ihrem Baby
- Spielen mit Ihrem Baby
- Ihrem Baby Lernen helfen
- Bewegungsförderung für Ihr Baby
- Anregungen zur Unterstützung der Entwicklung im 1. Lebensjahr
- Die Familie kennenlernen.

Wieder zu Hause: Was steht an?

In den folgenden Tipps finden sich Anregungen für Eltern beim Vorbereiten der Umgebung und beim Unterstützen der Adaptation des Babys im Übergang von der Intensivstation nach Hause.

Die ersten 24 Stunden zu Hause – Adaptionen und Erwartungen

- Schränken Sie die Anzahl der Besucher ein.
- Stellen Sie – nur für zwei bis drei Nächte – die Umgebung der Neugeborenen-Intensivstation wieder her, indem Sie eine gedämpfte Lichtquelle eingeschaltet und das Radio leise spielen lassen. Lassen Sie dies nach und nach ausklingen.
- Stellen Sie sich darauf ein, dass das Füttern für Sie und für das Baby langsam und mühselig ist.
- Wenn Ihr Baby ununterbrochen schreit, probieren Sie es mit Folgendem:
  - Nehmen Sie Geräusche und Beleuchtung nach und nach auf ein Minimum zurück oder stellen Sie beides ganz ab.
  - Bieten Sie Ihrem Baby einen Schnuller an.
  - Wickeln Sie Ihr Baby in gebeugter Stellung oder hüllen Sie es ein, aber nicht zu fest.
  - Klopfen Sie Ihrem Baby sanft und langsam auf den Rücken und hören Sie damit auf, wenn es einschläft.
  - Vermeiden Sie mehrere Aktivitäten gleichzeitig; verringern Sie die Betriebsamkeit und seien Sie *still und ruhig* mit ihrem Baby zusammen.

Die erste Woche zu Hause

- Machen Sie sich klar, dass die Anpassung an eine neue Umgebung temporär ist.
- Nehmen Sie sich beide die Zeit zum Im-Arm-Halten, Knuddeln und Wiegen Ihres Babys, die Ihnen vorher entgangen ist.
- Versuchen Sie, regelmäßige Routinen zum Baden und Spielen zu schaffen, aber machen Sie sich klar, dass dies unter Umständen eine Zeit lang nicht möglich ist, da Babys im Zuge der Genesung oft nur schwer in Zeitpläne einzubinden sind.
- Wenn Ihr Baby regelmäßige Wachphasen hat, bieten Sie ihm sanft Ihr Gesicht und Ihre Stimme an, um fokussierte Aufmerksamkeit zu fördern, während Sie auf Anzeichen von Stress (z. B. Vermeiden von direktem Blickkontakt oder Wegschauen, Schläfrigkeit, Erschöpfung) achten, die signalisieren, dass es Zeit für eine Pause oder zum Ausruhen ist. Respektieren Sie diese Botschaften Ihres Babys.
- Wird Ihr Baby wach und aufmerksam, dann kreieren Sie das «Umfeld eines Kinderbettchens» mit einem oder zwei (nicht mehr) kleinen Spielzeugen zum Anschauen oder Zuhören. Halten Sie das Bettchen schlicht und frei von losen Gegenständen. Legen Sie mindestens ein Spielzeug in leuchtenden Farben 20–25 Zentimeter von den Augen des Babys entfernt hin. Tauschen Sie das Spielzeug täglich aus.
- Machen Sie sich klar, dass jedes Zeichen von Agitiertheit oder Vermeidungsverhalten das Bedürfnis Ihres Babys nach Ruhe oder einer kurzen Pause signalisieren kann.

- Senken Sie die Reizbarkeit Ihres Babys durch Wickeln in gebeugter Stellung, sorgen Sie für einen Schnuller zum Saugen und/oder reduzieren Sie die allgemeine Aktivität auf ein Minimum.
- Helfen Sie, die Agitiertheit Ihres Babys zu verringern, indem Sie es nach Ihrer Hand oder nach weichen, fingerdicken Rollen aus Stoff oder einer Decke greifen lassen.
- Um einem aufgeregten Baby zu helfen, sich zu beruhigen, halten Sie seine Hände und Füße zusammen und seien Sie ganz ruhig.
- Lernen Sie, die Zeichen von Schlafbedarf und Hunger bei Ihrem Baby zu erkennen und darauf zu achten.
- Lernen Sie, das einzigartige Verhalten Ihres Babys zu verstehen, und zwar vor allem seine Zeichen für Stress, Erschöpfung oder Time-out sowie für Stabilität, Wohlbefinden und Entspannung.

Quelle: Als, Lester, Tronick & Brazelton (1982)
Aus: Hanson, M.J.; vandenBerg, K.A. (1993): *Homecoming for Babies after the intensive care nursery: A guide for parents in supporting their baby's early development*. Austin, TX: PRO-ED. Adaptiert mit Genehmigung.

Die Zeichen Ihres Babys erkennen

Auch wenn Ihr Baby klein ist, kann es Ihnen dennoch Vorlieben und Abneigungen vermitteln. Die Signale und Botschaften Ihres Babys lesen und erkennen zu lernen bedeutet zu verstehen, wie die Hinweise und Zeichen eines genesenden Säuglings aussehen. Im Folgenden findet sich eine Liste, die Sie anleiten soll, die Botschaften Ihres Babys zu interpretieren. Die Signale und Zeichen des Babys werden in zwei Gruppen unterteilt: *Hinweise auf Stabilität*, die Ihnen sagen, dass Ihrem Baby gefällt, was gerade geschieht, oder dass es sich wohlfühlt und zur Interaktion bereit ist, und *Stresszeichen*, die Ihnen sagen, dass Ihrem Baby nicht gefällt, was gerade geschieht, und dass es sich unwohl fühlt. Stresszeichen zeigen, dass eine Veränderung nötig ist oder Ihr Baby eine Pause braucht.

Indessen hat jedes Baby seinen eigenen Kommunikationsstil und seine ganz eigenen Verhaltensweisen. So kommt es beispielsweise nicht bei allen Babys vor, dass sie zucken oder einen Schluckauf haben, wenn sie gestresst sind. Zunächst mag es wie ein Ratespiel erscheinen, während Sie lernen, die Hinweise und Zeichen Ihres Babys zu erkennen und sich allmählich besser kennenlernen. Die Botschaften Ihres Babys anhand dieser Hinweise und Zeichen zu erkennen, ist jedoch ein wichtiger Teil beim Aufbau Ihrer Beziehung und beim Befriedigen der Bedürfnisse Ihres Babys.

Hinweise und Zeichen für Stabilität und Bereitschaft

Das Baby …

- atmet gleichmäßig, ohne Schwankungen.
- hat eine stabile Hautfarbe ohne Veränderungen (weder Blässe noch Blaufärbung).
- würgt, stöhnt und zittert nicht, schreckt nicht hoch und zuckt nicht.
- hustet und niest nicht.
- zeigt fließende Bewegungen des Kopfes, der Arme und Beine und der Hände.
- kann seine Stellung beibehalten, ohne hin und her zu rutschen.
- kann aktiv Dinge tun, um ruhig zu bleiben, wie etwa die Beine oder Füße gegen die Bettwand zu stemmen.
- hält die Füße über- oder nebeneinander.
- hält seine Finger oder seine Hände fest.
- führt eine Hand zum Mund und hält sie dort, um sie zu spüren oder daran zu saugen.
- saugt an den Fingern oder der Faust.
- umfasst die Decke oder einen Finger der Betreuungsperson.
- rollt sich in Seitenlage zusammen.
- kann ruhige Schlafzustände aufrechterhalten.
- kann von der Betreuungsperson angebotene Hilfe nutzen, wie etwa an einem Schnuller zu saugen, sich an den Händen der Betreuungsperson festzuhalten oder ein Gesicht oder einen Gegenstand anschauen und ruhig und wachsam bleiben.
- wird gerne im Arm gehalten und kann sich dort beruhigen.
- kann den Blick fokussieren und betrachtet Gesichter oder Gegenstände.

- kann ein «überraschtes» Gesicht machen, indem es die Lippen schürzt, wenn es in Gesichter schaut.
- versucht zu lächeln und gurren
- kann das Interesse am Schauen, Zuhören und Nachverfolgen über kurze Phasen aufrechterhalten.

Hinweise und Zeichen für eine Pause

Diese Hinweise und Zeichen bedeuten normalerweise, dass sich Ihr Baby nicht wohlfühlt und nicht mag, was gerade geschieht. Achten Sie auf den Kontext, in dem diese Zeichen und Hinweise auftreten, um zu verstehen, was sie bedeuten.

Das Baby …
- verändert seine Atmung, die beschleunigt, unterbrochen oder schnappend wird.
- wird blass, gerötet oder bläulich.
- erbricht (sofern nicht durch eine Krankheit verursacht).
- presst wie beim Stuhlgang.
- schreckt auf, zittert oder zeigt mehrfache Zuckungen des Körpers, der Gliedmaßen oder im Gesicht.
- ist unruhig.
- bekommt schlaffe Gliedmaßen; Hals, Gesicht oder Rumpf erschlaffen.
- bekommt steife Beine, Arme oder Finger.
- streckt die Zunge heraus.
- biegt Rücken und Nacken durch.
- schläft unruhig, mit zuckenden Bewegungen, Geräuschen, Wimmern oder unruhigem Hin und Her.
- sieht in den Wachphasen müde aus und hat einen glasigen Blick, ist unruhig, hat einen starren und dumpfen Blick, schaut weg und sieht panisch oder besorgt aus.
- schreit schwach oder wird reizbar.
- schläft plötzlich ein oder wird plötzlich unruhig.
- zeigt eine frenetische, anhaltende und desorganisierte Aktivität, die es nicht kontrollieren kann.

Quelle: Als, Lester, Tronick & Brazelton (1982)
Aus: Hanson, M.J.; vandenBerg, K.A. (1993): *Homecoming for Babies after the intensive care nursery: A guide for parents in supporting their baby's early development*. Austin, TX: PRO-ED. Adaptiert mit Genehmigung.

Füttern Ihres Babys

Die folgenden Stadien und Anregungen dienen dazu, eben heimgekehrten genesenden Babys eine erfolgreiche Fütterungserfahrung zu erleichtern. Bedenken Sie, dass Füttern, ob durch Stillen oder mit dem Fläschchen, sowohl für die Mutter als auch für das Baby eine sehr anstrengende Aufgabe ist. Es braucht Zeit und Geduld, bevor alles reibungslos abläuft.

Vorbereiten des Fütterns

- Bereiten Sie den Raum vor, indem Sie einen bequemen Stuhl für sich suchen und Geräuschquellen (z. B. lautes Fernsehen) und das Telefon abstellen.
- Stellen Sie sicher, dass ihr Baby nicht direkt von einer Lichtquelle angestrahlt wird.
- Stellen Sie sicher, dass es keine Unterbrechungen gibt, damit Sie Ihre Aufmerksamkeit ganz darauf richten können, Ihrem Baby zu helfen, die Brustwarze oder den Sauger in den Mund zu nehmen und sich seine Kräfte einzuteilen.
- Wenn Ihr Baby Sauerstoff erhält und der Arzt einverstanden ist, muss die Sauerstoffzufuhr eventuell erhöht werden, um die Brustwarze oder den Sauger in den Mund zu nehmen.
- Wenn Sie mit dem Fläschchen füttern, versehen Sie es mit einem Sauger von passender Größe und Öffnung, um eine reibungslose Nahrungsaufnahme (ohne Würgen und zu raschem Durchfluss) zu ermöglichen. Wärmen Sie das Fläschchen an.

Die Aufwärmphase

- Heben Sie Ihr Baby sanft an und bedenken Sie dabei, dass es einen Moment braucht, um sich von dem Lagewechsel zu erholen. Achten Sie auf Zeichen von Stress (siehe das Informationsblatt «Die Zeichen Ihres Babys erkennen») und beginnen Sie mit dem Füttern, wenn Ihr Baby bequem (nicht eng) eingewickelt ist und dicht an Ihnen liegt. Beginnen Sie, wenn Hautfarbe und Atmung Ihres Babys normal sind und wenn das Baby ruhig ist (sofern es nicht vor Hunger schreit und Sie sich beeilen müssen).
- Halten Sie Ihr Baby im Arm, mit dem Kopf in Mittelstellung und leicht gebeugt, Arme und Beine angezogen, bequeme Stellungen (es sollten keine Gliedmaßen frei hängen).
- Wenn Ihr Baby zum Füttern erwacht, können Sie ihm sanft in einen aufmerksamen Zustand verhelfen. (Babys im Alter von unter 38 Wochen [korrigiertes Alter] nehmen unter Umständen besser Nahrung auf, wenn gleichzeitig keine weiteren Aktivitäten laufen, wie etwa, mit ihm zu sprechen oder es anzuschauen.)
- Achten Sie bei Ihrem Baby auf Veränderungen der Atmung, der Hautfarbe und des Muskeltonus oder auf Ermüdung und Unruhe.
- Ihr Baby ein paar Sekunden an Ihrem Finger saugen zu lassen, kann ihm helfen, für das Saugen am Fläschchen bereit zu sein.
- Einige Tropfen Milch auf die Unterlippe oder Zunge des Babys zu träufeln kann Ihrem Baby helfen, für das Saugen an der Brust bereit zu sein.
- Wenn Ihr Baby erwacht und entspannter und organisierter ist, wenn es umherschaut, versuchen Sie, ihm Ihr Gesicht, Ihre Stimme oder beides anzubieten, um ihm zu helfen, sich auf

das Füttern vorzubereiten. Wenn es Ihr Baby nicht ermüdet oder Energie vom Füttern abzieht, kann es ihm helfen, das Fläschchen oder die Brust zu nehmen.

- Führen Sie den Sauger sanft und langsam ein und warten Sie, bis das Baby mit dem Saugen beginnt. Wenn es nicht saugt, kann das Bestreichen des harten Gaumens mit dem Sauger den Saugreflex anregen und ihm anfangen helfen. Führt dies zu Veränderungen der Hautfarbe, des Atemrhythmus oder zu anderen Stresszeichen, *hören Sie sofort auf.*
- Halten Sie beim ersten Anzeichen von Stress, wie etwa einer Veränderung der Hautfarbe oder der Atmung (Beschleunigung oder Aussetzen), oder wenn Ihr Baby schläfrig oder aufgeregt wird, sofort inne. Gestatten Sie Ihrem Baby, sich zu erholen, bevor Sie fortfahren.
- Vermeiden Sie es, Ihr Baby zu übermüden, und machen Sie häufig Pausen, wenn nötig.
- Sollten Sie feststellen, dass Ihr Baby nicht die Menge an Fertignahrung zu sich nimmt, die Ihr Arzt für erforderlich hält, warten Sie nicht, sondern informieren Sie Ihren Arzt, dass es Ernährungsprobleme gibt, bevor Ihr Baby abnimmt und zu schwach wird, um Nahrung zu sich zu nehmen.

Die Entspannungsphase

- Wenn Ihr Baby einfach zu müde ist, um zu saugen, stellen Sie das Füttern ein. Ernähren Sie Ihr Baby nicht zwangsweise, sondern wenden Sie sich an Ihren Arzt um Rat.
- Wenn Ihr Baby alle Fertignahrung/Milch aufgenommen hat, planen Sie 30 Minuten ein, in denen es ausruht oder in denen Sie es ruhig im Arm halten, um wieder Energie zu gewinnen. Wenn Ihr Baby die Nahrungsaufnahme nicht zum Abschluss bringen konnte und Sie beide erschöpft sind, machen Sie 5 Minuten Pause. Ruhen Sie sich aus, entspannen Sie sich und versuchen Sie es dann erneut. Wenn es lange braucht, um Ihr Baby zu füttern, Ihr Baby aber schließlich alles zu sich nimmt, beachten Sie, dass das Füttern für eine Weile einiges von Ihrer Zeit in Anspruch nehmen wird und passen Sie Ihren Terminplan an.
- Wenn Ihr Baby beim Füttern leicht ermüdet, baden Sie es vor oder nach dem Füttern nicht und nehmen Sie auch keine umfangreichen Handlungen mit ihm vor. Planen Sie jeweils vor und nach dem Füttern Ruhephasen ein.
- Manche Babys kommen besser zurecht, wenn sie von einer oder zwei konstanten Betreuungspersonen gefüttert werden und lassen sich weder von Fremden noch häufig wechselnden Personen füttern.

Quelle: adaptiert mit Genehmigung aus vandenBerg, K. (1999 b). Nippling management of the sick neonate in the NICU: The disorganized feeder. *Neonatal Network*, 9 (1), 9–16 und Hanson, M. J.; vandenBerg, K. A. (1993): *Homecoming for Babies after the intensive care nursery: A guide for parents in supporting their baby's early development*. Austin, TX: PRO-ED.

Lagerungs- und Handhabungsstrategien zur Fürsorge für Ihr Baby

Lagern

Diese Anregungen werden Ihnen helfen, während der ersten Wochen zu Hause die beste Position für Ihr Baby herauszufinden. Bedenken Sie, dass das Ziel in den ersten Monaten darin besteht, eine zusammengerollte Stellung zu fördern, um Ihrem Baby beim Steigern der Beugung zu helfen.

Zur Schlafenszeit

- Lagern Sie Ihr Baby im ersten Jahr nur zum Schlafen auf dem Rücken.
- Decken Sie Ihr Baby zu oder wickeln Sie es ein und halten Sie dabei das Bettzeug von seinem Gesicht fern. Vermeiden Sie lose Decken in der Nähe seines Gesichts.
- Geben Sie Ihrem Baby einen Schnuller, um daran zu saugen und das Einschlafen zu erleichtern.
- Tätscheln Sie Ihr Baby, wobei Sie sich allmählich und stetig zurückziehen (langsam, je einen Finger auf einmal, so dass Ihr Baby die Veränderung nicht spürt), während es einschläft.

In Zeiten des Wachseins

Wenn Ihr Baby regelmäßige, vorhersagbare Zeiten des Wachseins zeigt, sollten Sie folgende Aktivitäten fördern:

- Wenn Ihr Baby wach und aufmerksam (alert) ist und um sich schaut, legen Sie es auf den Rücken oder auf die Seite, damit es kleine Spielzeuge anschauen kann, die an einem dicken Faden etwa 10–15 Zentimeter über ihm hängen. (*Achtung:* Lassen Sie das Baby mit dem Faden nicht ohne Aufsicht.) Sie werden feststellen, dass Ihr Baby sich die Spielzeuge anschaut und ihren Bewegungen folgt. Binden Sie den dicken, weichen Faden dann um den Knöchel des Babys (wenn Sie in seiner Nähe sind und das Baby auf dem Rücken liegt), so dass sich die Spielzeuge bewegen und Geräusche machen, wenn es das nächste Mal mit den Beinen strampelt. Ihr Baby wird rasch lernen, dass es selbst die Spielzeuge in Bewegung setzt und Geräusche machen lässt. Es wird die Bewegung oft wiederholen, damit es wieder geschieht. Ermutigen Sie Ihr Baby schrittweise dazu, auch in Bauchlage zu spielen.
- Setzen Sie Ihr Baby eine Stunde lang in einen Kindersitz, um eine Aktivität im Raum zu beobachten oder bei einem Elternteil zu sein. Achten Sie dabei vor allem auf Zeichen von Erschöpfung, wie etwa Nervosität, unruhige Bewegungen und Veränderungen der Hautfarbe oder der Atmung. (Es wird abgeraten, Babys in Babysitzen, Schaukelsitzen im Türrahmen, Gehrahmen oder auf dem Bauch schlafen zu lassen.)
- Wenn Ihr Baby heranwächst, mehrere Stunden wach bleiben kann und eine kräftige Kopf- und Rumpfmuskulatur zeigt, kann für mehr Zeit im Kindersitz gesorgt werden, um ihm Gelegenheit zu bieten, Sie und die Umgebung zu sehen. Sobald Ihr Baby beginnt, den Rücken durchzubiegen, sich hin und her zu winden und aus dem Sitz heraus möchte, ist dieser ihm unter Umständen zu klein geworden.

Handling

Diese Anregungen spiegeln hilfreiche Strategien wider, die sich im Rahmen Ihrer täglichen Routinen im Umgang mit Ihrem Baby und bei dessen Versorgung anwenden lassen:

- Wenn Ihr Baby rasch ermüdet (wie sich anhand seiner Stressmeldungen zeigt, die es Ihnen schickt; siehe Informationsblatt «Die Zeichen Ihres Babys erkennen»), dann reduzieren Sie

das Handling auf ein Minimum und senken Sie die Aktivität insgesamt. Gehen Sie mit Ihrem Baby sehr sanft und langsam um und halten Sie inne, um seine Hände, Füße und seinen Körper mit Ihren Händen in einer ruhigen Stellung zu halten. Dies verlangsamt den Aktivitätsfluss für Ihr Baby und kann beruhigend wirken. Wenn Sie meinen, Ihr Baby habe Energie gesammelt und sei entspannt, beginnen Sie langsam mit der Tätigkeit und gehen Sie die nächsten Schritte durch. Unter Umständen bedarf es einer weiteren Pause, bis Sie mit der Tätigkeit abgeschlossen haben. Des Weiteren muss überdacht werden, wie Sie den Umfang des Handlings bei Routineaktivitäten, wie Baden, Windelwechsel und Ankleiden, auf ein Minimum reduzieren können, wenn Ihr Baby rasch ermüdet. Versuchen Sie festzustellen, wie viel Energie Ihr Baby hat; bringen Sie die wesentlichen Teile rasch zum Abschluss und machen Sie eine Pause. Unter Umständen müssen Sie die Aktivität auf ein Mindestmaß reduzieren, um sich dem Energieniveau Ihres Babys anzupassen. Mit zunehmender Reifung Ihres Babys werden diese Ruhephasen nicht mehr nötig sein.
- Verändern Sie die häusliche Umgebung, um den Lichteinfall auf dem Gesicht Ihres Babys zu verringern und halten Sie die Lärmpegel, darunter auch Fernsehen, Telefon und Musik, sehr niedrig.

Um die Beleuchtung zu dämpfen, …
- vermeiden Sie direktes Licht im Gesicht des Babys.
- schützen Sie die Augen Ihres Kindes, wenn Sie es im Arm halten.
- ziehen Sie die Vorhänge zu und reduzieren Sie Tageslicht auf ein Minimum.
- vermeiden Sie Baden und Ankleiden bei starkem Licht.

Um Lärm zu verringern, …
- halten Sie Ihr Baby fern von großen, lärmenden Gruppen von Familienmitgliedern. Wenn Ihr Baby durch laute oder plötzliche Geräusche gestört wird, halten Sie es in einem ruhigen Raum, vor allem zum Füttern.
- Beseitigen Sie laute Geräuschquellen in der Nähe Ihres Babys, wie etwa Telefon, Türklingel, eine laute Gegensprechanlage, Türenschlagen und Fernsehen.

Schützen Sie Ihr Baby vor Überstimulation. Überstimulation bedeutet mehr Aktivität als Ihr Baby verträgt. Sie kann Ihr Baby überlasten und für Wachstum und Genesung benötigte Energie entziehen. Einige Strategien können Ihr Baby schützen, darunter folgende:
- Versuchen Sie Aktivitäten, wie Ankleiden und Baden, zeitlich darauf abzustimmen, wann Ihr Baby ausgeruht ist.
- Achten Sie auf die ersten Zeichen von Erschöpfung und verlangsamen oder stellen Sie die Aktivität ein, wenn Ihr Baby Zeichen von Erschöpfung oder Übermüdung zeigt.
- Manchmal verträgt Ihr Baby unter Umständen nur eine Aktivität auf einmal, wie etwa ein Bad *oder* Im-Arm-Halten *oder* Spielen, und ermüdet bei zwei oder mehr Aktivitäten. Versuchen Sie, für dieses Bedürfnis sensibel zu sein und versuchen Sie, flexibel zu sein. Eventuell müssen Sie die Aktivität einstellen, wenn Ihr Baby Ruhe braucht. Denken Sie daran, dass diese Phase nur vorübergehend ist.
- Um die Energie Ihres Babys für das Füttern aufzusparen, stellen Sie sicher, dass es jeweils vor und nach dem Stillen bzw. Füttern einige Minuten ausruht. Vermeiden Sie Übermüdung vor, während und nach den Fütterungszeiten, um ein erfolgreiches Stillen bzw. eine erfolgreiche Flaschenfütterung sicherzustellen.

Aus: Hanson, M.J.; vandenBerg, K.A. (1993): *Homecoming for Babies after the intensive care nursery: A guide for parents in supporting their baby's early development.* Austin, TX: PRO-ED. Adaptiert mit Genehmigung.

Kommunizieren mit Ihrem Baby

Kommunikation beginnt bei der Geburt! Junge Babys kommunizieren, indem sie Menschen und Dinge anschauen, indem sie lächeln und ihre Gliedmaßen und den Körper bewegen und indem sie Töne von sich geben. Schon sehr früh lernen sie, dass Kommunikation ein Geben und Nehmen ist. Wie zwei Tennisspieler schlägt erst der Eine, dann der Andere, worauf der Erste wieder reagiert usw. Sobald Babys etwas über *Wechselspiel* lernen, werden sie auch lernen, mit anderen zu kommunizieren. Die folgenden Anregungen können die Kommunikationsfähigkeiten Ihres Babys unterstützen:

1. Beobachten Sie Ihr Baby genau und lernen Sie, seine Hinweise und Zeichen zu erkennen. Sie können mit dem Kommunizieren und Wechselspiel beginnen, wenn es aufmerksam und reaktionsbereit ist. Die folgenden Hinweise und Signale für Stabilität und Bereitschaft können zeigen, dass Ihr Baby bereit ist, zu interagieren und zu reagieren:
   - Der Körper Ihres Babys ist ruhig und entspannt und Ihr Baby ist aufmerksam.
   - Ihr Baby ist imstande, Sie eine Weile mit aufmerksamem oder ruhigem Gesichtsausdruck anzuschauen.
   - Ihr Baby kräht, gurrt oder gibt Töne von sich.
   - Ihr Baby lächelt oder versucht zu lächeln.
   - Ihr Baby streckt die Hand nach Ihnen aus oder bewegt sich auf Sie zu.

   Dementgegen bedeuten einige Hinweise oder Signale normalerweise, dass Ihr Baby keine weitere Interaktion annehmen kann. Zu den Anzeichen von Stress bzw. den Signalen, eine Pause zu machen, gehören folgende: Ihr Baby …
   - zeigt einen Wechsel oder eine Veränderung der Atmung, wie etwa eine Beschleunigung.
   - wird blass.
   - schreit, ist nervös oder schläfrig.
   - zieht sich zurück oder schläft ein.
   - biegt den Rücken durch oder wendet sich ab.
   - schaut weg.
   - grimassiert oder runzelt die Stirn.
   - spreizt die Finger.
   - strampelt rasch mit den Beinen oder schlägt mit den Armen.
   - spuckt, hat Schluckauf, würgt oder gähnt.

   Sobald Ihr Baby diese Zeichen und Hinweise zeigt, halten Sie einen Moment inne und geben Sie ihm Zeit, sich neu zu ordnen und zu beruhigen. Wenn es Ihrem Baby schwerfällt, sich zu beruhigen oder zu besänftigen, könnten Sie es in gebeugter Stellung wickeln oder Außenreize, wie Lärm, Licht oder eine zu heftige Aktivität, reduzieren. Unter Umständen lässt sich Ihr Baby beruhigen, indem es an seiner Hand saugt oder sich selbst bei den Händen fasst.

2. Wenn Ihr Baby bereit ist, achten Sie darauf, ob es mit der Interaktion beginnt. Es mag schauen, gurren oder lächeln. Wenn es das tut, imitieren Sie es sanft. Wenn Ihr Baby gurrt, dann gurren Sie kurz. Wenn es lächelt, lächeln Sie zurück. Denken Sie daran, dies sanft und kurz

zu tun. Sagt Ihr Baby beispielsweise: «Ahh», so antworten Sie mit: «Ahh.» Tun Sie dies nur ein- oder zweimal statt kontinuierlich und geben Sie Ihrem Baby eine Chance zu reagieren. Vielleicht bekommen Sie einen gurrenden Austausch zustande (wie der hin und her fliegende Tennisball!). Wenn Ihr Baby eines der Pausensignale sendet, unterbrechen Sie die Interaktion für eine Weile und warten Sie, bis es wieder bereit ist.

3. Wenn Ihr Baby noch nicht wieder imstande ist, mit einer Interaktion zu beginnen, versuchen Sie, ihm zuzulächeln oder mit ihm zu sprechen, wenn es ruhig und aufmerksam ist. Sprechen Sie beispielsweise einem Augenblick lang ruhig mit Ihrem Baby und warten Sie dann ab, ob es Sie weiter anschaut oder mit einem Laut oder dem Versuch eines Lächelns reagiert. Wenn Ihr Baby weiterhin schaut oder auf andere Weise reagiert, sprechen Sie wieder mit ihm. Fahren Sie so lange fort, wie es Zeichen der Bereitschaft zeigt.
4. Auch die *zeitliche Abstimmung* ist wichtig. Versuchen Sie, Ihr Baby nicht mit vielem Sprechen oder vielen Berührungen auf einmal zu bombardieren. Geben Sie ihm eine Chance, eine Interaktion einzuleiten oder zu reagieren.
5. Ist Ihr Baby erst einmal in der Lage, sich abzuwechseln und auf Sie zu reagieren, können Sie damit beginnen, *neue Laute und neue Arten des Interagierens* hinzuzufügen. Sagt Ihr Baby beispielsweise: «Ahh», dann sagen Sie: «Ahh» und lächeln Sie. Wenn es Sie dann wieder anschaut und/oder «Ahh» sagt oder lächelt, dann lächeln Sie und sagen: «Ahh buhh» und beginnen mit einem Spiel. Nach und nach können Sie mehr Information hinzufügen und länger mit Ihrem Baby interagieren.
6. Der wichtigste Schlüssel zum Kommunizieren liegt darin, *empfänglich zu sein, die Hinweise, Zeichen und Signale Ihres Babys zu erkennen und ihm einfach zu folgen*. Es sind dieselben Fähigkeiten, die Erwachsene als effektive und angenehme Kommunikatoren zeigen. Sie sind empfänglich für die Signale anderer, sie wechseln sich ab, sie dominieren das Gespräch nicht und sie reagieren auf das, was ihr Gegenüber sagt oder tut. Ihr kleines Baby lernt dieselben Fähigkeiten schon sehr bald.
7. Babys lernen diese Kommunikationsfähigkeiten durch Üben und *Wiederholen*. Sie scheinen es zu mögen, Laute/Geräusche und Spiele immer aufs Neue zu wiederholen. Sie lieben vertraute und vorhersehbare Routinen. Gespräch und Geselligkeit zwischen Ihnen und Ihrem Baby gehören zu den wichtigsten Arten, in denen Ihr Baby lernt.

Wesentliche Punkte

- Reagieren Sie auf die Hinweise und Zeichen Ihres Babys.
- Folgen Sie Ihrem Baby.
- Wechseln Sie sich beim Kommunizieren ab.
- Stimmen Sie die Interaktion zeitlich gut ab.
- Wiederholen Sie die Interaktion.

Aus: Hanson, M.J.; vandenBerg, K.A. (1993): *Homecoming for Babies after the intensive care nursery: A guide for parents in supporting their baby's early development*. Austin, TX: PRO-ED. Adaptiert mit Genehmigung.

Spielen mit Ihrem Baby

Babys lernen durch Spiel. Spielerfahrungen lehren Babys etwas über andere Menschen. Spielen motiviert Babys auch, etwas Neues zu beginnen oder zu erkunden und spielerische Interaktionen ermutigen sie, neue Fertigkeiten zu üben oder weiter die Welt zu erkunden. Selbst sehr kleine und fragile Babys können schon bald an sanften Formen spielerischer Interaktionen teilnehmen, wenn sie imstande sind, sich zu regulieren und eine gewisse Stimulation von außen zu vertragen.

1. Wenn Ihr Baby imstande ist, rund eine halbe Stunde aufmerksam oder wach zu bleiben, können Sie beginnen, *einfache Spiele* zu spielen. Wenn Ihr Kind mehr Interaktion toleriert, spielen Sie gesellige Spiele mit ihm. Für den Anfang sind «Kuckuck!» oder «Backe, backe Kuchen» gut geeignet. Diese Spiele sind für Babys interessant, weil sie Elemente von Überraschung und Action enthalten, sie sind repetitiv und sie sind insofern interaktiv, als sie Babys Gelegenheit geben, zu reagieren und sich zu beteiligen.
2. *Lieder* und *Fingerspiele* bieten wundervolle Gelegenheiten zu geselligen Spielen und zum Lernen über Bewegungen, Reime und Kommunikation. Bei manchen Liedern werden die Worte von Fingerbewegungen begleitet. Manche Kinder lernen die Bewegungen oder Gesten noch bevor sie zu singen oder die Worte zu sagen lernen. Diese Arten von Liedern und Reimen sind für kleine Kinder ausgezeichnete Lernerfahrungen. Es gibt auch viele CDs für Kinder.
3. Lesen Sie Ihrem Baby aus *Büchern* vor. Ein Kind ist nie zu jung, um nicht an Büchern Freude zu haben. Nehmen Sie zu Anfang Bücher mit dicken oder kartonierten Seiten und einfachen Fotos bzw. realistischen Illustrationen. Babys lernen schon bald, die Seiten umzublättern und interessieren sich für die Bilder und für das, was Sie ihnen dazu erzählen. Sie können Ihre eigenen Bücher über Ihre Familie und vertraute Dinge machen, indem Sie Fotos oder Bilder aus Zeitschriften plastifizieren oder in Plastikhüllen stecken.
4. Man kann nicht über das Spielen sprechen, ohne auch über *Spielzeug* zu sprechen. Heutzutage ist Babyspielzeug ein großes Geschäft und in Spielzeugläden und anderen Geschäften, in denen Kinderbedarf verkauft wird, ist viel geeignetes und fesselndes Kinderspielzeug im Handel erhältlich. Spielzeug muss aber nicht unbedingt gekauft werden. Vieles können Sie selbst herstellen und das erforderliche Material ist im Haushalt zu finden. Eltern berichten oft, dass ihr Kind lieber mit der Schachtel spielt als mit dem Spielzeug, das darin war! Lassen Sie sich etwas einfallen. Töpfe und Pfannen, Mischgefäße und Behälter, Messbecher und -löffel, Spulen, Klötze, kleine Dosen – all das kann ein herrliches Spielzeug sein.
5. Kleine, sich entwickelnde Babys mögen leuchtende, glänzende Dinge mit starkem Kontrast (z.B. Schwarz-Weiß-Muster), Dinge, die etwas tun, wie rasseln oder wackeln, sowie Dinge, die sich leicht greifen lassen. Babys mögen auch Dinge, die sensorische Erfahrungen vermitteln – Dinge zum Spüren, Sehen oder Hören. Kleine Babys erkunden diese Materialien auf vielfältige Weise, etwa indem sie sie in den Mund nehmen und daran saugen, durch Greifen und Drücken, Schlagen und Hämmern, Werfen und Fallenlassen, Hin-und-her-Schwenken, Berühren und Spüren. Die Gegenstände sollten klein, leicht zu handhaben und sicher sein. Sie sollten unzerbrechlich sein, keine entfernbaren Teile haben sowie frei von Bleifarben und scharfen Kanten und groß genug sein, dass man sich nicht verschlucken kann.

6. Ein paar *allgemeine Richtlinien* für das Spielen: Um herauszufinden, welche Art Spiel für Ihr Kind die beste ist, beobachten Sie es und lassen Sie sich von ihm führen. Oft vermitteln Babys Ihnen, was sie mögen. Wenn Ihr Baby zum Beispiel plötzlich eine Rassel nimmt und sie schüttelt, können auch Sie eine Rassel nehmen und einen Moment lang schütteln. Warten Sie, bis Ihr Baby die Bewegung wiederholt, und wiederholen Sie dann ebenfalls Ihre Schüttelbewegung. Ihr Baby kann die Handlung wiederholen oder aber die Rassel schütteln, hinwerfen und weitermachen, indem es mit einem Löffel auf den Boden hämmert. Lassen Sie Ihr Kind Neues erkunden und ausprobieren. Manchmal können Sie mit Ihrem Kind daran teilhaben und manchmal kann es besser sein, es unter sorgfältiger Aufsicht allein erkunden und spielen zu lassen. Sobald Ihr Baby eine Handlung mit einem Gegenstand oder Spielzeug erlernt hat, können Sie sein Lernen erweitern, indem Sie ihm eine neue Art zeigen, wie man den Gegenstand bzw. das Spielzeug außerdem noch verwenden kann. Sie können Ihr Baby auch durch Ihre Aufmerksamkeit und Begeisterung unterstützen, wenn es etwas Anspruchsvolleres probiert oder eine neue Handlung ausführt.

Wesentliche Punkte

- Sorgen Sie für eine reaktive Umgebung, damit auch etwas geschieht, wenn Ihr Baby etwas tut. Wenn Ihr Baby beispielsweise die Rassel schüttelt, gibt es darin ein Geräusch oder Bewegungen.
- Wählen Sie Spiel, Aktivitäten und Materialien, die Ihrem Baby unmittelbar Feedback geben, die reagieren, wenn Ihr Baby etwas tut.
- Beteiligen Sie sich an Aktivitäten und Spielen mit Ihrem Baby.
- Lassen Sie sich in Interessen und Interaktionen von Ihrem Baby führen.
- Geben Sie Ihrem gesunden und von Krankheit genesenen Baby viele Gelegenheiten zu Aktivitäten und neuen Erfahrungen.

Aus: Hanson, M.J.; vandenBerg, K.A. (1993): *Homecoming for Babies after the intensive care nursery: A guide for parents in supporting their baby's early development.* Austin, TX: PRO-ED. Adaptiert mit Genehmigung.

Ihrem Baby Lernen helfen

Ihr Baby ist von Geburt an ein aktiver und eifriger Lerner! Das Meiste, was Babys in den ersten Jahren lernen, ergibt sich aus sozialen Interaktionen mit den Mitgliedern ihrer Familie und mit Betreuungspersonen sowie durch aktives Erkunden ihrer Umgebung. Babys sind motiviert, durch Spiel und Kommunikation mit anderen zu lernen, weil sie von Natur aus sehr gesellig sind. Sie lernen auch gerne aus praktischen sensorischen Erfahrungen. Deshalb sehen Sie auch, wie Babys Dinge in den Mund stecken, berühren und betasten, auf den Boden schlagen und damit umherwedeln. Hier ein paar Tipps, um Ihrem Baby beim Lernen zu helfen:

1. *Sorgen Sie für kontingente, reaktive Umgebungen,* um dem Baby so am besten beim Lernen zu helfen. Kontingente Stimulation oder entsprechendes Feedback bedeutet, dass etwas geschieht, wenn das Baby etwas tut. Schreit es beispielsweise, kommt Mutter oder Vater herbeigelaufen. Einige weitere Beispiele:
   a) Wenn das Baby eine Rassel schwenkt, gibt sie ein Geräusch von sich.
   b) Wenn das Baby auf ein Quietsche-Spielzeug drückt, quietscht es.
   c) Wenn das Baby auf einen Knopf drückt, springt etwas hervor oder quietscht.

   All diese Situationen geben dem Baby ein unmittelbares Feedback. Es ist auch wichtig, dass das Feedback direkt nach der Handlung des Babys und nicht erst Minuten später erfolgt.

   Lassen Sie das Baby erkunden und aktiv lernen. Umgebungen, die sofort auf die Handlungen des Babys reagieren, erlauben ihm, eine Verbindung zwischen seinen Handlungen und deren Ergebnissen herzustellen. Dieses Gefühl von Kontrolle ist ganz wesentlich für seine Motivation zu lernen und sein späteres Selbstwertgefühl. Babys, für die unabhängig von ihren Reaktionen alles getan wird, oder Babys, die keine Gelegenheit zur Anregung und zum Erkunden haben, ziehen sich eventuell aus Lernsituationen zurück oder regen solche Situationen nicht an.
2. *Helfen Sie Babys, durch Handeln zu lernen.* Babys brauchen viele, viele Gelegenheiten, um Gegenstände physisch zu handhaben, damit umzugehen und sie zu erkunden. Sie müssen etwas mit Gegenständen tun können, statt dass etwas mit ihnen geschieht und ständig alles für sie getan wird. Geben Sie beispielsweise dem Baby eine Rassel und lassen Sie es sie schütteln. Wenn das Baby zunächst nicht auf den richtigen Gedanken kommt, zeigen Sie es ihm und geben Sie ihm die Möglichkeit, es zu versuchen. Wenn der Elternteil oder die Betreuungsperson dasteht und die Rassel ständig vor dem Baby schüttelt, wird es sich vielleicht aus der Aktivität lösen und nicht lernen, diese Handlung vorzunehmen.
3. *Machen Sie tägliche Aktivitäten und Routinen zu Lerngelegenheiten für Ihr Kind.* Sie müssen dazu nicht extra eine «Zeit zum Unterrichten» reservieren. Wie jeder von uns lernen Babys die ganze Zeit durch das, was sie tun. Spiele mit Ihrem Baby zu spielen und mit ihm zu sprechen, während Sie die Windel wechseln, es anziehen oder etwas im Haushalt erledigen, können ideale Möglichkeiten sein, um Ihrem Baby beim Lernen zu helfen. Jede Betreuungsroutine oder Interaktion können Sie zu einer Lerngelegenheit machen. Spielen Sie beim Windelwechsel zum Beispiel «Kuckuck!» oder geben Sie Ihrem Baby ein Spielzeug zum Festhalten und Schütteln. Sprechen Sie mit Ihrem Baby beim Erledigen Ihrer Arbeiten im Haushalt darüber, was Sie gerade tun, und schauen Sie, ob Sie es dazu bringen, Ihnen eine Weile zuzuschauen, oder beginnen Sie eine Unterhaltung, indem Sie wechselseitig gurren.

4. *Sorgen Sie für neue und erweiterte Lerngelegenheiten und -erfahrungen für das Baby.* Babys, die imstande sind, eine Weile wach und aufmerksam zu bleiben, können von neuen Erfahrungen profitieren. Achten Sie lediglich auf die Stresszeichen und die Signale Ihres Babys für eine Pause und geben Sie ihm bei Bedarf eine Ruhepause. Anfangs fällt es oft schwer, jenes Gleichgewicht zwischen dem Schaffen neuer Erfahrungen für Ihr Baby und einer Überstimulation zu finden. Babys vertragen Stimulationsbombardements nie. Sie können die Hinweise und Zeichen Ihres Babys sorgsam beobachten, um herauszufinden, für wie viel Input und Aktivität wann zu sorgen ist.
5. *Organisieren oder strukturieren Sie das Umfeld des Babys, um seine Entwicklung zu lenken.* Sie können für ein interessantes und reaktives Umfeld für Ihr Baby sorgen, neue Dinge präsentieren, die Umgebung überwachen, um Ihr Baby vor Gefahr oder zu hoher Überstimulation zu schützen, und es ermutigen, Neues zu lernen.

Wesentliche Punkte

1. Babys lernen durch soziale Situationen.
2. Babys mögen aktives Erkunden und praktische Erfahrungen.
3. Babys können durch tägliche Aktivitäten und Routinen lernen.
4. Bombardieren Sie Ihr Baby nicht mit Stimulation, lassen Sie es selbst Dinge beginnen oder versuchen und achten Sie auf Hinweise und Zeichen, dass es eine Pause braucht oder genug hat.
5. Sorgen Sie für Gelegenheit zu neuen und erweiterten Lernerfahrungen für Ihr Baby durch Spielen mit Spielzeugen und Gegenständen und durch soziale Interaktionen.

Aus: Hanson, M.J.; vandenBerg, K.A. (1993): *Homecoming for Babies after the intensive care nursery: A guide for parents in supporting their baby's early development.* Austin, TX: PRO-ED. Adaptiert mit Genehmigung.

Bewegungsförderung für Ihr Baby

Sehr kleine Kinder interagieren mit anderen und mit Dingen in ihrer Umgebung weitgehend durch den Einsatz von Bewegungen. Bewegungen, welche die großen Muskeln der Beine, der Arme und des Rumpfes beinhalten, werden gewöhnlich als *grobmotorische Bewegungen* bezeichnet und umfassen die Kontrolle von Kopf und Hals, Rollen, Sitzen, Krabbeln, Stehen und Gehen. Bewegungen, welche die kleinen Muskeln der Finger und Hände beinhalten, werden als *feinmotorische Bewegungen* bezeichnet und umfassen Handlungen wie Zupacken, Ergreifen, Gegenstände von einer Hand in die andere zu nehmen und Objekte aufzuheben und fallen zu lassen.

Babys, die von einer Krankheit und Hospitalisierung genesen, haben unter Umständen Schwierigkeiten bei ihren Bewegungen oder sind verlangsamt, vor allem im Hinblick auf grobmotorische Bewegungen. Eventuell brauchen sie noch mehr Zeit und etwas Unterstützung, um aufzuholen. Berücksichtigen Sie dies, wenn Sie mit Ihrem Baby spielen und denken Sie an die verschiedenen Art und Weisen, in denen Ihnen Ihr Baby mitteilt, dass es eine Pause braucht, dass es aufhören oder das Aktivitätsniveau ändern möchte. Eltern sollten eng mit dem Pädiater ihres Kindes und anderen Fachpersonen, wie etwa Physio- und Ergotherapeuten, zusammenarbeiten, wenn die Kinder zu weiteren Dienstleistungen in diesen Bereichen überwiesen werden. Die folgenden Richtlinien geben Ihnen auch ein paar Strategien an die Hand, die Sie anwenden können, um die Bewegungen Ihres Kindes zu fördern:

1. Zweifellos hat Ihr Kind in der Klinik viel Zeit in gestreckter Lage verbracht, oft auf dem Rücken und mit beiden Armen und Händen seitlich ausgestreckt. Diese gestreckte Haltung zeigt es unter Umständen noch immer und kann sogar den Rücken durchbiegen. Sie können Ihr Baby unterstützen, indem Sie ihm helfen, in eine eher gebeugte Stellung zu gelangen. Babys sind gewöhnlich lieber zusammengerollt wie eine Kugel. Diese *gebeugte Stellung* hilft ihnen, ihre Hände zu Körpermitte und zum Mund zu führen – beides Strategien, mit denen Babys sich beruhigen oder still werden. Babys stemmen sich gern mit den Füßen oder Armen gegen die Decke oder das Seitenteil des Bettes.
2. Wenn Sie Ihr Baby im Arm halten, etwas mit ihm tun oder es lagern, merken Sie unter Umständen, dass es etwas Unterstützung braucht, und zwar mehr als ein gesundes, reifgeborenes Baby. Am besten ist es, *diese Unterstützung beim Bewegen Ihres Babys an diesen zentralen Stellen zu leisten: Kopf oder Hals, Schultern und Hüften.* Physio- und Ergotherapeuten bezeichnen diese Punkte oft als *zentrale Kontrollpunkte*. Vor allem wenn Ihr Kind noch sehr klein ist, wird es Unterstützung an Kopf, Hals und Schultern durch Ihren Arm oder Ihre Hände benötigen, wenn Sie es im Arm halten und bewegen. Sobald Ihr Baby sich mehr zu bewegen beginnt, können Sie ihm durch leichte Führung an den Schultern oder Hüften helfen, sich umherzurollen und zu -rutschen. Ziehen Sie ein Baby nie am Arm, an den Händen Beinen oder Füßen, um es dazu zu bringen, sich zu bewegen. Vermeiden Sie es auch, den Kopf des Babys am Hinterhaupt nach vorn zu schieben. Wenn Sie ihr Baby anleiten, seine Arme nach vorn zu führen, indem Sie seine Schultern und Hüften stützen und dem Baby helfen, sich einwärts zur Körpermitte hin zu krümmen, wird sich der Kopf des Babys nach vorn bewegen.
3. Bewegen Sie Ihr Baby dazu, *die Hände auf der Mittellinie zu positionieren.* Die Mittellinie ist eine imaginäre Linie, die von Kopf bis Fuß genau in der Körpermitte verläuft. Babys legen

gern ihre Hände ineinander, nehmen Gegenstände in den Mund und untersuchen Dinge. Diese Mittelstellung der Hände macht es ihnen möglich.

4. Wenn Sie Ihr Kind lagern oder bewegen, achten Sie auf *symmetrische Bewegungen und Stellungen* und versuchen Sie, dafür zu sorgen, dass der Körper des Kindes beidseits ähnlich gelagert ist. Liegt das Baby beispielsweise auf dem Bauch, so versuchen Sie, seinen Kopf in der Mittellinie der Mittelstellung zu halten, mit den Armen auf ähnliche Weise nach vorn und den Beinen dergestalt gestreckt oder gebeugt, dass beide Seiten des Körpers einander ähnlich sind.
5. Auch wenn Sie die Bewegungen Ihres Babys in den ersten Monaten etwas stärker unterstützen müssen, bedeutet das nicht, dass Ihr Baby eingeschränkt werden sollte. Mit Ausnahme der allerersten Tage, in denen es Zeit braucht, um zu wachsen und sich von den Geburtstraumata, der Hospitalisierung und der Krankheit zu erholen, wird es davon profitieren, wenn es Gelegenheit bekommt, sich zu bewegen. Sie sollten Ihr Baby, wie bei allen Aktivitäten, einfach nur beobachten und wenn es signalisiert, dass es eine Pause braucht, sollten Sie die Aktivität unterbrechen, und warten, bis es ausgeruht hat und/oder motiviert ist, wieder zu beginnen.

Wesentliche Punkte

1. Unterstützen Sie Ihr Baby dabei, eine eher gebeugte statt einer überstreckten Stellung einzunehmen.
2. Stützen Sie Ihr Baby an Kopf, Hals, Schultern und Hüften (zentrale Kontrollpunkte), wenn Sie es bewegen oder mit ihm spielen.
3. Ermutigen Sie Ihr Baby, seinen Kopf in Mittelstellung zu bringen.
4. Ermutigen Sie Ihr Baby, sich beidseits symmetrisch zu bewegen und eine symmetrische Stellung einzunehmen und unterstützen Sie es dabei.
5. Geben Sie Ihrem Baby Gelegenheit, Bewegung zu üben und neue Bewegungsmuster zu erlernen.

Anregungen zur Unterstützung der Entwicklung im 1. Lebensjahr

Die ersten Monate

Diese Empfehlungen sind für Säuglinge, die erhebliche Fortschritte in Aktivitätstoleranz und im Handling gemacht haben und beim Saugen nicht ermüden. Sie können tagsüber absehbare Zeiten wachbleiben und sich in der Welt orientieren, indem sie die Ereignisse um sie herum betrachten, zuhören und ihnen Aufmerksamkeit widmen. In der gesamten Zeit, die Sie Ihr Kind beim Wachsen beobachten, sollten Sie auf Zeichen achten, die Ihnen sagen, dass es Zeit für eine Pause, für eine Verlagerung der Aufmerksamkeit oder für das Einstellen der Aktivität ist.

Strategien zur Förderung der grobmotorischen Entwicklung (große Muskeln)

1. Wenn Ihr Baby aufmerksam ist und Sie in der Nähe sind, widmen Sie ihm Zeit, um es auf den Bauch zu legen oder mit eng am Körper liegenden Extremitäten in Seitenlage zu bringen. Variieren und wechseln Sie die Positionen tagsüber.
2. Tragen Sie Ihr Baby an der Schulter, um es zum Schauen und Beobachten zu animieren und die Kontrolle seines Kopfes zu üben.
3. Wenn Ihr Kind wach ist, setzen Sie es aufrecht in einen Kindersitz, beschränken jedoch die Zeit zunächst auf 20–30 Minuten, wenn es noch schwach ist.
4. Mit zunehmender Kräftigung von Kopf und Rumpf Ihres Babys kann es mit Unterstützung auf Ihrem Schoß sitzen.
5. Siehe das Informationsblatt «Bewegungsförderung für Ihr Baby».

Strategien zur Förderung der feinmotorischen Entwicklung (Gebrauch der Hände, Greifen und Festhalten)

1. Fördern Sie Aktivitäten, bei denen die Hände zum Mund geführt werden. An den Fingern zu saugen hilft nicht nur beim Spannungs- und Stressabbau, sondern fördert auch die Selbstberuhigung.
2. Geben Sie Ihrem Baby Gelegenheit, verschiedene Oberflächenbeschaffenheiten, Decken usw. mit den Händen zu ergreifen und festzuhalten. Spielerisches Reiben und Küssen oder sanftes Streicheln der Hände helfen beim Üben des Greifens und Festhaltens.
3. Bieten Sie Ihrem Kind kleine, leichte Rasseln zum Ergreifen und Erkunden an.
4. Sobald Ihr Baby stärker bemüht ist, nach etwas zu greifen und es zu umfassen, halten Sie ihm kleine Rasseln in leuchtenden Farben und mit angenehmen Geräuschen hin, nach denen es haschen und die es spüren (d. h. greifen und festhalten) kann.

Strategien zur Förderung der Kommunikationsentwicklung (Geräusche machen, Töne von sich geben, Verstehen von Tönen und Begriffen)

1. Halten Sie Ihr Baby im Arm und freuen Sie sich daran, knuddeln Sie es und sprechen Sie sanft mit ihm, wobei Sie auch weiterhin zuerst einmal auf Time-out-Signale einer eventuellen Überstimulation achten.
2. Reagieren Sie beständig und sofort auf das Schreien Ihres Babys. Reagieren bedeutet nicht, dass das Baby verwöhnt oder anspruchsvoll wird.
3. Erzählen Sie Ihrem Baby, was gerade geschieht, vor allem bei normalen Routinebetreuungsaktivitäten, wie etwa Baden, Ankleiden, Windelwechsel und Essen.

4. Rufen Sie Ihr Baby und sprechen Sie mit ihm, wenn Sie sich seinem Schlafzimmer bzw. Bettchen nähern.
5. Sobald Ihr Baby Laute von sich zu geben beginnt, interagieren Sie spielerisch mit ihm (z.B. durch Kitzeln und spielerisches Berühren, Lachen), um zu noch mehr Unterhaltung anzuregen.
6. Siehe das Informationsblatt «Kommunizieren mit Ihrem Baby».

Strategien zur Förderung der sozialen Entwicklung (Reagieren auf andere Menschen und soziale Kontaktaufnahme)

1. Mit zunehmender Entwicklung der Aufmerksamkeit des Babys für Gesichter und Spielzeuge genießt es Interaktionen von Angesicht zu Angesicht mit seinen Eltern und Betreuungspersonen. Ermuntern Sie Ihr Baby, beim Spielen zu lächeln und zu lachen.
2. Freuen Sie sich an den Signalen und Kontaktaufnahmen Ihres Babys und reagieren Sie darauf.
3. Wechseln Sie sich bei Interaktionen mit Ihrem Baby ab: Machen Sie eine Pause, wenn Sie mit Ihrem Baby gesprochen, es angelächelt oder berührt haben und lassen Sie dann Ihr Baby an die Reihe kommen.
4. Siehe das Informationsblatt «Spielen mit Ihrem Baby».

Später im 1. Lebensjahr

Diese Aktivitäten sind für sich entwickelnde Kinder mit erhöhtem Energieniveau und guter Gewichtszunahme. Bei diesen Kindern kommt die Entwicklung voran und diese Anregungen bauen auf dem in den ersten 6 Monaten Erreichten auf. Säuglinge in diesem Alter und Betreuungspersonen genießen Interaktionen und gemeinsames Spiel. Die folgenden Anregungen unterstützen dieses Spielen.

Strategien zur Förderung der grobmotorischen Entwicklung

1. Geben Sie Ihrem Baby Zeit, um in Bauch- oder Rückenlage zu spielen, und halten Sie es sanft an den Hüften. Drehen Sie die untere Hälfte des Körpers Ihres Babys sanft nach links oder rechts und lassen Sie es mit dem Oberkörper selbst zurechtkommen, während Sie die untere Körperhälfte langsam drehen. Unterstützen Sie so viel wie nötig, wobei Sie dem Baby ermöglichen, möglichst viel von der Bewegung selbst zu bewältigen. Helfen Sie Ihrem Baby, indem Sie den Arm auf der Seite, auf die es rollt, nach oben legen.
2. Schaukelspiel: Wenn Ihr Baby sitzen lernt und etwas Kraft im Rumpf hat, setzen Sie es sich mit Ihnen zugewandtem Gesicht auf den Schoß und halten Sie es dabei nach Bedarf am Rumpf oder an den Hüften. Lassen Sie es dann sanft und langsam nach links und rechts schwingen, wobei Sie das Gleichgewicht Ihres Babys gerade eben nur soweit stören, als Sie ihm helfen, balancieren zu lernen.
3. Helfen Sie Ihrem Baby auf den Boden und in Bauchlage mit mehreren anregenden Spielzeugen und geben Sie ihm Gelegenheit, sich sicher umherzubewegen. Machen Sie sich keine Gedanken ums Krabbeln, das ist keine wesentliche Aktivität.
4. Vom Einsatz von Gehwägelchen und im Türrahmen angebrachten federnden Schaukeln wird abgeraten. Bewegungsmuster am Boden zu üben gibt dem Baby nicht nur Zeit, entstehende motorische Fähigkeiten zu üben, sondern hilft auch bei der Entwicklung, etwas über den Raum um sich herum zu erfahren.
5. Siehe das Informationsblatt «Bewegungsförderung für Ihr Baby».

Strategien zur Förderung der feinmotorischen Entwicklung

Regen Sie zu vielfältigem Spiel mit Rasseln und leuchtend bunten, sicheren, in den Mund nehmbaren Spielzeugen an, damit Ihr Baby manuelle Fähigkeiten übt. Mit Spielzeug kann es eine Menge tun, etwa es schütteln, hin und her schenken, reiben, anschauen oder auf den Boden schlagen.

1. Sorgen Sie für unterschiedliches Spielzeug von verschiedener Form und Größe, dessen Einzelteile sicher befestigt sind und das es Ihrem Baby ermöglicht, Daumen und Finger zu betätigen und den Zangengriff zu üben.
2. Animieren Sie zu beidhändigem Spiel, indem Sie Ihrem Baby ein Spielzeug anbieten, während es schon ein anderes festhält. Helfen Sie ihm beim Spielen mit zwei Spielzeugen.

Strategien zur Förderung der kognitiven Entwicklung

1. Halten Sie einen Korb oder eine Kiste mit einer sicheren Sammlung leuchtend bunter, Geräusche produzierender Spielzeuge bereit, um sie Ihrem Baby zu Spielzeiten anzubieten. Das können Küchengegenstände wie hölzerne Löffel, Plastikschüsseln und Messbecher sein. Wechseln Sie die Auswahl häufig, um für Vielfalt zu sorgen.
2. Wählen Sie Spielzeug und Aktivitäten, die Ihrem Baby ein Gefühl von Kontrolle über seine Umgebung vermitteln. Wesentlich sind Spielzeuge, die sich beim Berühren bewegen oder Geräusche von sich geben, die verschwinden und wieder auftauchen oder Gelegenheit zu spielerischen Handlungen geben. Gegenstände und Erfahrungen, die Neugierde wecken, das Vorstellungsvermögen erweitern, zum Erkunden einladen und das Entdecken fördern, helfen allesamt bei der Entwicklung kognitiver Fähigkeiten. Es gibt keinen richtigen oder falschen Weg für den Einsatz von Spielzeug, sondern vielmehr verschiedene Wege je nach Alter, körperlichem Leistungsvermögen und Interessengrad des Babys.
3. Lassen Sie in einem Spiel Gegenstände verschwinden, warten Sie auf die Reaktion des Babys (Körperbewegung, Gesichtsausdruck) und lassen Sie das Spielzeug wieder auftauchen. Wiederholen Sie dies mit einem Spielzeug, das Geräusche von sich gibt und spielen Sie dieses Spiel auch mit Ihrem Gesicht.
4. Siehe das Informationsblatt «Spielen mit Ihrem Baby».

Strategien zur Förderung der Kommunikationsentwicklung

1. Spielen Sie mit Ihrem Baby einfache Gesellschaftsspiele mit Liedern, Reimen, lustigen Versen und Gesten (z. B. «Backe, backe Kuchen»).
2. Siehe das Informationsblatt «Kommunizieren mit Ihrem Baby» für Strategien zur Anregung der Kommunikationsentwicklung Ihres Babys.

Aus: Hanson, M. J.; vandenBerg, K. A. (1993): *Homecoming for Babies after the intensive care nursery: A guide for parents in supporting their baby's early development.* Austin, TX: PRO-ED. Adaptiert mit Genehmigung.

Die Familie kennenlernen

Familien gibt es in unterschiedlicher Form und Größe. Dementsprechend unterscheiden sich auch die Rollen und Wahrnehmungen von Familienmitgliedern voneinander. Die Fachperson mag es nützlich finden, die Familie kennenzulernen, indem sie Informationen in verschiedenen Kernbereichen sammelt. Dazu gehören Informationen darüber, wer die Familienmitglieder sind und welche Rolle sie beim Entscheidungsfindungsprozess hinsichtlich des Kindes spielen. Auch wird es für die Fachkraft nützlich sein, zu verstehen, mit welchen kulturellen oder ethnischen Gruppen sich die Familie identifiziert und welche Sprachen Familienmitglieder sprechen und lesen. Bei der Arbeit mit manchen Familien können Dolmetscher (für verbale Kommunikation) und Übersetzer (für schriftliche Kommunikation) erforderlich sein. Ein paar allgemeine Kenntnisse über die Präferenzen der Familie hinsichtlich des Brauchtums und der Kinderaufzuchtpraktiken werden Fachpersonen beim Aufbau von Arbeitspartnerschaften mit der Familie nützlich sein.

Die meisten Familien, vor allem mit jungen Säuglingen, wollen nicht noch mehr Fragebögen ausfüllen oder sich zu formellen Interviews hinsetzen. Sich miteinander bekannt zu machen, lässt sich unter Umständen leichter durch einen offenen, dialogorientierten Kommunikationsstil erreichen, wenn sich während der Konsultationen in der Praxis, bei Hausbesuchen oder bei Telefoninterviews Gelegenheit dazu ergibt. Diese Informationen werden mit der Zeit erworben, wenn sich die Familie und die Fachperson besser kennenlernen.

Zusammensetzung der Familie

1. Wer ist in der Familie? (Welche Mitglieder hat der Kreis der Familie?)
2. Welche Rollen haben die Familienmitglieder?
3. Wer sind die primären Betreuungspersonen des Babys?
4. Wer trifft die Entscheidungen in Fragen der Kinderaufzucht und der Gesundheit?
5. Welche weiteren Familienmitglieder und Freunde umfasst der familiäre Unterstützungskreis?
6. Wie werden diese weiteren Personen einbezogen?

Kultur und Sprache der Familie

1. Mit welchen kulturellen und sprachlichen Gruppen identifizieren sich die Familienmitglieder?
2. Welche Sprachen sprechen die Familienmitglieder?
3. Ist ein Dolmetscher für die Kommunikation erforderlich?
4. Muss schriftliches Material in die bevorzugte Sprache der Familie übersetzt werden?
5. Bevorzugen Familienmitglieder schriftliches Material oder Informationen durch ein anderes Medium, wie etwa das Gespräch?

Gewohnheiten und Präferenzen der Familie

1. Wie werden Familienmitglieder gerne gegrüßt (z. B. durch ihre Anrede [Herr ... oder Frau ...] oder durch ihre Rolle [z. B. Mutter, Vater, Großmutter])?
2. Welche Gebräuche herrschen im Haushalt der Familie (z. B. Ausziehen der Schuhe beim Betreten des Wohnbereichs, kein Tätscheln des Kindes auf dem Kopf, kein Berühren von Familienmitgliedern ohne Aufforderung)?
3. Wo und wann treffen sich Familien am liebsten und erörtern Dinge?

Praktiken der Kindeserziehung

1. Wie spielen sich Mahlzeiten in Familien ab? Welche Nahrungsmittel werden bevorzugt? Welche Essenspraktiken gibt es?
2. Wer füttert normalerweise das Kind?
3. Schläft das Baby im selben Raum wie die Eltern?
4. Welche Routinen gibt es zur Schlafenszeit?
5. Welche Ansichten hat die Familie hinsichtlich der Disziplin des Kindes (z. B.: Wann? Welcher Umfang? In welchem Alter des Kindes?)?

Wahrnehmungen der Familie hinsichtlich Entwicklung und Behandlung des Kindes

1. Welche Überzeugungen und Wahrnehmungen herrschen bei den Familienmitgliedern hinsichtlich des Zustands/der Erkrankung des Kindes?
2. Wie geht die Familie an Gesundheitsversorgung heran?
3. Auf wen greifen Familienmitglieder bei medizinischen Behandlungen und bei der Gesundheitsfürsorge zurück?
4. Welche Ausbildungs- und Behandlungsansätze verwenden sie?
5. Welche Hoffnungen und Träume hegen sie hinsichtlich der Entwicklung des Kindes?

Verzeichnis der Autorinnen

Kathleen A. vandenBerg, Ph.D., ist Spezialistin in Neugeborenen-Entwicklung, Beraterin, Autorin und Trainerin für Fachkräfte auf der Neugeborenen-Intensivstation sowie in Programmen der Frühintervention. Seit über 30 Jahren leistet sie individuell zugeschnittene, familienzentrierte Entwicklungspflege für Babys und deren Familien auf der Neugeborenen-Intensivstation sowie im häuslichen Bereich.

Dr. vandenBerg hat vor Fachkräften, Eltern und Pflegeeltern überall in den USA sowie in Europa und Kanada Vorträge gehalten. Sie war Leiterin des Neurodevelopment Center an der University of California in San Francisco (UCSF) sowie Leiterin des Newborn Development Program am Lucile S. Packard Children's Hospital der Stanford University. Sie schuf und gründete das Special Start Training Program, ein vom Bundesstaat Kalifornien finanziell unterstütztes, professionelles Schulungsprogramm, in dessen Rahmen 15 Jahre lang mehr als 5000 Fachkräfte in Kalifornien darin trainiert wurden, die einzigartigen neurologischen Entwicklungsbedarfe Neugeborener auf der Neugeborenen-Intensivstation und ihrer Familien zu verstehen.

Zurzeit ist sie Akademische Verwalterin an der Abteilung für Neuropädiatrie (Neonatologie) an der UCSF und Zentrumsdirektorin des West Coast Newborn Individualized Developmental Care and Assessment Program (NIDCAP) sowie des Assessment of Preterm Infants' Behavior (APIB) Training Center, wo sie NIDCAP-Master-Trainerin ist. Sie bildet auch im Family Infant Relationship Support Training Program (FIRST) aus. Beide Programme unterstützen Fachkräfte in der Versorgung hochgefährdeter Babys mit Störungen der Hirnentwicklung infolge einer unerwarteten Reizüberflutung auf der Neugeborenen-Intensivstation.

Dr. vandenBerg ist auch Mitglied im Vorstand der NIDCAP Federation International (NFI), der gemeinnützigen Organisation, die den NIDCAP-Prozess in 20 Trainingszentren weltweit überwacht. Seit über 25 Jahren ist sie Kovorsitzende der Developmental Interventions in Neonatal Conference und hält regelmäßig Vorträge auf diesen Tagungen. Ihre Forschungsarbeiten umfassen Studien zur Darstellung des NIDCAP-Ansatzes und seiner Wirksamkeit in der unterstützenden Entwicklungspflege im Umfeld der Neugeborenen-Intensivstation. Sie hat mehr als 30 Arbeiten zur Implementierung und Wirksamkeit individuell gestalteter, familienzentrierter Entwicklungspflege in pädiatrischen und pflegerischen Zeitschriften veröffentlicht.

Marci J. Hanson, Ph. D., ist Professorin an der Abteilung für Sondererziehung der San Francisco State University (SFSU). An der SFSU ist Dr. Hanson aktiv in Lehre und Forschung sowie in der Versorgung von Kleinkindern und ihren Familien engagiert. Neben diesen Verantwortlichkeiten leitete sie das gemeinsame Promotionsprogramm in Sondererziehung der SFSU und der University of California, Berkeley, und ist Kodirektorin des Graduiertenprogramms in frühkindlicher Sondererziehung. Sie ist Beraterin des Lehrkörpers für Kinder- und Jugendlichenentwicklung am Marian Wright Edelman Institute for the Study of Children, Youth and Families an der SFSU sowie bei San Francisco Head Start.

Dr. Hanson promovierte an der Universität Oregon in Sondererziehung, mit einem Nebenfach in Entwicklungspsychologie. Bevor sie sich dem Lehrkörper der SFSU anschloss, arbeitete sie als leitende Forschungswissenschaftlerin der Early Intervention Unit des Institute for the Study of Exceptional Children, Educational Testing Service, in Priceton, New Jersey. Viele Jahre lang war Dr. Hanson auf nationaler, bundesstaatlicher und lokaler Ebene an Lehre, Forschung und kommunalen Diensten in Zusammenhang mit gefährdeten oder behinderten Kleinkindern und deren Familien beteiligt. Sie war eine der Hauptforschenden eines nationalen Forschungsinstituts, des Early Childhood Research Institute on Inclusion, und einer multidisziplinären Curriculum-Evaluationsstudie zur Verhinderung von Schulversagen bei gefährdeten Kleinkindern, des Children's School Success Project.

Außerdem war sie Leiterin einer Reihe von durch die Bundesregierung finanzierten Personalvorbereitungs- und Forschungsstipendien sowie von zwei Modelldemonstrationsprogrammen zur Frühintervention. Die Graduiertenprogramme und die Frühinterventionsprogramme spiegeln die reiche kulturelle Vielfalt der Region um die Bucht von San Francisco wider. Dr. Hanson hat in Österreich gelebt und umfangreich in den USA sowie in Indien, Italien, Ägypten, Spanien, Australien, Taiwan und Neuseeland beraten.

Dr. Hanson hat aktiv zur peer-geprüften Forschungsliteratur beigetragen. Sie ist Autorin einer Reihe von Buchkapiteln sowie Autorin, Koautorin und Herausgeberin mehrerer Bücher, darunter *Teaching the Infant with Down Syndrome: A Guide for Parents and Professionals* (2. Aufl., PRO-ED, 1987), *Teaching the Young Child with Motor Delays: A Guide for Parents and Professionals* (mit Susan Harris; PRO-ED, 1986), *Homecoming for Babies After the Intensive Care*

Nursery: A Guide for Parents and Professionals in Supporting Families and Their Infant's Early Development (mit Kathleen vandenBerg; PRO-ED, 1993), *Atypical Infant Development* (2. Aufl., PRO-ED, 1987), die *Me, Too! Series* (mit Paula J. Beckman; Paul H. Brookes Publishing Co., 2001) und *Early Intervention Practices Around the World* (mit Samuel L. Odom, James A. Blackman und Sudha Kaul; Paul H. Brookes Publishing Co., 2003). Zusammen mit Dr. Eleanor W. Lynch ist sie außerdem Koautorin von *Developing Cross-Cultural Competence: A Guide for Working with Children and Their Families* (4. Aufl., Paul H. Brookes Publishing Co., 2011), *Early Intervention: Implementing Child and Family Services for Infants and Toddlers Who Are At-Risk or Disabled* (2. Aufl., PRO-ED, 1995) und *Understanding Families: Approaches to Diversity, Disability, and Risk* (Paul H. Brookes Publishing Co., 2004).

Geleitwort der deutschen Herausgeberin

Im deutschsprachigen Europa kommt etwa jedes 10. Kind zu früh zur Welt (Bundesamt für Statistik, 2011). Immer mehr dieser Kinder überleben dank der fortschrittlichen medizinischen Versorgung. Für die Familien, die von einer Frühgeburt betroffen sind, ist das jedoch meist erst der Anfang eines langen Kampfes. Hierzu die eindrückliche Beschreibung eines Vaters, wie er die Frühgeburt, den Spitalaufenthalt und die Übergangsphase vom Spital nach Hause erlebt hatte.

> «Ich habe es jeweils mit einer Bobbahn verglichen, als wäre ich in einem Bob unterwegs – man ist einfach drinnen, man kann nicht mehr zurück, man kann nicht links oder rechts aussteigen, und es geht einfach das ‹Loch› runter, und man ist drinnen. Ändern kann man es nicht. Man muss lernen, die Situation zu akzeptieren.»
> (Zitat eines Vaters, dessen Zwillinge in der 26. Schwangerschaftswoche geboren wurden; Schütz Hämmerli et al., 2013).

Die Folgen einer Frühgeburt sind mit hohen emotionalen und finanziellen Belastungen verbunden. Sowohl für die Eltern dieser Kinder als auch für das Gesundheitssystem. Eltern frühgeborener Kinder erleben bereits auf der Neugeborenen Intensivstation emotionalen Stress und sind gefährdet, psychische Folgen bis über den Spitalaufenthalt hinaus zu erleiden (Holditch-Davis et al., 2004., Singer et al., 2010). Das Unvermögen, der normalen Elternrolle nachzukommen, Angst und Unsicherheit der Eltern, sowie das fehlende Wissen im Umgang mit dem frühgeborenen Kind beeinflussen die Eltern-Kind-Interaktion negativ.

Die Übergangsphase von der Klinik nach Hause und die ersten Monate zu Hause stellen für Familien mit einem frühgeborenen Kind, trotz intensiver Vorbereitung auf die Entlassung während des Klinikaufenthaltes, eine extrem anfällige Phase dar. Die physische und emotionale Belastung der Eltern, ihr Kind nach Hause zu nehmen und daheim zu versorgen, ist gross (Schütz Hämmerli et al., 2013). Das Bedürfnis, nicht allein gelassen zu werden, sowie die

Sorge um die Entwicklung des Kindes mit Fachpersonen der Neonatologie zu teilen, ist für Eltern nach der Spitalentlassung zentral (Höck, 2006).

Eine wichtige Prämisse, die diesem Buch zugrunde liegt, besteht darin, dass die Eltern-Kind-Beziehung gefördert wird und damit die Grundlage für eine gesunde Entwicklung des Kindes im Umfeld seiner Familie ermöglicht wird. Dabei geht es im Wesentlichen darum, dass Fachpersonen dafür sensibilisiert sind und anerkennen, was betroffene Familien leisten, um die Situation mit einer Frühgeburt zu bewältigen. Ein erfolgreicher Ansatz hin zur partnerschaftlichen Zusammenarbeit zwischen betroffenen Familien und Fachpersonen der Neonatologie ist eine familienzentrierte Betreuung. Dabei werden die Bezugspersonen des Frühgeborenen als Experten für ihre Situation betrachtet und die Betreuungsangebote werden aufgrund der individuellen familiären Bedürfnisse gestaltet.

Ein wichtiger Aspekt in der Entwicklung der Eltern-Kind-Beziehung ist, dass die Bezugspersonen lernen, die Verhaltensweisen ihres Kindes zu deuten. Sie werden damit befähigt, die Bedürfnisse ihrer Kinder zu erkennen und entsprechend sensibel darauf einzugehen. Dabei werden sie bereits während des Spitalaufenthaltes von Fachpersonen unterstützt und begleitet, was die Sicherheit im Umgang mit ihren Kindern im häuslichen Umfeld fördert.

Im vorliegenden Buch wurden die speziellen Verhaltensweisen und Bedürfnisse Frühgeborener nach Spitalaustritt angesprochen. Es werden wichtige Themen, wie beispielsweise die Herausforderungen bezogen auf den Schlaf-/Wachzustand des Babys, die Ernährung oder das Schreien angesprochen.

Mit diesem Buch erscheint erstmals ein deutschsprachiges Werk, in dem betroffene Familien Informationen darüber erhalten, mit welchen möglichen Herausforderungen sie insbesondere nach der Spitalentlassung ihres frühgeborenen Kindes konfrontiert sind, wie sie diesen Herausforderungen begegnen können und wo sie die benötigte Unterstützung erhalten. Es ist aber auch ein Buch für Fachpersonen. Ihnen wird aufgezeigt, wie betroffene Familien zu Partnern in der Zusammenarbeit werden und wie Fachpersonen sie bestmöglich unterstützen können.

So bin ich überzeugt, dass mit der deutschsprachigen Ausgabe dieses Buches eine wichtige Informationslücke geschlossen wird.

Bern, im April 2015
Natascha Schütz Hämmerli

Natascha Schütz-Hämmerli. (dt. Hrsg.) MScN, RN, wissenschaftliche Mitarbeiterin, Advanced Practice Nurse: Betreuung und Übergangsversorgung vom Spital nach Hause von Familien mit einem Frühgeborenen, Berner Fachhochschule Gesundheit, Disziplin Geburtshilfe und Inselspital, Universitätskliniken für Kinderheilkunde, Neonatologie.

E-Mail: natascha.schuetzhaemmerli@bfh.ch; natascha.schuetz@insel.ch

Literatur

Bundesamt für Statistik (2010). Gesundheit der Neugeborenen 2008; Frühgeburten, Mehrlingsschwangerschaften und Wachstumsretardierung.

Höck, S. (2006). Interdisziplinäres Vernetzungsprojekt «Harl.e.kin – Frühchen». Bericht der Projektbegleitung 2006, *Arbeitsstelle Frühförderung Bayern.*

Holditch-Davis, D., et al. (2003). Posttraumatic stress symptoms in mothers of premature infants. *J Obstet Gynecol Neonatal Nurs,* 32 (2): 161–71.

Schütz Hämmerli, N. (2013). Elternschaft nach einer Frühgeburt: Verlust und Wiedergewinn einer Selbstverständlichkeit. *Hebamme.ch.* 6: 10–13.

Singer, L.T., et al. (2010). Longitudinal predictors of maternal stress and coping after very low birthweight birth. *Arch Pediatr Adolesc Med,* 164 (6): 518–24.

Sachwortverzeichnis